**viel Wei und zu wenig Qi:**
macht „pappsatt“ und liefert kaum Energi

**Folge:** fördert Gewichtszunahme/Nässe-Erkrankungen (Rheuma, Allergien)

**im Extremfall:** Fast Food, Fertig- und Tiefkühlprodukte

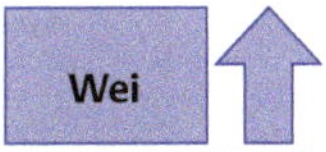


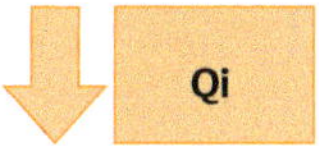


**materielle Fülle:**
- Verdickung der Säfte
- Nässe und Schleim
- Nahrungs-Stagnation

**viel Qi und zu wenig Wei:**
man fühlt sich leicht und beschwingt, wird aber nicht satt

**Folge:** „nährt nicht genug“, auf Dauer dystrophische Symptome, Blut-Mangel-Erkrankungen

**im Extremfall:** Essenzen, Duftöl, Parfüm

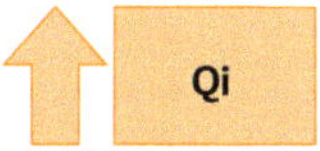


**Qi-Fülle:**
- rebellierende Bewegung des Qi
- aufsteigende Bewegung des Qi
- Umwandlung in Hitze/Feuer

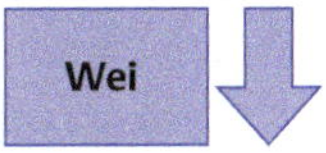


**Temperatur und Wirkung.**

| Phase | Beschreibung |
|---|---|
| heiß | • wird bei ausgeprägtem Yang-Mangel oder innerer Kälte eingesetzt<br>• Übermaß kann Hitze erzeugen und die Säfte schmälern |
| warm | moderat wärmend |
| neutral | beeinflusst den Organismus thermisch nicht nennenswert |
| kühl | wirkt angenehm erfrischend |
| kalt | • wird bei hohem Fieber oder großer Hitze eingesetzt<br>• Übermaß schädigt die „Mitte“ |

Thieme

# Checkliste Chinesische Diätetik

Herausgegeben von
Stefan Englert

Unter Mitarbeit von Claudia Lorenz

2., unveränderte Auflage

225 Abbildungen
55 Tabellen

Georg Thieme Verlag
Stuttgart • New York

Anschrift des Herausgebers:
Dr. med. Stefan Englert
Marktstr. 8
88212 Ravensburg

*Bibliografische Information der Deutschen Nationalbibliothek*
Die Deutsche Nationalbibliothek verzeichnet diese Publikation in der Deutschen Nationalbibliografie; detaillierte bibliografische Daten sind im Internet über http://dnb.d-nb.de abrufbar.

Ihre Meinung ist uns wichtig!
Bitte schreiben Sie uns unter:
**www.thieme.de/service/feedback.html**


Rüdigerstr. 14
70469 Stuttgart
Deutschland
www.thieme.de

1. Auflage, Karl F. Haug Verlag in MVS Medizinverlage Stuttgart GmbH & Co. KG; 2011

Printed in Germany

Umschlaggestaltung: Thieme Group
Umschlagfotos: Thomas Möller, Ludwigsburg
Satz: Druckhaus Götz GmbH, Ludwigsburg
Satzsystem: APP V9.1 Unicode
Druck: elanders GmbH, Waiblingen

DOI 10.1055/b000000419

ISBN 978-3-13-243743-2

Auch erhältlich als E-Book:
eISBN (PDF) 978-3-13-243744-9
eISBN (epub) 978-3-13-243745-6    1 2 3 4 5 6

# Vorwort

*„Wie kann einer, der Nahrungsmittel nicht kennt,*
*die Krankheiten des Menschen verstehen?"*

Hippokrates, der griechische „Ur-Vater" der Medizin, 460 – 370 v. Chr.

Ernährung und die darum kreisenden Fragen – was tut mir gut, was macht mich krank, und was soll ich essen? – betreffen die grundsätzlichsten Themen des Lebens überhaupt.

Essen – wir tun es ständig, in der Regel mehrfach täglich, wir brauchen es zum Überleben. Zusätzlich gibt es so viele Informationen zum Thema Ernährung wie nie zuvor. Sowohl in Laien- als auch in der Fachpresse wird vielfältig über Diäten, angeblich gesunde Inhaltsstoffe oder Schadstoffbelastungen im Essen berichtet.

Dem gegenüber steht eine in der Form noch nie da gewesene Verunsicherung der breiten Bevölkerung in Sachen Ernährung: Acrylamid, Pestizide, Schwermetalle, Skandale um verdorbenes Fleisch, Käse oder Fisch. Was soll der Konsument davon halten, welcher Werbung soll er glauben und wie soll er sich letztendlich ernähren?

In der Schule spielt die Informationsübermittlung zu Ernährungsthemen eine untergeordnete Rolle. Im Medizinstudium lernen angehende Ärzte fast nichts über Ernährung und noch weniger über Ernährungsberatung. Und selbst die sog. Ökotrophologie – Ernährungswissenschaft – beschäftigt sich überwiegend mit dem Gehalt an Kalorien, Vitaminen und speziellen Diäten bei bestimmten Erkrankungen wie Diabetes, weiß aber wenig über die individuellen Unterschiede im Stoffwechsel von normalen gesunden Menschen. Man geht von einem idealtypischen Durchschnittsverbraucher aus. Da dieser „Verbraucher" auch informiert werden soll, wurde die Deklarationspflicht von allen Inhalts- und Zusatzstoffen auf den Verpackungen von Lebensmitteln eingeführt. Fragt man aber einen selbst überdurchschnittlich gebildeten Kunden in einem Supermarkt, was all diese Begriffe bedeuten, findet man so gut wie niemanden, der auch nur annähernd genauere Vorstellungen davon hat, was denn E 560, Benzoesäure, Beta-Karotin oder mehrfach ungesättigte Fettsäuren bedeuten, und ob das speziell für ihn eher gut oder schlecht sein dürfte.

Dieser riesigen Kluft in Sachen Ernährung – von enormer Bedeutung, riesiger Auswahl in den Geschäften und der jederzeit verfügbaren Menge von Daten („Informationsgesellschaft") bei gleichzeitiger großer Verunsicherung und einem geringen Wissensstand bei vielen Menschen – ist es wahrscheinlich zuzuschreiben, dass es wahre „Heilsbringer" sind, die wie Gurus mit ihren Vorträgen durchs Land ziehen und den Menschen bestimmte „Wunderdiäten" empfehlen.

Das enorm große Interesse an Ernährungsfragen und insbesondere am Thema Gewichtsreduktion zeigen auch die beinahe wöchentlich erscheinenden „neuen" Wunderdiäten in den einschlägigen Frauenzeitschriften wie „Brigitte" und Co.

Dennoch steigt das durchschnittliche Gewicht der Deutschen (gemessen am BMI) weiter kontinuierlich an. Die Kosten für ernährungsbedingte Folgeschäden des Gesundheitssystems belaufen sich schätzungsweise auf 300 Milliarden € pro Jahr.

Die Chinesische Ernährungsheilkunde richtet sich an alle Menschen – an Gesunde und an Kranke – zur Vorbeugung und Gesunderhaltung, aber auch als Medizin für durch Erkrankung geschwächte Patienten. Die Chinesische Diätetik diagnostiziert dank ihres individuellen Ansatzes zunächst den Typus des Einzelnen. Auf dieser

Grundlage kann überhaupt erst eine sinnvolle Beratung stattfinden, in der einem Patienten erklärt wird, was für seinen Stoffwechsel hilfreich und gesund erhaltend, und was eher belastend ist. Dieser individualisierte Behandlungsansatz stellt meines Erachtens eine der großen Bereicherungen unserer westlichen Medizin und Ökotrophologie durch die Chinesische Medizin dar.

In diesem Sinne soll dieses Buch den so wichtigen Bedarf der Menschen an fundierter Information von dem, was wir in Form von Nahrung in uns aufnehmen, abdecken helfen. Es richtet sich an alle Therapeuten, insbesondere an die, die mit der Chinesischen Medizin bereits etwas vertraut sind.

Ravensburg, im April 2011 *Dr. med. Stefan Englert*

# Inhalt

## Teil 1

## Teil 2

## Teil 3

# Grundlagen

Teil 1

# 1 Geschichte

## 1.1 Die Ernährung des Menschen in der Vorzeit

Man kann nicht über Ernährung sprechen, ohne die grundsätzliche Frage zu stellen, für welche Ernährung der Mensch idealerweise gebaut ist. Natürlich haben sich die menschliche Physiologie und das Verdauungssystem genau an die seit vielen hunderttausend Jahren zur Verfügung stehende Nahrung angepasst. Der Vorteil der menschlichen Physiologie ist, dass der Mensch ein „Allesfresser" ist, der in Notzeiten oder Änderungen des Angebots – bedingt durch Klima und Jahreszeiten – auf andere Nahrungszusammensetzungen relativ leicht ausweichen kann. Weiterhin hat er in der Frühzeit durch nomadisierende Lebensweise sich bestimmten Einflüssen entziehen oder die Umgebung seinen Bedürfnissen entsprechend in bestimmten Grenzen wählen können. Dennoch ist und bleibt die Frage hochinteressant, welches eigentlich unsere Urnahrung gewesen ist, und ob diese für uns heute noch genauso ideal wäre. Der Mensch und seine Umwelt beeinflussen sich gegenseitig. Die menschliche Entwicklung auf der sozialen Ebene beeinflusst das Nahrungsangebot und dieses wirkt auch auf seine Physiologie.

Die verschiedenen Stadien der Entwicklung menschlicher Gesellschaften (siehe **Tab. 25.5**):

- Jäger und Sammler
- Ackerbau mit Sesshaftwerdung, Domestizierung von Tieren
- Weiterentwicklung von Viehzucht und Ackerbau
- Industrialisierung im 19. Jh., die sich von England, Westösterreich und Preußen (mit dem Ruhrgebiet) ausgehend über Europa vollzog
- Die letzte große Umwälzung und Revolutionierung für die Ernährung brachte die Moderne mit der Entwicklung der Biochemie, die den großflächigen und standardisierten Einsatz von Pestiziden, Insektiziden und Düngemittel zur Ertragssteigerung ermöglichte.
- Einsatz von Antibiotika, Hormongaben und neuerdings auch gentechnisch verändertem Saatgut

In der Ernährungswissenschaft fragt man sich, was ist die ideale oder eigentliche Ernährung des Menschen, für die er gemacht ist, an die er sich im Laufe der Entwicklungsgeschichte mit seinen Verdauungsorganen und seinem Stoffwechsel anpassen konnte. Die „darwinistische Medizin" glaubt, dass wir von einer gewissen Rückbesinnung auch heutzutage profitieren könnten. Daran schließen sich natürlich auch die beiden Fragen an, ob der Mensch als „Allesfresser" sich nicht in den letzten Jahrhunderten umstellen und anpassen konnte, und/oder ob für uns heute wichtige Informationen aus dem Verständnis der für Jahrtausende bestehenden Ernährungsgewohnheiten gewonnen werden können. Eiweiß, z. B. Fleisch, wurde lange roh verzehrt. Feuer war zuerst nur bei Blitz- oder Spontanentzündungen nutzbar. Erst mit der Kontrolle über das Feuer wurden manche Nahrungsmittel durch Erhitzung zubereitet (vor ca. 500 000 Jahren). Das bedeutete neben Wärme und Vertreibung

**Tab. 1.1 Anthropologische Entwicklung menschlicher Gesellschaften.**

| Phase | Beschreibung | Nahrung | Entwicklung | Resultierende Entwicklung |
|---|---|---|---|---|
| Jäger und Sammler 1 000 000 – 15 000 v. Chr. | längste Phase der Menschheitsgeschichte:<br>• Menschengruppen bewegten sich innerhalb fließender Grenzen und Reviere<br>• Männer gingen der Jagd nach, jüngere Frauen dem Sammeln, auch Kleinkinder konnten dazu mitgenommen werden | Wurzeln, Kräuter, Beeren, Früchte, Samen, Kerne, Wildgemüse, Insekten, Reptilien, kleine Säugetiere, gefundene Reste von Großtieren, wenn Raubtiere etwas übrig ließen | langsame Anpassung der frühmenschlichen Physiologie und des Verdauungssystems an das vorhandene Nahrungsangebot: viele Ballaststoffe, hochwertiges Eiweiß, wenig hochwertiges Fett und wenig Kohlenhydrate | ebenso Anpassung des Muskelstoffwechsels an die Notwendigkeit, der Nahrung „hinterherzulaufen“: die längste Zeit war die Ausdauerjagd die übliche Jagdform, durchschnittlich täglich zurückgelegte Strecken von 20–30 km |
| Agrarkulturen ab 15 000 v. Chr. – 1800 n. Chr. | • Sesshaftwerdung mit Viehzucht (Domestizierung) und Ackerbau<br>• Samen von Süßgräsern werden im Herbst aufbewahrt und im Frühjahr ausgesät<br>• größer werdende Menschenansammlungen, Städteentwicklung erfordern größere Menge an Nahrungsmitteln | • Getreide (höherer Anteil von Kohlenhydraten)<br>• Eiweiß (zunehmend von domestizierten und weniger von Wildtieren) | • rascher werdende Veränderung eines modifizierten Nahrungsangebotes und Beeinflussung der menschlichen Physiologie<br>• z. B. werden jetzt Individuen gefördert, die durch Mutationen (Gendefekte) Milcheiweiß im Erwachsenenalter verdauen können (heute bei der mittel- und nordeuropäischen Bevölkerung und den davon abstammenden Nordamerikanern) | • statt Ausdauer beim Jagen wird jetzt Krafteinsatz bei der Feldarbeit gefordert:<br>• zahlreiche Menschen können sich an das erhöhte Kohlenhydratangebot anpassen |

Fortsetzung ►

**Tab. 1.1 Fortsetzung.**

| Phase | Beschreibung | Nahrung | Entwicklung | Resultierende Entwicklung |
|---|---|---|---|---|
| Industrialisierung 19. Jh. | Raffinierungsprozesse/Beginn der Industrialisierung, auch der Nahrungsmittelgewinnung | • Auszugsprodukte und daraus hergestellte Produkte, Brot, Nudeln, Industriezucker | • noch schnellere Änderungen in Ernährungsgewohnheiten<br>• große Zahl von Menschen verliert Bezug zur Herstellung von Nahrungsmitteln (Städter, Fabrikarbeiter) | körperliche Arbeit wird weit weniger oder sehr viel einseitiger |
| Moderne ab 20. Jh. bis heute | Entwicklung der Chemie, organische und Biochemie: Pestizide, Insektizide, Düngemittel, Antibiotika (auch Obstbau und Viehzucht), Gentechnologie (Mais, Kartoffeln, Viehzucht usw.) | • zunehmend verschiedene chemische Zusatzstoffe in Nahrungsmitteln: Konservierungs-, Farbstoffe, Emulgatoren oder Geschmacksverstärker<br>• ganzjährig sind exotische Gemüse und Früchte durch Überseehandel verfügbar | extrem schnelle Änderung von Nahrungsmitteln und darin enthaltenen Zusatzstoffen, z. T. von Stoffgruppen, die bis dahin für den Körper unbekannte Moleküle darstellen | der durchschnittliche Angestellte legt täglich noch ca. 700 m zurück |

von Raubtieren v.a. Keimreduktion durch Abtötung von Bakterien und Entlastung des Verdauungssystems.

Die **erste große Nahrungsrevolution** beginnt bereits vor ca. 15 000 Jahren. Am „neuesten" und ungewohntesten für den Jungsteinzeitmenschen sind die Verwendung von Getreide (Weizen, ohne Ackerbau nicht verfügbar) und Milchprodukten (ohne Viehzucht nicht verfügbar). Hierzu wurden im Herbst Samen von Süßgräsern (Pflanzenfamilie der Poaceae) aufbewahrt, um diese im Frühjahr in den Boden zu säen. So konnte durch Auswahl und Zucht eine allmähliche Ertragssteigerung der sonst recht wenig ergiebigen Grassamen erzielt werden. Ähnlich wurde mit dem Anbau von stärkehaltigen Wurzeln und Knollen verfahren. Damit änderten sich zwei extrem entscheidende Faktoren: Zum einen standen nun in hohem Maße relativ konstant Kohlenhydrate zu Verfügung, da sich diese noch dazu viel besser lagern ließen als Wildgemüse. Zum anderen wurde jetzt, statt einer auf Ausdauer ausgerichteten Muskulatur für die Hetzjagd, eine für Entfaltung von Kraft zum Bestellen der Felder benötigt. Sehr wahrscheinlich vollzog sich dieser massive Entwicklungsschritt nicht zufällig, sondern wurde durch die Eiszeiten stark angeregt. Nach wärmeren Perioden – mit subtropischen Klimabedingungen in Mitteleuropa – wurde durch die Kälteperioden Nahrung knapper und Vorratshaltung sinnvoller. Dadurch wurden erst größer werdende Menschenansammlungen und später Städteentwicklungen möglich, die umgekehrt wiederum größere Mengen an Nahrungsmitteln und eine arbeitsteilige Nahrungsbeschaffung erforderlich machten.

Um ca. **7 000 v. Chr.** fand eine Genmutation in Mittel- und Nordeuropa statt, die Erwachsenen die Möglichkeit der Verdauung von Milch und Milchprodukten auch nach der Kindheit ermöglichte. Alle Säugetiere bilden Laktase während der Stillzeit und normalerweise verliert sich danach allmählich die Aktivität dieses Enzyms auf Werte von 5 – 10 %, bezogen auf den Ausgangswert in der Stillzeit. Diese Mutation war sicher ein Selektionsvorteil und setzte sich deshalb in diesem regionalen Gebiet durch. Dennoch liegt auch heute noch bei einer Großzahl der Erwachsenen eine im Grunde natürliche Milchunverträglichkeit vor. Daher gilt dies nur in Ländern mit einer weitgehenden Laktosetoleranz als Pathologie (in Deutschland geschätzt 15 – 20 % der Gesamtbevölkerung), während in den meisten Ländern der Erde (Asien, Afrika) dies nicht als Krankheit gesehen wird.

Gerade diese menschheitsgeschichtlich relativ „neuen" Nahrungsmittel – die Kohlenhydrate und Milchprodukte – bestimmen auch noch heute unsere Speisepläne. Sie sind auch deswegen besonders „beliebt" geworden, da sie leicht in großen Mengen produziert werden können (riesige Getreidefelder) und die Produktion steigerbar ist (durch Düngung, Großmaschinen und Gentechnologie).

Neueste Forschungen ergaben, dass auch heute noch verschiedene Menschen einen sehr unterschiedlichen – genetisch festgelegten – Stoffwechseltypus aufweisen. Die einen stellen quasi noch Nachfahren des Nomadentypus dar, während andere in ihrer Physiologie bereits genetisch mehr dem „Ackerbauern" entsprechen. Der Nomadentypus hat eine Ausdauermuskulatur, die eher Einweiß benötigt, aber weniger gut größere Mengen an Kohlenhydraten verwerten kann. Der Ackerbautypus hingegen benötigt viel mehr stärkehaltige Nahrungsmittel und kann diese bei seiner mehr auf Kraft basierenden Feldarbeit auch gut verstoffwechseln [55].

Eine der wichtigsten Erkenntnisse der letzten Jahrzehnte ist sicherlich, dass Nahrungsmittel sich je nach Entstehung/Produktion erheblich in ihrer Zusammensetzung unterscheiden. Die früher kaum beachteten sog. sekundären Pflanzenstoffe – Polyphenole, Terpene, Antioxidanzien, Omega-3-Fettsäuren – sind in erheblich unterschiedlichen Konzentrationen z. B. in Eiern vorhanden, je nachdem, was ein Vogel oder Huhn gefressen hat: Gras- und Getreidesamen, kleine Insekten usw. oder industriell gemischtes Fertigfutter.

Genau das Gleiche trifft auf Milch und Fleisch zu. Auch bei zahlreichen Gemüsesorten zeigt sich, dass die mehr naturbelassenen, natürlich angebauten oder wild vorkommenden Arten wesentlich reichhaltiger an diesen sekundären Pflanzenstoffen sind.

Die **zweite große Nahrungsrevolution** nach der Entwicklung von Ackerbau und Viehzucht wird durch die Industrialisierung im 19. Jh. eingeleitet. Durch die Entwicklung und den Bau von Großmaschinen gelingt es, den Acker viel effektiver zu bestellen und die Ernte einzubringen. Auch die Weiterverarbeitung der Nahrung wird mehr und mehr automatisiert. Raffinierungsprozesse erleichtern und verdrängen bei Herstellung und Verteilung der Nahrung die sonst mühsame Handarbeit. Dadurch wird für viele die tägliche Bewegung weiter reduziert. Gleichzeitig werden die Nahrungsmittel noch „nahrhafter", enthalten aber weniger „lebendiges Qi". Dies begünstigt die Entstehung von Nässe und Schleim.

In der **Neuzeit** bestimmen die explosionsartige Entwicklung der Chemie und insbesondere auch der organischen Chemie und der Biochemie die sich weiter beschleunigenden Veränderungen. Durch Pestizide, Insektizide und Düngemittel wird nun versucht, Anbau und Ertrag noch weiter zu optimieren und zu maximieren. Der Einsatz von Antibiotika in der Viehzucht sowie die Mastnahrung und industrialisierte und elektronisch gesteuerte Stallhaltung werden zunächst relativ unkritisch eingesetzt. Die Nahrung selbst wird auch oft mit Zusatzstoffen (Aromastoffe, Emulgatoren) versehen, z. T. aus Haltbarkeitsgründen (Konservierungsstoffe), des besseren Aussehens willen (Farbstoffe, Antioxidanzien, Beta-Karotin) oder als Kaufanreiz mit vermeintlichen gesundheitsfördernden Vitaminzusätzen. Dabei ist gar nicht vollständig geklärt, ob Vitamine immer nur positiv sein müssen (Vitamin C, A, B, Eisen). Fast alle Lebensmittel und Fertiggerichte sind auch als Tiefkühlkost erhältlich. Selbst Brötchen werden häufig vorgebacken und erst im Laden „aus"gebacken.

Die Mikrowelle soll helfen, solche Gerichte möglichst schnell warm auf den Tisch zu bringen. Und den neuesten Versuch weiterer Optimierung und Gewinnmaximierung stellt die Gentechnologie dar (Mais, Kartoffeln, Viehzucht usw.).

Demzufolge ist eine Art Gegenbewegung verständlich, die sich mit mehr und mehr Stimmen meldet und eine solche Entwicklung infrage stellt. Ausdruck davon sind zahlreiche Bio-Produkte, die mittlerweile nicht nur im Naturkostladen, sondern auch schon im Supermarkt Einzug gehalten haben. Bio ist schon fast „in" geworden, sicher auch durch Ängste und Verunsicherung der Menschen der Nahrungsmittelindustrie gegenüber. Dennoch wissen viele Menschen nicht wirklich, was gut für sie wäre, was sie guten Gewissens essen und wo sie unbelastete Nahrungsmittel am besten einkaufen können.

# 1.2 Die Entwicklung aus Sicht der Chinesischen Medizin

## 1.2.1 Geschichte einer Medizin-Diät in China

Bereits vor 2000 Jahren gab es in China eine Tradition, die die Ernährung als Therapie in Form von medizinischen Diätrezepten anwendete. Dies können wir dem „Inneren Klassiker des Gelben Kaisers", *Huang Di Nei Jing*, entnehmen, neben den *Mawangdui-Texten* eine der frühesten Abhandlungen der Chinesischen Medizin. So heißt es im Huang Di Nei Jing [46]:

*„Das Yin wird von den fünf Geschmacksrichtungen der Nahrung projiziert und von den fünf Zang-Organen gespeichert, die aber wiederum durch einen unangemessenen Gebrauch der Aromen geschädigt werden können. Zu saure Nahrung führt zu einer gesteigerten Funktion der Leber und zu einer verminderten Funktion der Milz. Zu salzige Nahrung kann die Knochen schwächen, die Muskeln kontrahieren und verkümmern und das Herz-Qi stagnieren lassen. Zu süße Nahrung stört das Herz-Qi und versetzt es in Unruhe. Außerdem kann es zu einer Unausgewogenheit der Nieren-Energie kommen, die das Gesicht schwarz werden lässt. Zu bittere Nahrung verringert die Fähigkeit der Milz, Nahrung zu transformieren und weiterzubefördern. Außerdem kann der Magen nicht mehr wirksam verdauen und wird aufgebläht. Die Muskeln und Sehnen können gedehnt werden. Zu pikante Nahrung schädigt Muskeln und Gefäße und beeinträchtigt Jing Essenz und Shen Geist."*

Und weiter:

*„Die Elemente Feuer und Wasser werden ebenfalls in Yang und Yin eingeteilt: Feuer ist Yang, Wasser ist Yin. Der funktionale Aspekt des Körpers ist Yang, der nährende, substanzielle Aspekt ist Yin. Nahrung kann den Körper stärken und nähren, aber die Fähigkeit des Körpers, Nahrung zu verwandeln, hängt vom Qi ab. Der funktionale Teil des Qi stammt von Jing, der Essenz. Nahrung wird zu Jing geläutert; sie stützt das Qi. Qi ist sowohl für die Transformation als auch für die Körperfunktionen notwendig. Aus diesem Grund wird der Körper geschädigt, wenn man falsche Nahrung zu sich nimmt, und Jing, die Essenz, kann sich erschöpfen, wenn man übermäßig aktiv ist.*

*Geschmack ist eine Yin-Qualität und von absteigender Natur, während das Qi Yang ist und zu den oberen Körperöffnungen aufsteigt. Ein intensiver Geschmack ist reines Yin, ein milder Geschmack ist Yang im Yin. Schwereres Qi ist reines Yang, während leichteres Qi Yin im Yang ist.*

*Sind ein Geschmack oder eine Speise schwer und trüb, können sie Diarrhöee hervorrufen, ein leichterer, raffinierterer Geschmack hingegen kann durch die Leitbahnen zirkulieren. Es ist deshalb ratsam, einfache und milde Speisen statt reichhaltiger zu sich zu nehmen.*

*Das leichtere Qi dehnt sich aus und hat die Tendenz, durch die Poren und Öffnungen aus dem Körper zu strömen. Das schwerere, substanziellere Qi kann das Yang bei der Produktion von Feuer im Körper unterstützen. Besteht ein Yang/Feuer-Überschuss, kann er das Yuan-Ursprungs-Qi des Körpers schädigen. Deshalb sollte man es vermeiden, einen Überschuss an Feuer im Körper zu erzeugen."*

### 1.2.2 Die Hauptpathogene im Wandel der Zeiten

Aus Sicht der Chinesischen Medizin würde ich sagen, dass wir in der Neuzeit aus ernährungstechnischer Sicht das Hauptpathogen unserer Zeit in der Nässe zu sehen haben. Wenn vor 2000 Jahren im *Shang Han Lun* die Kälte als das bedeutendste aller Übel angesehen wurde, wurde dies über 1000 Jahre später durch das *Wen Bing Lun* um die große Bedeutung der „warmen" Erkrankungen erweitert. Auch dies war damals notwendig geworden, da sich die soziokulturellen Rahmen- und Lebensbedingungen der Menschen verändert hatten und das *Shang Han Lun* den *Wen-Bing*-Anhängern zufolge dem pathogenen Faktor Hitze zu wenig Rechnung trug. Somit müssten wir heute wiederum als Antwort auf das sich gewandelte Nahrungsangebot mit seiner hohen Kaloriendichte das Pathogen Feuchtigkeit/Nässe (Shi) in den Mittelpunkt unserer Betrachtung nehmen. Dies ergibt sich aus den nachfolgend aufgeführten Gründen (**Tab. 1.2**).

Die Nahrung ist „größer" geworden. Der Apfel, das Schwein und das Weizenkorn. Durch gezielten Anbau und Züchtung ist sie nahrhafter geworden – sie enthält mehr Stärke und Eiweiß. Dies war zunächst ein Vorteil (vor Jahrhunderten, als die Menschheit noch von Hungersnöten geplagt wurde).

Heute ist der Überfluss an Nahrung das Hauptproblem in der zivilisierten Ersten Welt. Prozentual ist Nahrung im Durchschnitt sogar billiger geworden (siehe Butterpreis und Billigfleisch). Außerdem ist es gleichzeitig immer aufwendiger und kostspieliger, sich wirklich mit den qualitativ hochwertigen Produkten einzudecken (kalt gepresste Öle, frische, unbehandelte und nicht überzüchtete Obst- und Gemüsesorten, qualitativ hochwertiges Fleisch).

Daher sind sich sehr viele Experten, Gesundheitswissenschaftler und Politiker einig: Das Wichtigste in unserem Jahrhundert sind Aufklärung und Anregung zur Korrektur schädlicher Ernährungs- und Lebensgewohnheiten. Sicherlich liegt hier ein noch größeres Potenzial als in der Forschung neuester Arzneimittel, z. B. gegen Diabetes und Hypertonie, da viele dieser Erkrankungen dann seltener auftreten würden.

Zusätzlich gehört gleichberechtigt ein ausreichendes Maß an körperlicher Bewegung dazu, weil sie Nässe vertreibt und das Qi bewegt/reguliert.

**Tab. 1.2 Die Hauptpathogene im Wandel der Zeiten.**

| Epoche | Haupt-pathogen | Niederschlag in Literatur | Soziokulturelle Rahmenbedingung |
|---|---|---|---|
| zur Zeitenwende | Kälte | Shang Han Lun (ca. 220 n. Chr.) | • spärliche Heizung<br>• einfachste Lebensbedingungen |
| ab 900 – 1800 n. Chr. | Hitze | Wen Bing Lun (ca. ab 1600 n. Chr.) | reichhaltiges Nahrungsangebot, Genussmittel, Sake<br>erst „das reichste Zeitalter" – „Große Friedensperiode" (Tai Ping),<br>dann durch Kriege und Unruhen Infektionskrankheiten: ca. 64 große Epidemien in Ming- (1368 – 1644) und 74 in Qing-Dynastie (1644 – 1911) |
| ab 1900 n. Chr. | Nässe | – | Möglichkeit durch Überzüchtung und Biochemie:<br>• chem. Düngemittel: machen Weizen nahrhafter<br>• Kühlschränke und Tiefkühl-Produkte: viel Wei und wenig Qi (viele Backwaren, Pizza, Brot, Brötchen, Gemüse)<br>• Auszugs-Produkte: Mehl, Zucker, Sahne, Milch (pasteurisiert/homogenisiert)<br>• Fleisch: Mastvieh ohne Bewegung, durch Hormone (Östrogene) mehr Yin und mehr Feuchtigkeit Die Tiere wiegen dann mehr und bilden mehr Masse, aber nicht mehr Qi.<br>• Fette – Streichfette, gehärtete Fette (Margarine): weniger lebendige Öle/weniger Omega-3-Fettsäuren |

# 2 Ernährung und Psyche – Der Darm beeinflusst das Gehirn

Die Forscher Ernersson und Nyström [21] stellten bei gesunden Versuchspersonen, die sich freiwillig einer experimentellen 4-wöchigen Fast-Food-„Diät" unterzogen, fest, dass Stimmungslage und allgemeiner Antrieb deutlich vermindert waren und depressive Symptome sich häuften.

Die Beeinflussung von Gehirn, Stimmung und kognitiver Leistungsfähigkeit geschieht auf vier unterschiedlichen Wegen:

1. Im Darm sind – wie sonst nur im Zentralnervensystem und im Rückenmark – Ansammlungen von Nervenzellen verbunden, die man im Zusammenspiel das „dritte Gehirn" oder auch das „enterische Gehirn" nennt.
2. Im Darm werden Stoffe gebildet, die nach neuesten Erkenntnissen unmittelbar auf das Gehirn wirken können: sogenannte „Darmhormone", die den Neurotransmittern im Gehirn selber ähneln. Die Forscherin Gómez-Pinilla [27] konnte z. B. einzelne dieser Hormone beschreiben, die im Darm gebildet werden und über die Blut-Liquor-Schranke das Gehirn direkt in seinen kognitiven, aber sogar auch emotionalen Funktionen beeinflussen können.
3. Im Darm befinden sich ca. 1 – 2 kg Darmbakterien, deren Zusammensetzung extrem und unmittelbar von unseren Ernährungsgewohnheiten abhängt. Nach Nahrungsumstellung beginnt sich diese Flora bereits nach wenigen Tagen zu ändern. Umgekehrt beeinflussen diese Mikroorganismen über verschiedene Wege unser Wohlbefinden. Manche der Ausscheidungsprodukte haben direkten Einfluss auf unser Zentralnervensystem, andere wirken dagegen indirekt über sog. Zytokine. Dies sind Entzündungsbotenstoffe und kommen bei einigen Depressionskranken in erhöhter Konzentration vor. Der Verzehr von Weißmehlprodukten, gesättigten Fettsäuren und Zucker erhöht die Menge an Zytokinen im Körper und damit auch die Entzündungsbereitschaft. Omega-3-Fettsäuren dagegen scheinen Entzündungsreaktionen zu dämpfen.
4. Der Darm beherbergt das größte Immunsystem des Körpers. Die lymphatischen Gewebe im Mund- und Racheneingang sind im Vergleich mit der Zahl der Lymphknoten und Immunzellen im Darm beinahe vernachlässigbar. Dass Immunsystem und Psyche eng korrelieren, belegt insbesondere das relativ neue interdisziplinäre Forschungsgebiet der Psychoneuroimmunologie.

# 3 Was ist Diätetik?

Diätetik geht über die reine Ernährung zum Lebenserhalt hinaus und verfolgt gesundheitliche bis medizinische Ziele.

## 3.1 „Diät“ im westlichen Denken

Der Begriff „Diät“ stammt von dem griechischen Wort „Diaita“ ab, was ursprünglich durchaus als „Lebensführung“ im weiteren Sinne gemeint war. Diätetik bezeichnet die wissenschaftliche Beschäftigung mit der für Patienten richtigen Ernährungsform.

Eine „Diät“ einhalten müssen demnach bestimmte Patientengruppen

- bei speziellen Erkrankungen (z. B. Diabetes-Diät oder glutenfreie Kost bei Zöliakie),
- zur Gewichtsreduktion bei Übergewicht und Adipositas (Reduktionsdiät),
- in der Rekonvaleszenzphase bei geschwächtem Organismus nach schwerer Krankheit (Aufbaudiät).

In diesem Sinne ist eine Diät eine Ernährungsform, bei der spezielle Nahrungsmittel über eine längere Zeit konsequent und gezielt ausgewählt – und möglicherweise auch besonders zubereitet – werden.

Gelegentlich werden auch bestimmte Diäten zur Reinigung des Körpers eingesetzt, z. B.:

- die Mayr-Kur [56]
- das Buchinger-Fasten [6, 7]
- andere Diätformen mit speziellen Nahrungsmitteln, die über Tage bis wenige Wochen gereicht werden, z. T. auch nur frische Fruchtsäfte, sodass hier auch ein fließender Übergang zum Fasten besteht

Die Zielsetzung ist meistens eine Vorbeugung zur Gesunderhaltung und Verbesserung des Wohlbefindens durch „Entgiftung“ und „Entschlackung“ (Prophylaxe). Gelegentlich ist eine Diät aber auch eine Therapie zur Unterstützung der Genesung bei bestimmten Krankheiten.

Es gibt zahlreiche Hinweise aus der Vorzeit, dass Nahrung und Medizin gar nicht zweierlei Dinge waren. Auch im Tierreich gibt es mittlerweise zahlreiche Beobachtungen dafür, dass sich Tiere bestimmte Nahrung mit eindeutig therapeutischer medizinischer Absicht einverleiben, dass sie quasi „Medizinkenntnisse“ haben und anwenden (Primaten, Elefanten).

Es werden z. B. aus dem Tierreich Beobachtungen berichtet über die gezielte Anwendung „heilender Nahrungsmittel“ im Sinne einer arzneilichen Einnahme: Es konnte eine hochträchtige Elefantenkuh beobachtet werden, die über 20 km zurücklegte, bis sie einen Baum fand, dessen Blätter wehenfördernde Inhaltsstoffe enthält, die sie zu sich nimmt, um danach dort zu entbinden. Primaten suchen in einem anderen als ihrem eigenen Territorium Blätter eines Baumes, die üblicherweise sonst nicht auf ihrem Speiseplan stehen. Bei näherer Untersuchung wird eine anthelminthische (Nematoden abtötende) Wirkung dieser Blätter nachweisbar, und im Stuhl des Schimpansen fand man eindeutige Nachweise für einen Wurmbefall des Tieres.

Hippokrates sagte bereits: *„Eure Nahrungsmittel sollen eure Heilmittel sein und eure Heilmittel sollen eure Nahrungsmittel sein."* (Hippokrates, 460 – 370 v. Chr., [71])

Auch in der jüngeren Geschichte gibt es zahlreiche Therapeuten-Persönlichkeiten, denen es um den Einsatz der Ernährung als Medizin ging. Um nur einige Beispiele zu nennen:

- Hildegard von Bingen, die bereits den thermischen Aspekt bestimmter Nahrungsmittel angab [2, 29]
- Bircher, der das Müsli publik machte (was allerdings zunächst aus geriebenem Apfel und Haferflocken bestand)
- Buchinger, der das Heilfasten entwickelte [6, 7]
- F. X. Mayr, der die nach ihm benannte Mayr-Kur einführte [56]
- M. O. Bruker, der den Frischkornbrei und Rohkost propagierte [4, 5]

## 3.2 Chinesische Diätetik – Die Nahrung wird zur Medizin

Auch in China – wie im Abendland – gibt es eine lange Tradition der Verwendung bestimmter Nahrungsmittel zur Erreichung medizinischer Wirkungen. Bereits im *Huang Di Nei Jing* finden sich dazu zahlreiche Hinweise. Dazu wurden die verschiedenen Nahrungsmittel in Kategorien eingeteilt und ihre Wirkungen beschrieben. Der erste, rein diätetische Text ist möglicherweise das 26. Kapitel in dem von Sun Simiao verfassten Werk „Rezepte, die tausend Goldstücke wert sind" (*Qian jin fang*) und geht auf das Jahr 659 n. Chr. zurück.

Die Ernährung ist des Patienten Hausaufgabe. Aber was, wenn jemand gar nicht genau weiß, was für seine Konstitution zuträglich und was eher schädlich ist? Die Chinesische Ernährungstherapie zeichnet sich dadurch aus, dass sie immer eine „individuelle", auf den Einzelnen zugeschnittene Ernährungsform darstellt. Das unterscheidet sie auch ganz wesentlich von westlichen Ernährungsratgebern und Diätvorschlägen der verschiedenen Frauenzeitschriften. Zunächst wird – wie bei der Akupunktur und Kräutermedizin auch – eine individuelle, energetische Diagnose gestellt. Nach dieser werden die Nahrungsmittel und Ernährungsformen aufgezeigt, die gut tun und die Disposition des Patienten kräftigen können. Dabei spielt neben der Wirkung der einzelnen Nahrungsmittel auch deren Kombination, die Uhrzeit, wann gegessen wird, und die Form der Zubereitung eine wesentliche Rolle.

Einem Patienten mit einem **Yang-Mangel** wird der Therapeut grundsätzlich eher gekochte Speisen empfehlen und weniger Salate und Rohkost. Ganz meiden sollte er eisgekühlte Getränke, da das sein Verdauungsfeuer noch weiter schwächen würde.

Bei einem Patienten mit einem **Yin-Mangel** werden die Nahrungsmittel eher von befeuchtender und leicht kühlender Natur sein, da dieses Krankheitsbild mit innerer Trockenheit und der Tendenz zu innerer Hitzeempfindung einhergeht. Hier sind süße Obstsorten wie Weintrauben und Milchprodukte sowie Sahne und hochwertige Öle von besonderer Wichtigkeit.

Die Chinesische Medizin betrachtet alle Einflüsse auf unser System als Wirkkräfte, die uns stärken oder krank machen können. Bei jeder dieser Wechselwirkungen – z. B. beim Einnehmen einer Mahlzeit – sind zwei Komponenten von Bedeutung:

- das, was von außen in unser System als Nahrung eintritt.
- der Zustand unseres energetischen Systems, auf welchen die aufgenommene Nahrung trifft.

Wenn wir z. B. eine energetisch wärmende Nahrung aufnehmen, hängt die Frage, ob diese Nahrung uns gut tut oder nicht, davon ab, in welchem energetischen Zustand unser Körper sich befindet. Ist ein Mensch ein Hitze-Typ, d. h. in westliche Begriffe übersetzt, seine Stoffwechselprozesse laufen eher übersteigert ab, wäre eine wärmende oder aufheizende Ernährung eher nachteilig, weil diese ihn noch weiter überhitzen könnte. Genau umgekehrt verhält sich diese wärmende Kost bei einem Kälte-Typus, chinesisch gesprochen bei einem Qi- und Yang-Mangel, was in Begriffen der westlichen Medizin grob übertragen eine eher vagotone Stoffwechsellage wäre. Hier wird die wärmende Wirkung der Nahrung den Organismus wärmen und der Mensch wird sich wohler fühlen und verschiedene Beschwerden werden allmählich verschwinden.

Um also als Therapeut hier beratend tätig zu werden oder die Wirkkräfte therapeutisch zu nutzen, müssen wir dazu zweierlei wissen:

- Wir müssen wissen, wie ein bestimmter Einfluss auf uns wirkt, d. h., wir müssen Informationen über die in der Nahrung ruhenden Kräfte, die Wirkrichtungen und die Art und Weise, wie und wo sie im Körper wirken, haben.
- Wir müssen den Energiezustand dieses bestimmten Systems kennen, um beurteilen zu können, ob es förderliche oder schädigende Einflüsse sind, die wir zu uns nehmen.

Dies trifft natürlich genauso auf klimatische Einflüsse, Einnahme von Medikamenten und seelische Einflüsse durch bestimmte vorherrschende Gemütszustände zu. Bei unserer Ernährung ist dies von ganz besonderer Bedeutung, denn im Gegensatz zu Arzneimitteln, die wir ja in vielen Fällen nur eine bestimmte Zeit einnehmen, essen und trinken wir vom ersten Lebenstag an mehrfach täglich. Auch können wir damit nicht „aufhören", wie man ein Medikament absetzen kann. Und Essen und Trinken spielen eine viel größere Rolle als nur Energieaufnahme, wie das Auftanken eines Autos zum Beispiel. Wir gehen mit unserem Liebsten essen, wir laden uns Freunde ein, um mit diesen zusammen eine Mahlzeit einzunehmen, wir belohnen uns mit einem guten Essen, wir unternehmen vielleicht sogar kulinarische Reisen, um die Speisenvielfalt anderer Länder und Kulturen kennenzulernen. Kurzum: Essen und Trinken zelebrieren wir auch als Genuss, als soziales Ereignis, als Balsam für Leib und Seele oder als „Event".

## 3.3 Nahrung

Jedes Nahrungsmittel enthält zwei Aspekte: Einen **Qi-Aspekt** und einen **Wei-Aspekt** (**Tab. 3.1**).

Das **Qi** in der Nahrung stellt die Grundlage dar für die Ergänzung unseres körpereigenen Qi durch das Essen. Wenn das Essen verdaut ist, spüren wir wieder neue Kraft und haben Qi, um tätig zu sein; wir können – und haben auch Lust dazu – wieder Qi verbrauchen. Qi ist immateriell, man könnte sagen „feinstofflich".

**Wei** bedeutet wörtlich „Geschmack". Der Geschmack basiert auf bestimmten stofflichen Inhaltsstoffen in der Nahrung, die über unseren Geschmackssinn erfahrbar sind. Gleichzeitig stellt es die Grundlage für die Erneuerung der Säfte und des Blutes (Xue) dar.

Insofern besteht bei jeder Nahrung ein bestimmtes Verhältnis von Qi und Wei. Sehr vitale und frische Kost enthält viel Qi. Hochwertiges frisches Gemüse und Kräuter verströmen schon von Weitem ein markantes Aroma. Fertigprodukte, Tiefkühlkost oder lange gelagerte Nahrungsmittel haben weniger Aroma, aber nicht selten einen intensiven Geschmack. Bei deutlichem Überwiegen des Wei-Anteils ist Nahrung durch das fehlende Qi schwerer verdaulich und erzeugt eher Nässe und Schleim (**Abb. 3.1**). Umgekehrt bedeutet viel Qi und wenig Wei sehr energiereiche und aromatische Nahrung, deren Qi selbst zu einer leichteren Verdaulichkeit beiträgt und daher günstiger zu verstoffwechseln ist (**Abb. 3.2**). Naturgemäß ist eine solche Nahrung geeignet bei geschwächten Systemen und zum Reduzieren von Gewicht,

**Tab. 3.1 Die zwei Aspekte jedes Nahrungsmittels.**

| Aspekt | Bedeutung | Wirkung | zu starkes Überwiegen eines Aspektes in der Nahrung |
|---|---|---|---|
| Qi-Aspekt | Energie<br>Aroma | • gibt „Power"<br>• nach dem Essen fühlt man sich leicht und gestärkt, aber nicht voll und müde | • viel Qi und zu wenig Wei:<br>• „nährt nicht genug", man wird nicht satt<br>• im Extremfall:<br>– Duftöl<br>– Parfüm<br>– Essenzen |
| Wei-Aspekt | Geschmack<br>Substanz | • gibt das „Sättigungsgefühl" und nährt, aber wirkt nicht dynamisierend<br>• man fühlt sich wohlig gesättigt und etwas müde | • viel Wei und zu wenig Qi:<br>• macht „pappsatt" und dick, liefert aber kaum Energie<br>• im Extremfall:<br>– Fast Food<br>– Fertig- und Tiefkühlprodukte |

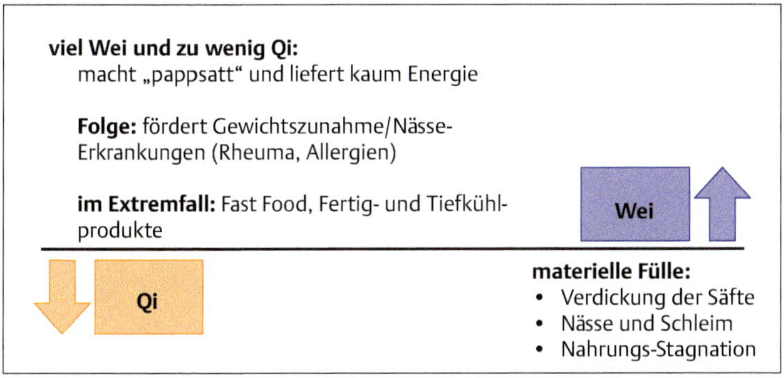


**Abb. 3.1** Verhältnis Qi und Wei: viel Wei, wenig Qi.

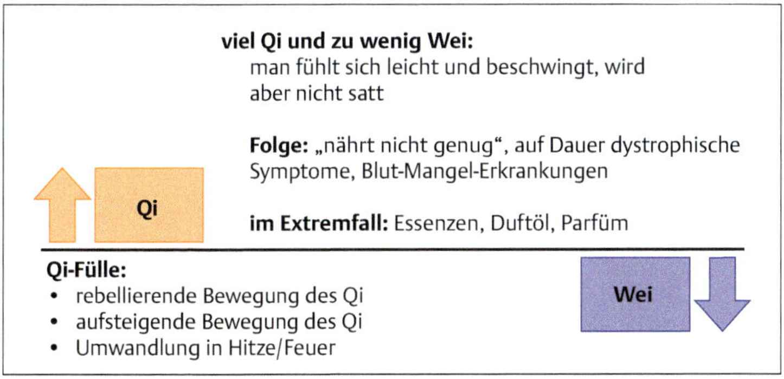


**Abb. 3.2** Verhältnis Qi und Wei: viel Qi, wenig Wei.

aber auch ein Gesunder profitiert davon mit mehr Vitalität und Wohlbefinden. Dennoch sollte die Auswahl der Nahrung ausgewogen sein und auch noch genügend substanzielle Wei-Anteile enthalten, die v. a. für die Nährung der Säfte notwendig sind. Insbesondere dann, wenn eine Tendenz zu Blut- oder Yin-Mangel bei zierlichen oder ausgezehrten Patienten besteht.

### 3.3.1 Nahrungsaufnahme

Die Vorstellungen der Nahrungsaufnahme und -resorption bzw. -assimilation unterscheiden sich zum Teil von denen der westlichen Physiologie. Der Funktionskreis Magen nimmt die aufgenommene Nahrung auf. Der Funktionskreis Milz steht für die Nahrungstransformation und Erneuerung des Qi. Ebenso werden aus der Nahrung die „klaren Säfte" destilliert und somit steht die Milz auch mit der Produktion von neuem Xue – oft als Blut übersetzt – in Verbindung. Xue (Blut) ist für die Nährung von Geweben und Organen zuständig (**Abb. 3.3**).

Da der Mittlere Erwärmer somit die Hauptquelle für die tägliche Wiederauffüllung und Regeneration der Energien Qi und Xue (Blut) darstellt, wird diese Instanz – zusammen mit dem Lungen-Funktionskreis – als Sitz der erworbenen Konstitution bezeichnet. Der Lungen-Funktionskreis ergänzt durch Aufnahme von Sauerstoff aus der Atemluft – **Himmlisches Qi** – ebenso wie die Milz kontinuierlich die im Organismus verbrauchten Energien. Als Gegensatz dazu wird die Nieren-Energie mit Sitz im Unteren Erwärmer als angeborene Konstitution bezeichnet. Sie stellt die „Ahnen-Energie" dar und entspricht zum Teil unserem genetischen, angeborenen Potenzial (**Abb. 3.5**).

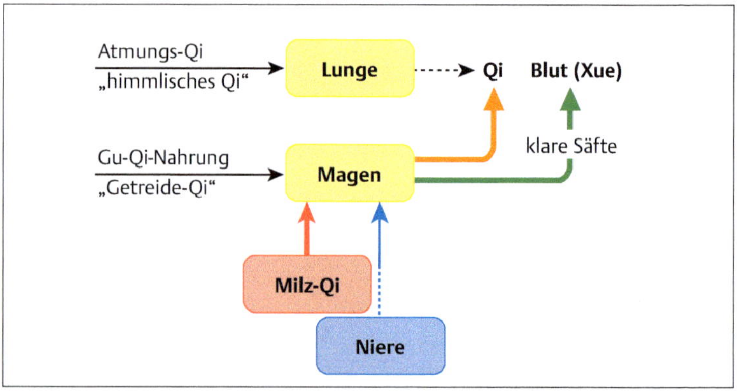


**Abb. 3.3** Erneuerung von Qi und Xue.

### 3.3.2 Ernährung und die Nieren-Essenz

Eine Verbindung der erworbenen Energie von Qi und Blut und dem Jing der Nieren besteht über das postnatale Jing. Diese sog. nachgeburtliche Essenz (auch Nach-Himmels-Jing) wird durch nicht verbrauchtes Qi und Blut nachts im Schlaf wieder ergänzt. Hier liegt der Schlüssel zum Verständnis, warum eine gute Ernährung auch entscheidend an einem langen und gesunden Leben beteiligt ist. Denn nur, wenn wir ausreichend und qualitativ hochwertige Nahrung zu uns nehmen, kann davon etwas übrig bleiben, was der Nieren-Energie zugute kommt (**Abb. 3.4**).

Ebenso erforderlich sind natürlich ein ausreichender Nachtschlaf und ein ausgewogenes Verhältnis von Arbeit und Ruhe. Denn wenn alles Qi und Blut tagsüber durch übermäßige Arbeit erschöpft wird, oder durch Nachtschichten die Restenergie der Niere nicht zugeführt werden kann, fällt die Regeneration der pränatalen Nieren-Essenz durch den nachgeburtlichen Anteil weg. Dies bedeutet einen beschleunigten Verbrauch des Jing und damit eine vorzeitige Alterung. In den Klassikern wird – ähnlich wie auch viele Vertreter der modernen Altersforschung behaupten – eine natürliche Lebenserwartung von ca. 120 Jahren angegeben, die aber der optimalen Lebensführung in allen Aspekten bedarf. Die optimale Ernährung stellt hierbei einen entscheidenden – aber auch nicht den einzigen – Beitrag dar.

Grundsätzlich gilt der alte Lehrsatz: „Der Magen will gefüllt und wieder geleert sein“. Das heißt, dass es am besten ist, nur dann zu essen, wenn wir hungrig sind und nicht nur, wenn die Uhrzeit 12.00 Uhr anzeigt. Eine aufgenommene Mahlzeit sollte erst vollständig verdaut sein, bevor wir erneut etwas essen. Ansonsten besteht leicht die Gefahr, dass die Nahrung unvollständig verdaut wird und mittelfristig mehr und mehr Unverdautes im Bereich von Milz und Magen „liegen bleibt“, was aus chinesischer Sicht zu Nässe führt.

Genauso wie zu häufige ist auch zu seltene Nahrungsaufnahme problematisch. Auf längere Sicht entsteht eine Schwächung von Milz und Magen, was einen Energiemangel (Qi-Mangel) zur Folge hat, der insbesondere bei Frauen rasch in einen Blutmangel münden kann.

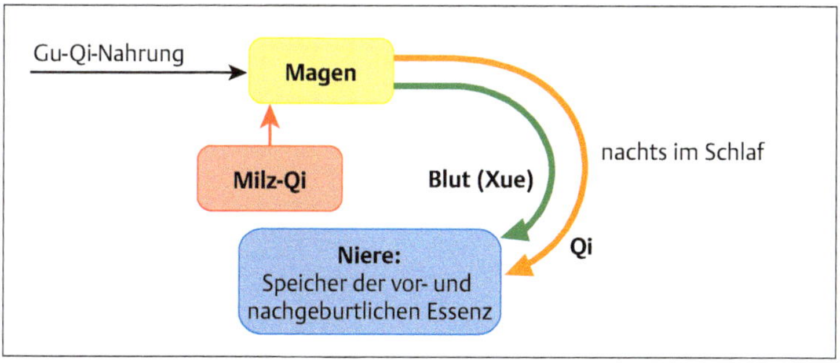


**Abb. 3.4** Ergänzung der nachgeburtlichen Essenz-Jing.

Um möglichst vital und energiegeladen zu sein, bedarf es einer Regelmäßigkeit in der Nahrungszufuhr. Bereits für Kinder ist eine regelmäßige Ernährung sehr wichtig und für Erwachsene gilt das im Grunde nicht minder.

## *Die zentrale Aufgabe der Milz*

Der Funktionskreis Milz stellt den Mittleren Erwärmer dar. Hier wird die aufgenommene, im Magen vorhandene Nahrung „transformiert", d. h. in Qi und klare Säfte umgewandelt. Bei diesem Klärprozess werden die klaren Säfte des Körpers erneuert, während die dabei entstehenden trüben Säfte als Abfallstoffe zur Ausscheidung herabgeführt werden müssen.

In **Abb. 3.5** werden die physiologischen Vorstellungen der Chinesischen Medizin bezüglich der Umwandlungsfunktion der Milz verdeutlicht.

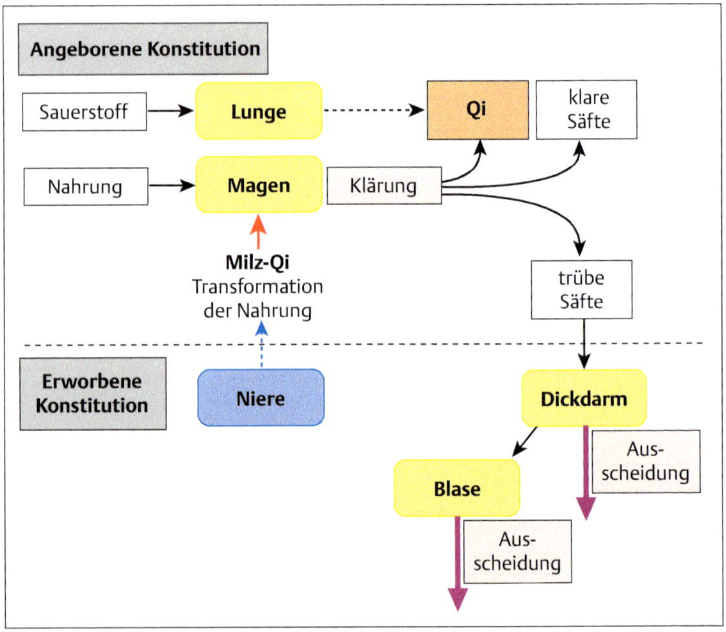


**Abb. 3.5** „Erworbene" und „angeborene" Konstitution.

## Die Organuhr – Die maximalen Wirkzeiten der einzelnen Funktionskreise

Die Chinesische Medizin hat seit sehr früher Zeit bereits chronobiologische Abläufe unserer Körpervorgänge beschrieben (**Abb. 3.6**).

Bei der Nahrungsaufnahme und Verdauung sind hier insbesondere die Funktionskreise Milz, Magen und Dickdarm zu betrachten:

- Die „Maximalzeit" der Milz ist von 9.00 – 11.00 Uhr.
- Die „Maximalzeit" des Funktionskreises Magen ist von 7.00 – 9.00 Uhr.
- Der Dickdarm hat sein Leistungsoptimum von 5.00 – 7.00 Uhr.

Das bedeutet, dass die morgendliche Stuhlentleerung nach dem Aufstehen, jedoch vor dem Frühstück, die beste Zeit ist. Bei Patienten mit Neigung zu Obstipation ist es besonders wichtig und hilfreich, sich diese Zeit nutzbar zu machen. Im Anschluss daran, in der „Magen-Zeit", ist die beste Zeit, ein kräftigendes, nicht zu kleines Frühstück einzunehmen, da der Magen jetzt zu seiner besten Form gelangt. Im Anschluss daran hat es die Milz relativ leicht, das Aufgenommene umzuwandeln und die benötigte Energie für den Tag zu liefern.

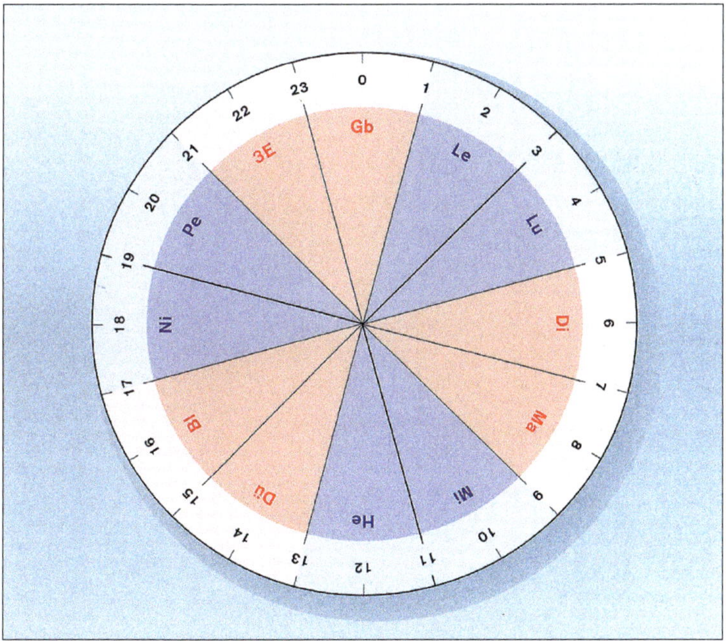


**Abb. 3.6** Organuhr.

**Tab. 3.2 Organuhr – Die Funktionskreise mit ihren maximalen Wirkzeiten.**

| Zeitfenster | Funktionskreis | Zirkadiane Rhythmik des Organismus | Tipp: Beste Zeit für |
|---|---|---|---|
| 3.00 – 5.00 Uhr | Lunge | Viele Husten- oder Asthmaanfälle treten in den frühen Morgenstunden auf. | Meditation, Atemübungen |
| 5.00 – 7.00 Uhr | Dickdarm | Der morgendliche Drang zur Toilette. | Stuhlgang, besser morgens nach dem Aufstehen Zeit dafür nehmen, oft ist es später im Laufe des Tages immer schwieriger. |
| 7.00 – 9.00 Uhr | Magen | Zeit der Nahrungsaufnahme.<br>Falls die Abendmahlzeit nicht zu spät und schwer ausgefallen ist, sollte jetzt ein gesunder Appetit und Lust auf ein gutes Frühstück spürbar sein. | Wie heißt es so schön „Frühstücke wie ein Kaiser ...“ oder „unsere Freunde laden wir zum Frühstück ein, unsere Feinde zum Abendessen“. |
| 9.00 – 11.00 Uhr | Milz | Energiegewinnung durch Umwandlung der Nahrung in neues Qi, jetzt ist die beste Zeit für den Körper, die aufgenommene Nahrung wirklich zu 100 % umzuwandeln und zu verbrennen. | Personen mit Gewichtsproblemen sollten sich morgens satt essen und lieber abends sparsam essen. Nach dem Motto: „vom Frühstück wird niemand dick ...“ |
| 11.00 – 13.00 Uhr | Herz | Maximale Wachheit, Energieaufnahme und Verdauung liefern jetzt „Hirn-Nahrung“. | Beste Zeit für geistige Aktivität, Entscheidungen, Besprechungen. |
| 13.00 – 15.00 Uhr | Dünndarm | Trennung des Klaren vom Trüben. | Gerade das Bittere (Tee, Kaffee, Espresso) unterstützt die Elimination von Trübem und drainiert nach unten. |
| 15.00 – 17.00 Uhr | Blase | Die Blase ist der Minister der Niere und die stellt den Bezug zum Ur-Vertrauen dar. | Offenheit für „vertrauensbildende Maßnahmen“ in Beziehungen, zu Hause und im Beruf. |
| 17.00 – 19.00 Uhr | Niere | Maximale körperliche Kraft. | Beste Zeit für körperliche Aktivität, Waldlauf. |

**Tab. 3.2** **Fortsetzung.**

| Zeitfenster | Funktionskreis | Zirkadiane Rhythmik des Organismus | Tipp: Beste Zeit für |
|---|---|---|---|
| 19.00 – 21.00 Uhr | Perikard | Fieber steigt am stärksten an. | Bei kindlichem Fieber: jetzt kühlen mit Wadenwickeln, als Vorbeugung gegen Fieberkrämpfe. |
| 21.00 – 23.00 Uhr | 3-Erwärmer | Liegt dem Funktionskreis Milz gegenüber – daher hat jetzt die Verdauungskraft ihren Tiefpunkt erreicht. | Auf jeden Fall sollte um diese Zeit nach Möglichkeit jegliche Nahrungszufuhr unterbleiben, besonders bei Gewichtsproblemen. |
| 23.00 – 1.00 Uhr | Gallenblase | Geistige Verdauung beginnt – die Träume. | Vor dieser Zeit zu Bett gehen, ansonsten erzeugt diese Yang-Energie oft wieder Appetit auf äußere Nahrung, bei Partys reicht man jetzt die Mitternachtssuppe. |
| 1.00 – 3.00 Uhr | Leber | Allmählich beginnt die Leber-Energie wieder aufzusteigen und damit auch Blutdruck und Körpertemperatur. Bei manchem Bluthochdruck-Patienten treten frühmorgendliche Kopfschmerzen auf. | Im Westen steht die Leber auch für Entgiftung – nach der Chinesischen Medizin sammelt die Leber das „Blut" und regiert die Muskulatur, d. h. Nährstoffe, Glukose, Fette und Eiweiße können nachts umverteilt und wo nötig abgebaut werden. Dementsprechend kommt der Leber eine große Verantwortung zu, denn „sie hält den harmonischen Fluss im System aufrecht".<br>Auch nach westlicher Auffassung ist diese nächtliche „Fastenperiode" von oft 12 – 14 Stunden von größter Wichtigkeit für die Erholung und Normalisierung des Stoffwechsels insbesondere auch des Insulin-Stoffwechsels. |

Am Mittag sind Milz- und Magen-Energien auch noch relativ gut verfügbar. Am Abend jedoch, besonders zu späterer Stunde, sind die Verdauungsorgane schon „im Feierabend", sodass das Aufgenommene nur eher unzureichend verarbeitet wird und sich sehr leicht Nässe im Mittleren Erwärmer ansammelt. Oft ist dies auch noch am nächsten Morgen nach ausgiebigen Festessen mit reichlichem, spätem Essen zu spüren: in Rachen und Hals Verschleimungen, leichtes Husten und Räuspern, vielleicht auch im Bereich der Nase und Nebenhöhlen. Häufig führt diese Nässe zu einem Appetitmangel am nächsten Morgen, sodass auf ein ausgiebiges Frühstück eher verzichtet wird. Über diese Beschwerden klagen viele Patienten, die regelmäßig erst abends ihre Hauptmahlzeit einnehmen.

Der Funktionskreis Leber hat nach Mitternacht seine Hauptwirkungszeit. Die Chinesische Medizin sagt: „Die Leber speichert das Blut" – „Das Blut kehrt nachts in die Leber zurück". Physiologisch gesehen kann dies auch interpretiert werden, dass die Leber und die von ihr regierte Muskulatur Nährstoffe speichern; insbesondere das Glykogen. „Die Leber hält den harmonischen Fluss aufrecht", heißt es weiter. Durch das Konstanthalten des Blutzuckerspiegels (sowie der Aminosäuren und Blutfette) trägt die Leber ganz entscheidend zum inneren Equilibrium bei. Gleichzeitig stellt sie unser größtes und wichtigstes „Entgiftungsorgan" dar. Nachts ist daher die fehlende Nahrungsaufnahme Voraussetzung für die Schonung und Entlastung unseres Verdauungssystems und die Aktivierung der Reinigungs-, Regenerations- und Entgiftungsprozesse. Daher heißt es in der Chinesischen Diätetik, dass man spätabendliches Essen meiden sollte (**Tab. 3.2**).

## 3.4 Das Fasten aus Sicht der Chinesischen Medizin

Fällt die Nahrungszufuhr von außen weg, sind manche Menschen etwas schlapp, können aber mehr oder weniger normal weiterleben. Manche fühlen sich sogar besser, was oft als Argument für das Fasten von Patientenseite angeführt wird. Zum Teil ist dies sicherlich damit erklärbar, dass sich viele Menschen nicht unbedingt überwiegend die Nahrungsmittel zuführen, die ihnen zuträglich sind. Allein das Weglassen der kontinuierlichen „Belastung" von für diese Menschen ungeeignetem Essen erleichtert schon die Milz, und diese kann die aktuell liegen gebliebene Nässe reduzieren. Ein weiterer Grund für das subjektive Wohlgefühl ist auch die nun einsetzende Versorgung des Organismus durch Nieren-Energie. Die Energien in den Leitbahnen – das Qi und Blut – werden nun vorübergehend aus den Ressourcen der Essenz zur Verfügung gestellt. Daher wirken sich lange Fastenperioden mitunter schwächend auf die Nieren-Energie aus und sind daher aus Sicht der Chinesischen Medizin mit Vorsicht zu sehen. In der Chinesischen Diätetik wird der Reinigungsaspekt, der mit dem Fasten ja meistens erreicht werden soll, eher über Getreidekuren oder die „clear, bland diet" erreicht. Dies ist eine zeitweise Beschränkung der Ernährung auf sehr einfache, leicht verdauliche und naturbelassene Grundnahrungsmittel (**Abb. 3.7**), gut beschrieben von Bob Flaws [22].

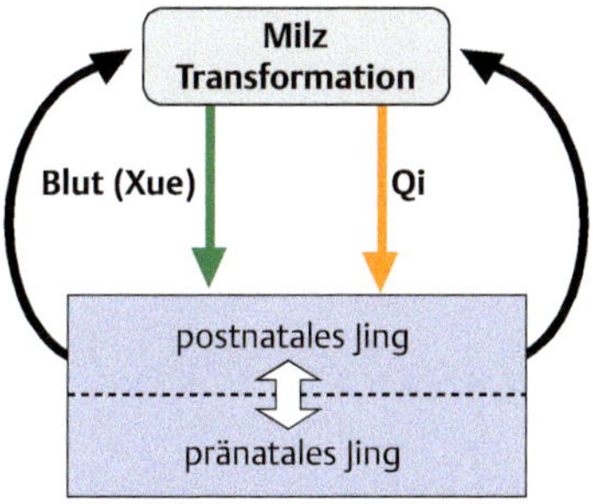


**Abb. 3.7** Wechselseitige Beziehung von Milz und Nieren-Jing.

**Praxistipp**

- *eine Woche lang morgens und mittags lediglich ein Getreide – wie z. B. Reis oder auch Süßreis (Mochireis) –, in Wasser gekocht, dazu darin gedämpfte Apfel- oder Birnenstücke*
- *mittags auch im Verhältnis 1:1 mit Mungbohnen gemischt gekocht*
- *abends eine leichte Gemüsesuppe mit etwas Brot*

Bei diesem leichten Essen für 5 – 15 Tage kommt es zu einer Mobilisierung und zum Abbau von Nässe und Schleim, ohne die Milz und die Niere zu schädigen. Durch die Aufrechterhaltung von Verdauung und Stuhlgang entfallen drastische Maßnahmen wie Einläufe und induziertes Erbrechen. Abschließend ist immer auf die möglichst langsame Umstellung auf Normalkost zu achten.

## 3.5 Ernährungsfehler und ihre Folgen

Ein Mensch, der sich über längere Zeit für seinen Typus nicht vorteilhaft ernährt, wird wahrscheinlich früher oder später bestimmte Folgen spüren. Da er aber möglicherweise bereits viele Jahre so gelebt hat, fällt den meisten Menschen der Zusammenhang mit ihrer Ernährung nicht auf. Die häufigsten Pathologien und ihre Ursachen seien im Folgenden kurz dargestellt.

### 3.5.1 Übermaß an kalter (physikalisch und energetisch kalt), roher Nahrung

Kalte Nahrung – wie Rohkost, eisgekühlte Getränke, aber auch zahlreiche Früchte und Algen – schwächt das empfindliche „Verdauungsfeuer" der Milz. Dies nennt man in der Chinesischen Medizin Milz-Qi oder Milz-Yang, je nachdem, welcher Aspekt betont werden soll. Daher ist ein Milz-Qi bzw. ein Milz-Yang-Mangel mittelfristig die Folge dieser Ernährungsweise. Langfristig könnte dadurch eine ausgeprägte Unverträglichkeit kalter Speisen und Getränke resultieren mit

- akuten Bauchschmerzen, z. T. schon nach wenigen Schlucken eines zu kalten Mineralwassers,
- breiigen Durchfällen,
- kalten Extremitäten,
- allgemeiner Schwäche, Erschöpfung und Gesichtsblässe.

### 3.5.2 Übermaß an feuchter (sehr „nährender", Säfte produzierender) Nahrung

Die Milz hat die Aufgabe, die aufgenommene Nahrung, den Nahrungsbrei, der im Magen liegt, in Energie wie Qi und geklärte Säfte (s. S. 18) zu transformieren: Eine sehr nährende und befeuchtende Ernährung kann die Milz kurzfristig überlasten, sodass etwas von diesen noch ungeklärten Säften liegen bleibt. Geschieht dies häufiger oder ist es gar die Regel, dann wird allmählich eine Nässe-Akkumulation in der Mitte – oft kombiniert mit einem Milz-Qi-Mangel – entstehen mit folgender Symptomatik:

- Unwohlsein im Oberbauch, leichte Übelkeit
- Druck- und Völlegefühl im Epigastrium
- allgemeine Schwere und Gedunsenheit im Körper
- Grübeleien und Entscheidungsschwäche
- Krankheitsbilder wie Depression, Reizdarm-Syndrom usw.

Da Nässe und Kälte beides Yin-Valenzen sind, wirkt sich eine kalte, rohe Nahrung, die auch noch sehr feucht ist, besonders belastend auf das Milz-Qi aus. Typisches Beispiel sind Milchshakes nach amerikanischem Vorbild: mit Crunch-Eis gekühlt und sehr feucht durch Milchprodukte, die noch gesüßt und mit befeuchtenden und kühlen Fruchtauszügen, wie z. B. Banane, gemischt werden.

### 3.5.3 Übermaß an sehr warmer und heißer (physikalisch und energetisch heiß) Nahrung

Heiße Nahrung, wie sehr scharfe Speisen – Chili-Gerichte, Lamm, Zicklein oder Knoblauch –, führt zu Wärme und dann zu Hitze im System. Besonders anfällig hierfür sind die Funktionskreise Magen, Lunge, Leber und Herz. Langfristig führt ein innerer Hitze-Prozess zur Schädigung und Minderung der Säfte, also auch Blut und Yin. Dies ist dann noch schwieriger und langwieriger zu behandeln.

Hitze führt zu folgenden Symptomen des jeweiligen Funktionskreises:

- Hitze im Magen: Sodbrennen, Zahnfleischbluten, übler Mundgeruch
- Hitze im Herzen: Unruhe, Schlaflosigkeit, Herzrasen
- Hitze in der Lunge: gelbliche Sekrete, Nasenbluten, eitrige Bronchitis, Sinusitis
- Hitze in der Leber: aufbrausendes Temperament, rote Augen, die zu Entzündungen neigen, erhöhter Blutdruck, Kopfschmerz in den Schläfen

### 3.5.4 Übermaß an trocknender Nahrung

Ein Übermaß an trocknender Nahrung trocknet das System aus. Betroffen sind v. a. die auf Befeuchtung angewiesenen Funktionskreise Lunge, Magen, Herz und Leber. Das Nieren-Yin wird mittelfristig auch betroffen. Trocknend wirkt häufig die bittere, aber auch die scharfe Geschmacksrichtung. Viele Genussmittel wie Kaffee, schwarzer Tee, Tabak zählen hierzu.

Trockenheit oder Yin-Mangel äußert sich in folgenden Symptomen des jeweiligen Funktionskreises:

- Lunge: trockener Reizhusten, Durst, trockene Kehle, trockene Haut
- Leber: brüchige Nägel, trockene Augen, „trockene" Sehnen (häufig Tendopathien)
- Herz: Unruhe, Schlaflosigkeit, Nachtschweiß
- Niere: Feuer der Fünf Herzen, Nachtschweiß, Durst, LWS-Probleme, konzentrierter, dunkler Harn, Hitzewellen, Osteoporose

**Beachte** *Trockenheit und Yin-Mangel sind nicht identisch, ähneln sich klinisch aber sehr. Die Erschöpfung der Säfte beim Yin-Mangel ist aber noch tiefgehender als bei pathogener Trockenheit.*

Da Hitze und Trockenheit beides Yang-Valenzen sind, wirkt sich eine heiße Nahrung, die auch trocknend ist, noch stärker aufheizend und Säfte vermindernd auf den Organismus aus.

Typisches Beispiel sind Kaffee und Tabakgenuss. Dies erzeugt Hitze in den Funktionskreisen Herz, Magen und Lunge und mindert gleichzeitig das Herz-, Magen- und Lungen-Yin.

### 3.5.5 Umstände und Umgebung

Das Essen in ruhiger und wohltuender Umgebung ist für die optimale Aufnahme und Umwandlung der Nahrung wichtig. Dann nämlich sind wir entspannt und die physiologischen Abläufe werden nicht gestört. Stress, Hektik, Streit- oder Geschäftsgespräche (sog. Arbeitsessen) können über eine Leber-Qi-Stagnation Milz und Magen angreifen und dadurch die wichtige Transformation der Nahrung erschweren. Die Folge sind Bauchkrämpfe, nervöser Reizmagen oder das sog. Reizdarm-Syndrom. Auch Essen im Stehen ist nicht förderlich. Wenn gleichzeitig zur Nahrung Informationen aufgenommen werden, wie das beim Zeitungslesen oder gleichzeitigem Fernsehen der Fall ist, ist die Milz doppelt beansprucht. Denn auch diese Informationen müssen von der Energie der Milz sortiert und „geklärt" werden. Dadurch kann es bei gleichzeitiger Reizüberflutung während des Essens ebenfalls zu Verdauungsbeschwerden kommen.

# 4 Die Erkennung des energetischen Musters – Diagnosestellung

Vereinfacht ausgedrückt geht es bei der Diagnoseformulierung um zwei grundsätzliche Feststellungen:

- Wie ist das Verhältnis von Yin und Yang im System (schließt die sehr wichtige Frage nach Fülle und Leere, Hitze und Kälte ein)? (**Abb. 4.1**, **Tab. 4.1**)
- Wo im Bereich der Fünf Wandlungsphasen (Wu Xing) ist diese Störung angesiedelt?

Die Chinesische Medizin geht von zwei antagonistischen Gegenspielern in unserem körperlichen und geistigen System aus:

- den dynamischen, energetischen, nicht stofflichen Kräften im Körper (Yang)
- andererseits den materiellen, stofflichen Substanzen (Yin)

In chinesischen Denkmustern werden diese Gegenspieler mit Yin und Yang bezeichnet. In der westlichen Physiologie entsprechen sie sehr weitläufig in Ansätzen dem Sympathikus und dem Parasympathikus als antagonisierendes Regulationssystem.

Diese beiden Kräfte sollten der Chinesischen Medizin zufolge ausgewogen und im Gleichgewicht sein. Dann ist der Organismus gesund. Ist das der Fall, kann das Yin seine Kühlfunktion und Stabilisierung durch Stofflichkeit im Organismus wahrnehmen. Das Yang nimmt die dynamisierende, erwärmende, bewegende und aktivierende Aufgabe wahr.

Dieses **Gleichgewicht** spürt der Patient daran, dass

- kein übermäßiges Hitze- oder Kältegefühl besteht,
- das Yang „gezügelt, kontrolliert“ wird, sodass keine Unruhe, aber auch keine vermehrte Trägheit oder Lustlosigkeit besteht,

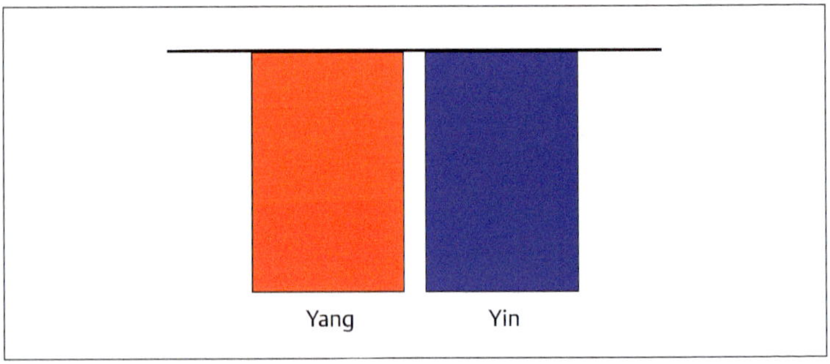


**Abb. 4.1** Yin und Yang.

**Tab. 4.1 Yin und Yang.**

| Yin | Yang |
|---|---|
| **Allgemein** | |
| dunkel | hell |
| feucht | trocken |
| kalt | heiß |
| Nacht | Tag |
| **Im Körper** | |
| passiv | aktiv |
| Ruhe | Aktivität |
| Entspannung | Leistung |
| Substanz | Funktion |
| **In der Medizin** | |
| Blässe | Rötung |
| Müdigkeit | Unruhe |
| Kältegefühl | Hitzegefühl |
| Antriebsmangel | innere Getriebenheit |
| Wasseransammlung | Trockenheit |
| fehlender Durst | Durst |

- das Yin – als das befeuchtende und nährende Prinzip in unserem Körper – dafür sorgt, dass die Haut und Schleimhäute genährt und befeuchtet werden,
- das Yang – als das wärmende und bewegende Prinzip – für die ausreichende Dynamik des Metabolismus, die Körpertemperatur, für Enthusiasmus und lustvolle Aktivität sorgt.

## 4.1 Die Fünf Wandlungsphasen Wu Xing und ihre fünf Funktionskreise

Ein weiteres Kernstück der Medizintheorie der Chinesischen Medizin sind die Organbegriffe. Die Organe im Rahmen der Chinesischen Medizintheorie werden meistens als „Funktionskreise" bezeichnet, da sie trotz Namensgleichheit viel unterschiedlichere Aufgaben erfüllen, als dies in den westlichen Organbegriffen enthalten ist. Um diese zum Teil sehr von unseren Denkgewohnheiten abweichenden Vorstellungen genügend deutlich abzugrenzen, sprechen wir oft nicht von Leber (nach westlicher, schulmedizinischer Vorstellung), sondern von dem „Funktionskreis Leber" oder dem „Funktionskreis Niere".

Der Ablauf im Körper stellt eine Entsprechung zu den großen Zusammenhängen in der Natur und im Universum dar. Herz entspricht dem Feuer, Milz der Erde, die Lunge dem Metall, die Niere dem Wasser und die Leber der Wandlungsphase Holz. Sie heißen deshalb Wandlungsphasen, weil sie sich in einem steten Wandel und in einem kontinuierlichen Übergang befinden. Da ein Element das Nachfolgende fördert und hervorbringt, wird dieser Kreis auch Hervorbringungszyklus oder Mutter-Kind-Zyklus genannt. Das Wasser fördert das Wachstum von Holz. Das Holz nährt das Feuer. Durch das Feuer entsteht Asche und fruchtbare Erde. Die Erde enthält das Metall. Und die Gebirge mit ihren Erzen lassen wieder Wasserquellen hervortreten (**Abb. 4.2**.).

Im Folgenden sind die wichtigsten fünf Funktionskreise – Milz, Lunge, Niere, Leber und Herz – kurz dargestellt.

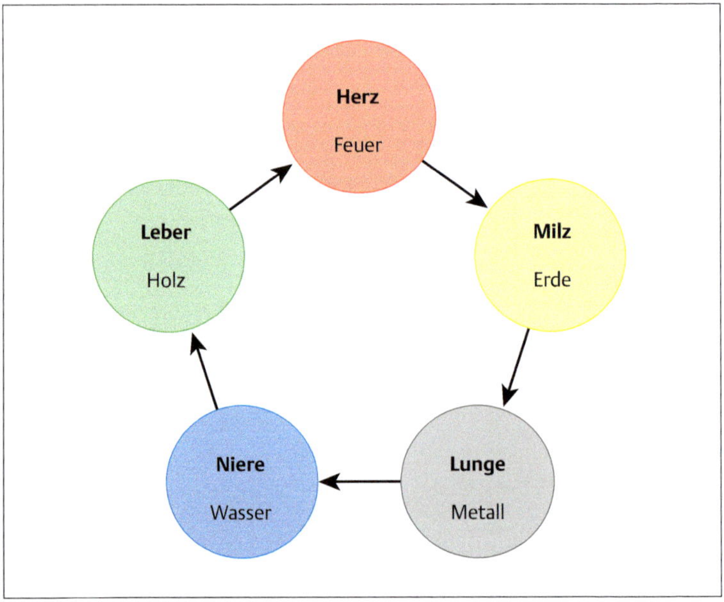


**Abb. 4.2** Die Fünf Wandlungsphasen.

### 4.1.1 Chinesischer Funktionskreis Milz

Die „chinesische Milz" hat die Aufgabe, die aufgenommene Nahrung in Lebensenergie umzuwandeln. Daher ist diese Instanz unser innerer Energiegenerator, er arbeitet wie ein Kraftwerk, das den Strom für ein ganzes Land produziert. Die Milz der westlichen Medizin hat hingegen ganz andere Aufgaben. Der chinesische Funktionskreis Milz ist für die Verdauung und für die daraus gewonnene ständig zu erneuernde Energie verantwortlich. Bei Störungen im Funktionskreis Milz kommt es zu

- allgemeinem Energiemangel und Erschöpfung,
- Verdauungsproblemen wie Durchfälle und ständiges Völle- oder Blähgefühl,
- Neigung zu Nahrungsunverträglichkeiten.

Wie in **Abb. 3.5** (s. S. 18) zu sehen ist, gelangt die aufgenommene Nahrung in den Magen. Dort wird sie von der Kraft der Milz – dem Milz-Qi – aufgespalten, getrennt in die „klaren" Säfte und neues Qi. Als Abfallprodukt fallen bei diesem Klärungsprozess auch „trübe" Säfte an, die der Ausscheidung über Blase und Darm zugeführt und daher aktiv nach unten abgesenkt werden müssen.

### 4.1.2 Chinesischer Funktionskreis Lunge

Der chinesische Funktionskreis Lunge beinhaltet den gesamten Bereich der respiratorischen Schleimhäute, kontrolliert Nase und Nebenhöhlen, den Rachen und den Kehlkopf. Er ist für die Atmung, aber auch für die Immunabwehr und die Haut zuständig. Es kann zu folgenden Erkrankungen kommen:

- Atemwegsinfekte
- Kurzatmigkeit bei Belastung, Luftnot, Asthma
- verschiedene Hauterkrankungen
- geschwächtes Immunsystem mit wiederkehrenden Infekten
- bestimmte Formen des übermäßigen Schwitzens am Tage

### 4.1.3 Chinesischer Funktionskreis Niere

Der Funktionskreis Niere bewahrt die Erbenergie, die Essenz (Jing) und steuert alle Entwicklungs- und Wachstumsprozesse des Organismus. Diese beginnen mit der Empfängnis im Mutterleib und setzen sich fort über die Embryonalentwicklung und die Pubertät bis zu den Wechseljahren und dem Alterungsvorgang. Der chinesische Funktionskreis Niere ermöglicht die Fähigkeit der Fortpflanzung und versorgt die Reproduktionsorgane. Als Gewebe sind ihm Knochen, Zähne und das Kopfhaar zugeordnet. Bei Erschöpfung des Funktionskreises Niere folgen

- Probleme mit dem unteren Rücken und den Knien,
- Probleme beim Wasserlassen,
- Infertilität.

### 4.1.4 Chinesischer Funktionskreis Leber

Der chinesische Funktionskreis Leber kontrolliert den Spannungszustand der gesamten Muskulatur. Diese besteht nicht nur aus den großen Skelettmuskeln, sondern auch aus den glatten Muskeln, die den Blutdruck der Gefäße regulieren, und den Muskelfasern im Magen-Darm-Trakt. Daher sagt man, der Funktionskreis Leber kontrolliert Spannung und Entspannung. Die Spannung wird auch auf die Sehnen übertragen, welche der Funktionskreis Leber versorgt. Das gilt auch für den emotionalen Bereich, denn natürlicherweise sind seelische Anspannung und körperliche Verspannungen unmittelbar miteinander verbunden. Es entwickeln sich folgende Symptome:

- innere Anspannung, emotionale Schwankungen
- Hypertonie
- durch Verkrampfung der Gefäße bedingte Kopfschmerzen (z. B. Migräne)
- Spasmen, Koliken und Krämpfe im Magen-Darm-Trakt
- Prämenstruelles Syndrom

### 4.1.5 Chinesischer Funktionskreis Herz

Der chinesische Funktionskreis Herz beherbergt den Geist (Shen). Er steuert Wachen und Schlafen und ermöglicht die Wahrnehmung durch die Sinne. Daneben regiert das „Herz" die Blutgefäße und die Blutzirkulation. Da der Geist sich in der Sprache manifestiert, öffnet sich das „Herz" auch in der Mundhöhle. Erkrankungen des chinesischen Funktionskreises Herz beinhalten:

- Schlaflosigkeit
- Vergesslichkeit und Konzentrationsstörungen
- Herzklopfen und Brustenge
- Geschwüre der Mundhöhle oder der Zunge

## 4.2 Diagnosestellung

Vor einer Ernährungsberatung sollte also eine Bestimmung des energetischen Zustandes des Patienten nach den Regeln der Chinesischen Medizin erfolgen. Dies geschieht durch eine ausführliche konstitutionelle Anamneseerhebung, der Betrachtung von Zunge und Puls. Dies entspricht im Wesentlichen dem Vorgehen vor einer Akupunktur- oder einer phytotherapeutischen Behandlung. Daher soll es hier nicht weiter dargestellt werden.

Zur Veranschaulichung seien als Beispiel zwei klassische einfache Krankheitsmuster genannt:

**Nieren- und Herz-Yin-Mangel**

- **körperliche Beschwerden:** rotes Gesicht, aufsteigendes Hitzegefühl, Trockenheit der Haut und Schleimhaut (Obstipation), Durst, konzentrierter Urin, Nachtschweiß
- **seelische Beschwerden:** Unruhe, Schlaflosigkeit
- **Zungenkörper:** rot, eher klein oder geschrumpft, rissig
- **Zungenbelag:** vermindert oder ganz fehlend
- **Puls:** sehr fein, fadenförmig, evtl. beschleunigt, gelegentlich ist die 3. Position deutlich schwächer tastbar
- **Therapieprinzip:** das Yin von Herz und Niere nähren

**Milz-Yang-Mangel**

- **körperliche Beschwerden:** blasses Gesicht, inneres Kältegefühl, Schwäche der Nahrungsumwandlung (erniedrigter Metabolismus) Appetitverlust, Diarrhöe, das Fehlen von Durst
- **seelische Beschwerden:** Trägheit, Erschöpfung, phlegmatisch
- **Zungenkörper:** blass, gedunsen, Zahneindrücke an den Zungenrändern
- **Zungenbelag:** vermehrt, weißlich, feucht
- **Puls:** kraftlos, tief, langsam
- **Therapieprinzip:** Milz-Qi und -Yang tonisieren und wärmen

## 4.3 Die Materia diaetetica

Grundsätzlich werden ähnlich wie in der Phytotherapie die Nahrungsmittel in Einzelmonografien beschrieben – die sog. Materia diaetetica. Dort werden für jedes Nahrungsmittel drei Eigenschaften beschrieben. Damit kann seine energetische und therapeutische Wirkung bereits im Voraus abgeschätzt werden:

- das **Temperaturverhalten** nach der Aufnahme und Verdauung im Körper
- die **Geschmacksrichtung**, die etwas über die Wirkrichtung verrät
- der **Wirkort**, d. h., wo im Körper die entsprechende Wirkung entfaltet wird

### 4.3.1 Temperaturverhalten

Vorab sei noch einmal gesagt, dass hier nicht nur die physikalische Temperatur der Nahrung gemeint ist, das heißt, ob die Speisen warm oder kalt eingenommen werden. Dies hat selbstverständlich auch eine Wirkung und sollte bei der Ernährung typgerecht berücksichtigt werden. Mit dem Temperaturverhalten der einzelnen Nahrungsmittel ist hier die Wirkung bezüglich des Temperaturverhaltens gemeint, die sich nach der Aufnahme allmählich entfaltet durch die energetische, der Nahrung innewohnende Eigenschaft.

**Tab. 4.2 Nahrungsmittel und Temperatur.**

| Temperatur | Getreide/Hülsenfrüchte/Nüsse | Gemüse/Obst | Fleisch/Fisch und Meeresfrüchte/Milchprodukte | Gewürze/Öle und Fette | Genussmittel |
|---|---|---|---|---|---|
| heiß | – | Knoblauch | Lamm, Zicklein | Chili, Pfeffer, Sternanis, Zimt | • Tabak, Glühwein, hochprozentige Spirituosen: Whiskey, Weinbrand<br>• Yogitee |
| warm | • Grünkern, Hafer, Mochireis (jap. Süßreis)<br>• Kastanie, Pinienkerne, Walnuss | • Fenchel, Hokaido-Kürbis, Karotte, Lauch, Petersilienwurzel, Rotkohl, Schnittlauch, Zwiebel<br>• Aprikose, Dattel, Kirsche, Pfirsich | • Hirsch, Huhn, Kalb, Leber (Rind), Rind, Schaf, Schinken, Wachtel, Wild, Ziege<br>• Aal, Barsch, Forelle, Lachs, Meeresfrüchte (Garnelen, Langusten, Shrimps, Hummer), Sardellen, Sardinen<br>• Eigelb<br>• Butter, Schafmilch, Ziegenmilch | • Anis, Fenchel, Ingwer, Kardamom, Koriander, Kümmel, Muskat, Nelken, Oregano, Petersilie, Rosmarin, Thymian<br>• brauner Zucker, Honig, Karob<br>• Essig<br>• Rapsöl, Kernöl | • Kaffee, Kakao Rotwein, Sekt<br>• schwarzer Tee |
| neutral | • Buchweizen, Mais<br>• Azukibohnen, Erbsen, grüne Bohnen, Linsen<br>• Erdnuss, Haselnuss, Kokosnuss, Mandel, Sonnenblumenkerne, Sesam | • Kartoffel, Kohlrabi, Wirsing, Weißkohl<br>• Pflaume, Feige | • Schwein, Pute, Taube<br>• Hering, Karpfen<br>• Hühnerei<br>• Käse, Quark, Sahne | • Safran, Süßholz<br>• Erdnussöl, Olivenöl, Sojaöl, Sesamöl | – |

**Tab. 4.2 Fortsetzung.**

| Temperatur | Getreide/Hülsenfrüchte/Nüsse | Gemüse/Obst | Fleisch/Fisch und Meeresfrüchte/Milchprodukte | Gewürze/Öle und Fette | Genussmittel |
|---|---|---|---|---|---|
| kühl | • Dinkel, Gerste, Hirse, Roggen, Weizen<br>• Mungbohnen, Sojabohnen, Sojasprossen, Tofu (Sojabohnenquark) | • Artischocke, Avocado, Aubergine, Blumenkohl, Brokkoli, Champignon, Chinakohl, grüner Salat, Kürbis, Paprika, Pilze, Radieschen, Rettich, Rotkohl, Rote Bete, Sellerie, Spinat, Zucchini<br>• Ananas, Apfel, Birne, Erdbeere, Heidelbeere, Himbeere, Mandarine, Mango, Orange, Pflaume, Weintraube, Zitrone | • Ente, Gans, Hase, Kaninchen, Schwein<br>• Krabben, Krebse, Oktopus, Tintenfisch<br>• Hühnereiweiß<br>• Frischkäse, Joghurt, Kuhmilch, Sauerrahm | • Sonnenblumenöl<br>• weißer Zucker | • Bier, Weißwein<br>• grüner Tee, Pfefferminztee |
| kalt | – | • Algen, Chicorée, Bambussprossen, Endivien, Gurke, Spargel, Tomaten<br>• Banane, Kiwi, Melone (Wassermelone) | • Pferd<br>• Auster, Kaviar, Krebse, Schnecken | • Salz<br>• Sojasoße | Eis |

Es werden im Wesentlichen **fünf Abstufungen** unterschieden:
- heiß
- warm
- neutral
- kühl
- kalt

Dabei sind mit der Kategorie „heiß" sehr stark wärmende und mit „kalt" sehr stark kühlende Nahrungsmittel gemeint.

**Heiß:** ist die wärmste Temperatur-Eigenschaft. Heiß wird therapeutisch auch bei ausgeprägtem Yang-Mangel oder innerer Kälte eingesetzt. Im Übermaß kann der Genuss heißer Nahrungsmittel Hitze erzeugen und die Säfte schmälern.

**Warm:** ist moderat wärmend.

**Neutral:** beeinflusst den Organismus thermisch nicht nennenswert.

**Kühl:** wirkt angenehm erfrischend.

**Kalt:** ist richtig kalt und wird therapeutisch auch bei hohem Fieber oder großer Hitze eingesetzt. Im Übermaß schädigen kalte Nahrungsmittel die „Mitte".

Eine Übersicht soll dies an einigen Beispielen verdeutlichen (**Tab. 4.2**):

Es gibt nur wenige der Grundnahrungsmittel, die die extremen Temperaturen in sich tragen und kalt oder heiß sind. Die meisten liegen in dem mittleren Bereich von kühlend, neutral bis warm. Hingegen finden wir bei den Genussmitteln deutlich mehr Substanzen aus den extremen Temperaturbereichen heiß und kalt.

## 4.3.2 Geschmacksrichtung

Hier unterscheiden wir **fünf Geschmacksrichtungen**:
- scharf
- süß
- sauer
- salzig
- bitter

Eine weitere Kategorie ist **neutral**, was heißt, dass hier kaum oder kein Geschmack wahrnehmbar ist. Gelegentlich wird auch von einem adstringierenden Geschmack gesprochen, wie wir das beim Essen eines Granatapfels leicht selbst beobachten können. Häufig liegt gleichzeitig auch eine saure Komponente vor (**Tab. 4.3**).

Mit einer bestimmten Geschmacksrichtung ist bereits auch eine bestimmte Wirkung gegeben. Dieser Gedanke wird manchen Patienten möglicherweise überraschen. Denn es gilt die Redensart: „Das ist Geschmackssache" oder „ Über Geschmack lässt sich streiten". Das mag den Eindruck erwecken, als handele es sich auch bei dem kulinarischen Geschmack ebenfalls um etwas „Beliebiges", das keine

**Tab. 4.3 Nahrungsmittel und Geschmack.**

| Geschmack | Getreide/Hülsenfrüchte/Nüsse | Gemüse/Obst | Fleisch/Fisch und Meeresfrüchte/Milchprodukte | Gewürze/Öle und Fette | Genussmittel |
|---|---|---|---|---|---|
| scharf | – | Frühlingszwiebel, Lauch, Knoblauch, Kresse, Meerrettich, Radieschen, Rettich, Zwiebel | • Hirsch | Chili, Gewürznelken, Ingwer, Kardamom, Meerrettich, Minze, Muskat, Paprika, Pfeffer, Rettich, Senf, Sternanis, Zimt | • Tabak<br>• Alkohol |
| süß | • Amaranth, Buchweizen, Gerste, Hafer, Hirse, Langkornreis, Mais, Mochireis (jap. Süßreis), Reis, Rundkornreis, Weizen<br>• Erbsen, Linsen, Kidneybohnen, Mungbohnen, Sojabohnen, Sojasprossen, Tofu (Sojabohnenquark)<br>• Erdnuss, Haselnuss, Kastanie, Kokosnuss Mandel, Pinienkerne, Sesam, Sonnenblumenkerne, Walnuss | • Aubergine, Avocado, Bambussprossen, Blumenkohl, Champignon, Chinakohl, Fenchel, Gurke, Karotte, Kartoffel, Pilze, Salat, Sellerie, Spargel, Spinat, Weißkohl, Zucchini<br>• Ananas, Apfel, Aprikose, Banane, Birne, Erdbeere, Feige, Himbeere, Kirsche, Mango, Melone (Wasser- und Honigmelone), Pflaume, Papaya, Pfirsich, Weintraube | • Ente, Gans, Hase, Hirsch, Huhn, Kaninchen, Rinderleber, Rind, Schaf, Schwein, Wachtel, Wild, Ziege<br>• Hühnerei, Eigelb, Eiweiß<br>• Butter, Frischkäse, Kuhmilch, Sahne, Schafsmilch, Ziegenmilch | • Honig<br>• Kardamom<br>• brauner Zucker, weißer Zucker<br>• Rapsöl, Sojaöl | – |

Fortsetzung ▶

**Tab. 4.3 Fortsetzung.**

| Geschmack | Getreide/Hülsenfrüchte/Nüsse | Gemüse/Obst | Fleisch/Fisch und Meeresfrüchte/Milchprodukte | Gewürze/Öle und Fette | Genussmittel |
|---|---|---|---|---|---|
| neutral | Reissuppe | – | – | – | – |
| sauer | • Grünkern<br>• Azukibohnen, Mungbohnen | • Tomate<br>• Ananas, Apfel, Aprikose, Erdbeere, Kirsche, Orange, Mandarine, Pflaume, Sternfrucht, Weintraube, Zitrone | • Forelle, Huhn<br>• Joghurt, Quark | Essig | vergorene Fruchtsäfte, junger Wein |
| salzig | Gerste, Hirse | Algen, Petersilie | • Ente, Schwein, Schinken<br>• Aal, Auster, Barsch, Forelle, Hering, Karpfen, Krebs, Tintenfisch<br>• Käse | Salz, Sojasoße | – |
| bitter | Buchweizen, Roggen, Mandeln, Mohn, Walnuss | • Artischocke, Chicorée, Endivien, Kohlrabi, Lollo rosso, Löwenzahn, Rucola, Sellerie<br>• Grapefruit | Lamm, Ziege | • Lorbeer, Oregano, Petersilie<br>• Olivenöl | • Kaffee<br>• Tabak<br>• Alkohol (Magenbitter)<br>• grüner Tee, schwarzer Tee |

weiteren Auswirkungen hat. Viele Menschen bevorzugen deshalb bestimmte Speisen und Geschmacksrichtungen, da ihre Physiologie danach ein Verlangen erzeugt.

Einfach zu beobachten ist dies, wenn jemand sehr hungrig ist. Dann wird das Verlangen nach Süßem – also Kohlenhydraten – sehr groß sein. Hingegen nach einem opulenten Mahl wird man sich eher nach etwas Bitterem umsehen, um die Fülle im Magen etwas nach unten zu verteilen und zu drainieren. Das heißt, unser Appetit weist uns den Weg zu dem, was wir brauchen. Ob uns unser Geschmack und Appetit aber zu der uns wirklich zuträglichen Nahrung hinführt, hängt auch ganz entscheidend von dem Zustand unseres energetischen Gleichgewichts ab. Ein gestörtes inneres Gleichgewicht versucht, bereits eingetretene Entgleisungen durch starkes Verlangen nach bestimmten Nahrungsmitteln und Geschmacksrichtungen kurzfristig zu kompensieren. Dies muss nicht immer vorteilhaft sein, kann sogar die bestehende Disharmonie weiter verstärken. Beispielsweise zeigen Patienten mit einer Milz-Qi-Leere oft ein großes Verlangen nach Süßem, was durch ihren Mangel an Energie bedingt ist. Dennoch wird die Zufuhr von Süßigkeiten nur wenige Minuten Besserung bringen und im Anschluss daran noch mehr Abgeschlagenheit erzeugen. Daher sind hier langkettige Kohlenhydrate wie Getreideprodukte empfehlenswert, die ebenfalls dem süßen Geschmack zugeordnet werden. Ein anderes Beispiel sind Menschen mit Neigung zu einer Leber-Qi-Stagnation, die oft Scharfes und Pikantes bevorzugen, was den Qi-Fluss wieder in Bewegung bringen soll. Dies wird auch kurzfristig erreicht, kann aber wiederum im Übermaß zu einer Trocknung des Leber-Bluts führen, was sich als Schädigung erweisen würde. Das bedeutet, dass die Vorliebe eines Patienten für eine bestimmte Geschmacksrichtung schon Rückschlüsse über sein energetisches Gleichgewicht oder über eine Störung des Systems erlauben kann.

Im Folgenden sind die Wirktendenzen und Wirkrichtungen, die in den jeweiligen Geschmacksrichtungen liegen, im Einzelnen vorgestellt (**Tab. 4.4**, S. 41).

## *Scharfer Geschmack*

Im *Huang Di Nei Jing* heißt es:

*„Scharfes geht zum Qi ...; Der scharfe Geschmack geht in den Magen, von dort bewegt sich sein Qi zum oberen Erwärmer; der obere Erwärmer empfängt das Qi und baut das gesamte Yang (damit) auf ...; Das Scharfe bewegt sich zusammen mit dem Qi; deshalb tritt der scharfe Geschmack (in den Körper) hinein und geht mit dem Schweiß wieder heraus."*

(Lorenzen und Noll 1994)

**Wirkung:** Das **Scharfe** kann die Transformation der Nahrungsmittel unterstützen und führt die Energie nach oben und außen. Es wirkt die Oberfläche öffnend, d. h. Schweiß hervorbringend, diaphoretisch und damit pathogene Faktoren ausleitend. Ein Beispiel dafür stellt der frische Ingwer dar. Er kann in Frühstadien von Erkältungskrankheiten genutzt werden. Meerrettich hilft mit seiner Schärfe der Milz bei ihrer Transformationsaufgabe der Nahrung – insbesondere bei Eiweiß und Fett. Gleichzeitig wird auch die nach oben gerichtete Wirkkraft der Milz unterstützt.

**Funktionskreis:** Lunge, auch Magen

**Indikation**
- Wind-Kälte in der Oberfläche (äußerste Schicht des energetischen Systems): entspricht zum Beispiel einem Erkältungsinfekt, daher helfen dabei Ingwer, Lauch, Zwiebel.
- Wind-Hitze in der Oberfläche: entspricht zum Beispiel einem Erkältungsinfekt vom Wind-Hitze-Typus; hier ist die Pfefferminze hilfreich (z. B. bei Halsinfekt mit rotem Rachen), die Schärfe der entsprechenden Lebensmittel wirken öffnend und kürzen so den Infekt ab.

## *Süßer Geschmack*

**Wirkung:** Mit **Süß** sind insbesondere auch fast alle Getreide klassifiziert, wie Reis, Hirse, Mais und Weizen, die nach längerem Kauen ja auch süßlich schmecken. Das Süße wirkt befeuchtend, stärkend und beruhigend. Das Süße ist neben dem Salzigen der einzige Geschmack, der die Energie wieder auffüllt, das heißt tonisierend wirkt.

**Funktionskreis:** Milz

**Indikation**
- Milz-Qi-Mangel: die meisten Getreide, Hülsenfrüchte, Öle und Obst
- Säfte- und Blut-Mangel: Eiweiß, Milch, Sahne, Butter, Fleisch (Huhn, Krabben, Rind, Schwein)

## *Saurer Geschmack*

**Wirkung: Sauer** wirkt adstringierend, zusammenziehend, die Säfte bewahrend und produzierend. Hierzu zählen insbesondere viele Früchte, die Säfte spendend, Yin-nährend und schweißhemmend wirken.

**Funktionskreis:** Leber, auch Magen, Lunge, Niere

**Indikation**
- Verlust-Syndrome: Weintraube, geriebener Apfel
- Säfte-Mangel: Pflaume, Apfelsine, Grapefruit, Zitrone, Apfel

## *Salziger Geschmack*

*„In der Chinesischen Medizin geht der salzige Geschmack zur Wandlungsphase Wasser, er ist der Geschmack mit der stärksten Yin-Qualität, Yin im Yin. Das Salzige geht zum Wasser (Niere/Blase) und wirkt erweichend, Stauungen lösend und absenkend. Das Salzige ist somit nützlich bei Verhärtungen von Muskeln und Drüsen, bei Obstipation und Miktionsstörungen. Mäßig salzige Ernährung fördert die Funktion der Nieren, Harn zu bilden und auszuscheiden. Zuviel Salziges macht den Puls träge, die Knochen werden geschwächt, das Fleisch und die Muskeln magern ab. Auch die Herzfunktion kann unterdrückt werden und der Patient leidet an Schwermut. Seine geistigen Fähigkeiten nehmen ab. Der salzige Geschmack geht zum Blut. Er ist zu meiden bei allen Erkrankungen des Blutes und des Gefäßsystems. Da Salz eine kalte Energie hat, ist es bei Yang-Leere der Milz und der Nieren zu meiden, da sonst Ödeme entstehen.“* [42]

**Wirkung:** Das **Salzige** wirkt sammelnd, verankernd, erweichend, laxierend. Zum Salzigen gehört nicht nur das Salz im engeren Sinne wie Kochsalz, Steinsalz und Meersalz. Auch zahlreiche andere Mineralstoffe und Spurenelemente sind von salzigem Geschmack, wie Kalium, Magnesium und Jod, die häufig in wirklich hochwertigen Salzen – wie dem Fleur de Sel (der handgelesenen „Meersalzblüte") enthalten sind.

**Funktionskreis:** Niere

**Indikation**
- Nieren-Schwäche:
  - Austern (eher kühlend: bei Nieren-Yin-Mangel)
  - Meeresfrüchte (eher wärmend: bei Nieren-Yang-Mangel)
- Obstipation: Glaubersalz

## Bitterer Geschmack

*„Schließlich sollte ein chronisch Lungenkranker zuviel Bitteres meiden, da der bittere Geschmack die Flüssigkeiten austrocknet und bei einer Lungen-Yin-Schwäche die Säfte schon erschöpft sind."* [40]

**Bittere Geschmacksnoten** sind in zahlreichen Gemüsesorten und Salaten enthalten (Chicorée, Lollo rosso, Endivien sowie „Wildsalate" wie Löwenzahn), aber auch in geringeren Mengen in Getreidesorten neben dem dominierenden Süß als untergeordnete „zweite" Geschmacksrichtung vorhanden, z. B. in Buchweizen, Roggen oder Hirse. Bei zahlreichen Genussmitteln kann das Bittere sogar der dominante Geschmack sein (Espresso, bittere Kräuterliköre oder Tabak): Hier wird das „Digestive" und nach unten ableitende und kühlende des Bitteren nach reichlicher Nahrungszufuhr gesucht und genutzt.

**Wirkung:**
- Das Bittere wirkt eliminierend, drainierend, hinabführend, oft auch trocknend.
- Mäßig Bitteres fördert das Herz-Yin: ein Glas Bier beruhigt den Geist.
- Stark Bitteres schädigt den Geist, trocknet aus, verursacht Haarausfall und Hauttrockenheit, im Weiteren „trockene Knochen".
- Bei zu viel Nässe in der Milz eignet sich daher Bitteres in Maßen, die Milz etwas zu trocknen.

**Funktionskreis:** Herz, Dünndarm

**Indikation**
- Herz-Hitze kühlend: grüner Tee
- Hitze-Nässe eliminierend: Löwenzahn
- Obstipation beseitigend: Kaffee

**Tab. 4.4 Geschmacksrichtung und ihre jeweilige Wirkung.**

| Geschmack | Wirkung | Funktionskreis | Einsatzgebiete | Praktische Tipps |
|---|---|---|---|---|
| scharf | • führt nach oben und außen<br>• öffnet die Körperoberfläche, d. h. schweißtreibend und damit pathogene Faktoren ausleitend | Lunge | • bei einer Attacke durch Wind und Kälte: Erkältungsinfekt, Halsinfekt mit rotem Rachen<br>• die Schärfe der entsprechenden Arzneimittel wirken öffnend und kürzen so einen Infekt ab | • bei Erkältung: Ingwer, Lauch, Zwiebel<br>• bei Halsinfekt mit rotem Rachen ist Pfefferminze hilfreich |
| süß | • fast alle Getreide, wie Reis, Hirse, Mais und Weizen, die nach längerem Kauen ja auch süßlich schmecken<br>• wirkt befeuchtend, tonisierend und stärkend, beruhigend, ist neben dem Salzigen der einzige Geschmack, der die Energie wieder auffüllt, d. h. tonisierend wirkt | Milz | Milz-Qi-Mangel, Säfte- und Blut-Mangel: Erschöpfung, nach langer Krankheit, nach der Entbindung | Bei akutem Energiemangel und Heißhunger auf Süßes sind ein paar Datteln hilfreich; statt der roten chinesischen Datteln (= Fructus Jujubae, Da Zao) können auch die bei uns verbreiteten braunen Datteln verwendet werden. |
| sauer | wirkt adstringierend, zusammenziehend, die Säfte bewahrend und produzierend | Leber | Verlust-Syndrome und Säfte-Mangel | • Zitrusfrüchte ziehen die Poren zusammen und wirken so vorbeugend gegenüber den Angriffen von Wind und Kälte – z. B. Erkältungsinfekten.<br>• Auch übermäßiges Schwitzen in der Sommerhitze kann die leichte Fruchtsäure von vielen Obstsorten lindern helfen. |

**Tab. 4.4 Fortsetzung.**

| Geschmack | Wirkung | Funktionskreis | Einsatzgebiete | Praktische Tipps |
|---|---|---|---|---|
| salzig | wirkt sammelnd, verankernd, erweichend, abführend (laxierend) | Niere | Nieren-Schwäche<br>Obstipation | • Bestimmte Seefische und Mineralstoffe stärken die Niere.<br>• Glaubersalz und – deutlich milder – Magnesium helfen bei Obstipation. |
| bitter | • eliminierend, drainierend, hinabführend, oft auch trocknend<br>• mäßig bitter: fördert das Herz-Yin<br>• stark Bitteres: schädigt den Geist, trocknet aus, verursacht Haarausfall und Hauttrockenheit, später „trockene Knochen"<br>• bei zu viel Nässe in der Milz eignet sich daher Bitteres in Maßen, um die Milz etwas zu trocknen | Herz | • Herz-Hitze kühlend: grüner Tee<br>• Hitze-Nässe eliminierend: Löwenzahn<br>• Obstipation beseitigend: Rhizoma Rhei – chinesischer Medizinal-Rhabarber, Kaffee | • Mäßig bitter: fördert das Herz-Yin: „ein Glas Bier beruhigt den Geist".<br>• Nach schwerem Essen erleichtert das Bittere den Abfluss nach unten.<br>• Etwas Bitteres, z. B. Rucola-Salate u. a., tragen zur Entgiftung bei. |

### *Neutraler Geschmack*

Zunächst mag es befremdlich klingen, dass es auch einen **neutralen Geschmack** gibt. Jedoch kennen wir alle ein paar Nahrungsmittel, die wenig Geschmack in sich selbst tragen, zum Teil etwas „pappig" schmecken. Daher werden diese üblicherweise auch nur gewürzt und in Kombination mit anderen Nahrungsmitteln zubereitet und verzehrt. Deren isolierte Wirkung ist aber gerade eine die Milz entlastende, sodass neutrale Produkte bei energetischen Leere-Mustern der Milz hervorragend eingesetzt werden können.

**Wirkung:** Reguliert den Flüssigkeitshaushalt, entwässert und regt die Harnausscheidung an, dadurch wird bei Nässe-Ansammlung eine Reinigung des Organismus erreicht, z. T. auch zur Gewichtsnormalisierung eingesetzt.

- Reis
- Reissuppe
- auch das Reiswasser
- Pilze, geschmacklich neutral (z. B. manche der sog. Heilpilze; in der chinesischen Phytotherapie ebenfalls verwendet: Zhu Ling, Fu Long, Ling Zhu)

**Funktionskreis:** Milz

**Indikation**

- zu viel Nässe im Körper: Wasseransammlungen, Ödeme, Gedunsenheit

> *Praxistipp* *Im Rahmen einer Gewichtsreduzierung kann regelmäßig einmal pro Woche ein Reistag durchgeführt werden. Dies fördert die Entschlackung und Feuchtigkeitsausleitung und unterstützt so das Abnehmen.*

## 4.3.3 Wirkort – Wo entfaltet sich im Körper die entsprechende Wirkung?

Alle Nahrungsmittel wirken auf einen oder mehrere Funktionskreise. Dies zu wissen ist für uns wichtig, um zur Behandlung eines bestimmten Syndroms die richtigen Nahrungsmittel auszuwählen.

Für die Funktionskreise Milz, Lunge, Niere, Leber und Herz sowie für die Hohlorgane Magen und Dickdarm sollen dies ein paar Beispiele veranschaulichen (**Tab. 4.5**; Anmerkung: Für die Funktionskreise Gallenblase, Dünndarm und Blase sind nur wenige Nahrungsmittel wirksam).

**Tab. 4.5 Funktionskreise und Nahrungsmittel.**

| Funktionskreis | Getreide/Hülsenfrüchte/Nüsse | Gemüse/Obst | Fleisch/Fisch und Meeresfrüchte/Milchprodukte | Gewürze/Öle und Fette | Genussmittel |
|---|---|---|---|---|---|
| Milz | • viele Getreide, Buchweizen, Gerste, Hafer, Hirse, Mais, Reis, Reissuppe, Roggen<br>• Azukibohnen, Sojabohnen, Erbsen<br>• Erdnuss, Esskastanie, Mandel, Sesam | • Aubergine, Avocado, Champignon, Fenchel, Kartoffel, Karotte, Kürbis, Petersilienwurzel, Rote Bete, Sellerie, Zwiebel<br>• Aprikose, Dattel, Feige, Kirsche, Mango, Pfirsich | • Gans, Hase, Huhn, Kalb, Lamm, Rind, Schwein, Wachtel, Ziege<br>• Aal, Barsch, Forelle, Karpfen, Lachs, Sardelle, Sardine<br>• Schafs-/Ziegenkäse | Anis, Basilikum, Honig, Ingwer, Kümmel, Nelke, Thymian Kardamom, Pfeffer, Rosmarin | Bier |
| Lunge | • Reis<br>• Erdnuss, Mandel, Sesam | • Blumenkohl, Karotte, Knoblauch, Lauch, Pilze, Radieschen, Rettich, Spargel, Zwiebel<br>• Apfel, Banane, Birne, Mandarine, Weintraube (weiß) | • Ente, Gans<br>• Hering<br>• Butter, Milch, Sahne | Chili, Ingwer, Knoblauch, Minze, Meerrettich, Salbei, Sternanis, Thymian | • Tabak<br>• Minztee |
| Niere | • Hafer<br>• Bohnen, Linsen<br>• Esskastanie, Sesam, Sonnenblumenkerne, Walnuss | • Algen, Kartoffel, Lauch, Spargel, grüne Bohnen<br>• Himbeere, Pflaume, Weintraube (weiß und rot) | • Hirsch, Lamm, Rind, Schwein, Wachtel, Wild, Ziege<br>• Auster, Forelle, Karpfen, Kaviar, Krebse, Lachs, Tintenfisch, Shrimps, Sardine<br>• Ei, Butter, Joghurt, Sauerrahm, Schafs-/Ziegenkäse | Anis, Fenchel, Rosmarin, Salz, Sternanis, Zimt | Rotwein |

Fortsetzung ►

**Tab. 4.5** Fortsetzung.

| Funktionskreis | Getreide/Hülsenfrüchte/Nüsse | Gemüse/Obst | Fleisch/Fisch und Meeresfrüchte/Milchprodukte | Gewürze/Öle und Fette | Genussmittel |
|---|---|---|---|---|---|
| Leber | • Roggen<br>• Sonnenblumenkerne<br>• Grünkern | • Artischocke, Bambus, Brokkoli, Champignon, Chicorée, Endivien, Paprika, Petersilienwurzel, Schnittlauch, Sellerie, Spinat, Stangensellerie, Tomate, grüne Bohnen<br>• Dattel, Heidelbeere, Kirschen, Kiwi, Orange, Zitrone | • Hase, Hirsch, Huhn, Kaninchen, Lamm, Leber (von verschiedenen Tieren), Ziege<br>• Aal, Kaviar, Sardelle, Shrimps<br>• Ei, Joghurt, Sauerrahm | • Anis, Basilikum, Koriander, Oregano, Pfefferminze, Safran<br>• Essig | • Alkohol, Weißwein<br>• Minze |
| Herz | Dinkel, Weizen | • Endivien, Kohlrabi, Löwenzahn, Rucola, Zwiebel<br>• Grapefruit, Melone<br>• Kokosnuss | Milch | Chili, Rosmarin, Schnittlauch, Safran, Thymian | • Alkohol, Bier, Kaffee, Tabak<br>• schwarzer Tee |

**Tab. 4.5 Fortsetzung.**

| Funktionskreis | Getreide/Hülsenfrüchte/Nüsse | Gemüse/Obst | Fleisch/Fisch und Meeresfrüchte/Milchprodukte | Gewürze/Öle und Fette | Genussmittel |
|---|---|---|---|---|---|
| Magen | • Gerste, Hirse, Mais, Reis<br>• Esskastanie | • Bambus, Chinakohl, Erbsen, Gurke, Olive, rote Beete, Kartoffel, Paprika, Radieschen, Rotkohl, Sellerie, Weißkohl, Zucchini, Brunnenkresse<br>• Ananas, Apfel, Aprikose, Melone, Orange, Pflaume | • Hase, Huhn, Schwein, Rind, Wachtel<br>• Lachs, Shrimps<br>• Butter, Milch, Sahne | Chili, Kardamom, Koriander, Kümmel, Thymian | – |
| Dickdarm | • Buchweizen, Hirse, Reis, Weizenkleie<br>• Leinsamen, Sesam, Mandelmus<br>• Sojabohnenquark (Tofu) | • Aubergine, Gurke, Kohlrabi, Pilze, Spinat, Zucchini<br>• Banane, Birne, Feige, Papaya, Pflaume | • Kaninchen<br>• Schnecken<br>• Milch, Joghurt | Honig, Kümmel, Muskat, Pfeffer | • Kaffee<br>• Kamillentee |

## 4.4 Die Einteilung der Nahrungsmittel

Um eine Ordnung der Nahrungsmittel vorzunehmen, sind im Laufe der Medizingeschichte und Ernährungsphysiologie verschiedene Wege beschritten worden. Eine Einteilung lässt sich nach unterschiedlichen Gesichtpunkten vornehmen:

- **Nahrungsmittelart:** kulinarisch (z. B. Getreide, Gemüse, Salate, Obst, Fleisch, Fisch, Gewürze)
- **Pflanzenart:** botanisch (z. B. Gräser, die meisten Getreide, Leguminosen [Hülsenfrüchte, Samen und Ölfrüchte], Obst [Kern-, Stein-, Beerenobst])
- **Inhaltsstoffe:** ernährungsphysiologisch (z. B. Kohlenhydrate, Eiweiße, Fette und Vitamine, Mineralien, Spurenelemente)
- **Chinesische Materia diaetetica:** Versuch, Nahrungsmittel analog der chinesischen Materia medica der Phytotherapie nach den Wirkungskategorien einzuteilen (Wind-Kälte eliminieren, Wind-Hitze eliminieren usw.) [3]

In der Chinesischen Heildiät wird üblicherweise nach der **Nahrungsmittelart** eingeteilt (**Tab. 4.6**).

**Tab. 4.6 Nahrungsmittelart und Inhaltsstoffe.**

| Nahrungsmittel | Inhaltsstoffe | Hauptaspekt in der Chinesischen Diätetik |
|---|---|---|
| Getreide | Kohlenhydrate, geringere Mengen an Eiweiß, Vitamin B, Kalzium, Ballaststoffe | Kohlenhydrate sind die Haupt-**Qi**-Lieferanten |
| Samen/Nüsse | Lipide, Öle, Mineralien (Kalzium, Eisen), Omega-3-Fettsäuren | nähren Yin- und **Jing**-Essenz – zudem befeuchten viele den Darm und wirken so laxierend |
| Hülsenfrüchte/Leguminosen | Eiweiße, Flavonoide, Phytosterine | nähren **Blut** und das – im Gegensatz zu tierischem Eiweiß –, ohne Nässe zu produzieren (manche sogar diuretisch); daher gut bei Nässe-Erkrankungen wie Rheuma |
| Obst | Fruktose, Vitamine | befeuchtet und ergänzt die **Säfte** (durch süßen Geschmack) und mindert Schwitzen (saure Geschmackskomponente) |
| Gemüse | sekundäre Pflanzenstoffe, Vitamine, Phytosterole, Ballaststoffe, geringe Mengen an Stärke und Eiweiß, Antioxidanzien | stellen **unsere „Entgifter"** dar – bringen weniger direkte Nährung, sind aber für die Reinigung (bitterer Geschmack) und Entzündungshemmung (**bitter** bei **kühler** Thermik) unentbehrlich; können so z. B. **die Pathogene feuchte Hitze** langfristig eliminieren |

**Tab. 4.6** **Fortsetzung.**

| Nahrungsmittel | Inhaltsstoffe | Hauptaspekt in der Chinesischen Diätetik |
|---|---|---|
| Fleisch | Eiweiß, Vitamine, Spurenelemente | Eiweiß nährt das **Blut**, stärkt auch Qi und Yang |
| Fisch | Eiweiß, Jod, Spurenelemente, Omega-3-Fettsäuren | Eiweiß nährt das **Blut**, ist aber meist weniger Nässe begünstigend als Fleisch |
| Meeresfrüchte | Eiweiß, Jod, Mineralstoffe | nähren **Blut**, sind oft warm und können so Ekzeme mit Wind-Hitze verschlechtern |
| Milchprodukte | Eiweiße, Fett, Milchzucker (Laktose), Kalzium | nähren das **Blut**, starke Nässe- und **Schleim**-Ansammlung fördernd: daher bei Allergien, Rheuma reduzierend |
| Gewürze | unterschiedlich: z. T. ätherische Öle, lipophile Scharfstoffe mit Verdauungssäfte lockender und antibakterieller Wirkung | aktivieren, wärmen und „wecken“ (aromatische Mittel) die Milz – unterstützen und fördern so die vollständige Verdauung –, z. T. sog. **Digestiva** |
| Öle/Fette | gesättigte und ungesättigte Fettsäuren, Antioxidanzien, Vitamin E | oft aus Samenpressung gewonnen, somit auch **Yin-** und **Jing-**Essenz nährend |
| Genussmittel | Koffein, Alkohol, Tein: Bitterstoffe, Stimulanzien mit zentralnervöser Wirkung | können als **Verdauungshilfe** (digestiv durch bitteren, aromatischen oder scharfen Geschmack) eingesetzt werden |

## 4.5 Funktion und Art der Zubereitung der Nahrung

Seit Menschengedenken wird Nahrung zubereitet. Dies dient zum einen der leichteren Verdauung, zum anderen überhaupt erst der Aufschließung von Nahrungsmitteln (z. B. ist Getreide roh kaum oder sehr schwer verdaulich). Auch viele Leguminosen (Hülsenfrüchte) werden durch das Kochen erst genießbar. Andere Verfahren haben als Ziel eine Haltbarmachung, da zu bestimmten Zeiten Nahrung im Überfluss vorhanden ist und durch jahreszeitlichen Wechsel oder andere Faktoren auch wieder Engpässe vorkommen können.

Zubereitungsarten von Nahrungsmitteln:
- Kochen in Wasser
- Dünsten (bereits auch in China seit langer Zeit genutzt mit Bambuskörben über Wasserdampf)
- Darren durch trockene moderate Hitze
- Rösten über Hitze
- Braten mit Fett
- Frittieren in Fett
- Backen im Ofen

Die meisten dieser Verfahren „yangisieren" die Nahrung, d. h. sie wird durch diese Verfahren energetisch wärmer. Dies gilt selbst für die einfache Trocknung. Durch Wasserentzug werden die meisten Speisen eine halbe bis eine Stufe wärmer.

Zubereitungsverfahren, die der Haltbarmachung dienen:
- Räuchern: macht deutlich wärmer
- Trocknen (Schinken, Knäckebrot): macht leicht wärmer
- Salzen (Salz- und Stockfisch, Pökelfleisch, eingelegte Gurken, Käse)
- Einkochen mit Zucker

Im Gegensatz zu den obigen Zubereitungsarten wirken etliche Verfahren zur Haltbarkeitsverlängerung durchaus kühlend. Das Einlegen in Salz oder Essig macht kälter bzw. kühler. Das Einkochen von Früchten mit Zucker zu Gelees und Konfitüren macht tendenziell kühler.

Die Darstellung der Nahrungsmittel zeigt, dass jedes Nahrungsmittel eine ihm innewohnende Wirkkraft besitzt. Durch Zubereitung der Nahrung können wir diese Wirkung modifizieren. Damit lassen sich auch Nahrungsmittel, die z. B. wegen ihrer kalten Temperatur problematisch wären, durch Veränderung und Verbesserung der Eigenschaften verträglicher und damit einsetzbar machen (**Tab. 4.7**).

Im Folgenden sind häufige Zubereitungsformen genannt und dargestellt, in welcher Weise sie die Wirkung der Nahrungsmittel verändern.

**Tab. 4.7 Zubereitung von Nahrungsmitteln und die erzielte Wirkung.**

| Zubereitung | Wirkung | Thermische Wirkung |
|---|---|---|
| Trocknen | macht Nahrungsmittel weniger befeuchtend | macht Nahrungsmittel wärmer |
| Kochen | leichter verdaulich, manche Nahrungsmittel werden so überhaupt erst genießbar (Getreide, Hülsenfrüchte, manche Gemüse) | wärmer |
| Backen | schließt Pflanzenzellen auf, macht leichter verdaulich | wärmer |

**Tab. 4.7 Fortsetzung.**

| Zubereitung | Wirkung | Thermische Wirkung |
|---|---|---|
| Rösten | verbessert Verdaulichkeit, bringt geschmacklich interessante Röststoffe hinein | wärmer |
| Dünsten/Dampfgaren | besonders schonende Zubereitung von Gemüse und Fisch, macht Nahrungsmittel verträglicher | wärmer |
| Braten | oft interessanter Geschmack; durch Verwendung von Fetten nährender und z. T. auch schwerer verdaulich | wärmer |
| Darren | dient bei lang garenden Getreidearten (Dinkel, Roggen, Gerste, Weizen) der vorbereitenden Aufschließung vor dem Kochen, Nahrung wird dadurch weniger befeuchtend, verkürzt Garzeit | wärmer |
| Räuchern | macht Nahrungsmittel weniger befeuchtend, verbessert Geschmack | wärmer |
| Einkochen zu Kompott – evtl. auch nur kurz blanchieren | reduziert die Fruchtsäuren, erhöht Bekömmlichkeit von Obst | wärmer |
| Fermentieren – d. h. mithilfe von Hefen, Bakterien oder anderen Zellkulturen, ggf. auch durch künstliche Fermente die Nahrung einer gezielten Gärung unterziehen | macht Nahrungsmittel bekömmlicher und schließt sie bereits durch die Mikroorganismen auf | verändert die Thermik nur geringfügig |
| in Essig einlegen | macht Nahrungsmittel saurer und lenkt die Wirkrichtung mehr aufs Blut und die Säfte | leicht wärmend |
| in Salz einlegen (Pökeln) | richtet sich mehr auf die Niere und auf die Säfte aus | kühler |
| Gelieren, Konfitüre-Herstellung | macht Nahrungsmittel befeuchtender, durch Süße noch mehr auf die Milz gerichtet | Zucker selbst kühlt, aber durch das Kochen wird dies ausgeglichen: insgesamt wird Obst dadurch etwas wärmer. |

### 4.5.1 Das Erhitzen der Nahrung – Die Tradition des Kochens

Erhitzen bedeutet aber nicht automatisch nur eine Verbesserung der Verdaulichkeit. Kohlenhydrate und Hülsenfrüchte sind zum Teil nur durch Erhitzen und Kochen – durch das Aufschließen der pflanzlichen Zellen – genießbar. Eiweiße hingegen werden durch Erhitzen koaguliert, d. h., sie gerinnen und werden damit denaturiert. Ein rohes Ei oder roher Fisch (beides in Japan sehr gebräuchlich) oder in Europa das Rinder-Carpaccio liegen viel weniger lang im Magen als das gebratene Steak oder das hart gekochte Ei. Daher haben sich in der **Nouvelle Cuisine** für Fleisch oder Eierzubereitung eher schonende niedrige Temperaturen (z. B. um 60 °C) und längere Garzeiten durchgesetzt.

Wie lange verschiedene Nahrungsmittel Sättigung bringen, heißt im Umkehrschluss auch, wie lange wir für die Verdauung brauchen (**Tab. 4.8**).

„Satt" ist nicht gleich satt. Gerade bei der „falsch" verstandenen Müsli-Zubereitung, bei der viele Menschen trockenes Getreide mit Milch einweichen, anstatt es erst in Wasser zu kochen, erhalten wir die längste Sättigungsphase. Genauso verhält es sich bei hart gekochten Eiern oder lange gebratenen Fleischstücken. Dies würde aus Sicht der Chinesischen Diätetik schon eher unter den Begriff „Nahrungsstagnation" fallen als unter eine normale Sättigung. Dabei kann leicht Hitze oder Nässe entstehen.

Natürlich dienten traditionell viele dieser Verfahren dem Zweck, die Nahrung haltbarer zu machen, um in Notzeiten (Winter, Nahrungsverknappung) Reserven zu haben. Weiterhin werden durch Erhitzen Krankheitserreger abgetötet. Und darüber hinaus dienen viele Verfahren auch dazu, die Nahrung leichter verdaulich und für den Organismus besser verfügbar und aufschließbar zu machen. Dies entlastet die Milz als Nahrungstransformationsorgan. Es ist kein Zufall, dass dies überwiegend durch Erwärmung geschieht. Denn das „Verdauungsfeuer" der Milz hat die Aufgabe der Umwandlung der Nahrung in Energie und braucht verständlicherweise für kalte oder rohe Nahrung wesentlich mehr Energie als für energetisch wärmere.

**Tab. 4.8 Beispiele für Verdauungszeiten einzelner Gerichte.**

| Gericht | Verdauungszeit |
|---|---|
| Hafer-Porrigde | 1 – 2 Stunden |
| rohes (Rinder)-Carpaccio | 2 Stunden |
| gebratener Fisch | 4 – 5 Stunden |
| gebratenes Fleisch | 4 – 5 Stunden |
| Müsli – getrocknete Körner in Milch eingeweicht | 5 – 6 Stunden |
| hart gekochte Eier | 6 Stunden |

## 4.6 Zusammenstellung der Nahrung

Die Zubereitung und das Kombinieren der einzelnen Nahrungsmittel beim täglichen Kochen sind das, was erst kurz vor dem Verzehr gemacht wird. Natürlich beeinflusst auch die Kombination der einzelnen Nahrungsmittel die Gesamtwirkung unserer aufgenommenen Mahlzeit. Durch wärmere Zutaten können kühlere Nahrungsmittel kompensiert werden. Durch intensiveres Kochen kann die Aufnahme durch die Milz erleichtert werden. Und gerade die Zugabe von Gewürzen liefert die Möglichkeit, die Verdauung zu stärken. Fast alle Gewürze sind energetisch warm und zum Teil aromatisch: Kardamom, Ingwer und Pfeffer wärmen, stützen und „erwecken" die Milz.

Andere Gewürze verhindern unerwünschte Effekte bestimmter Nahrungsmittel: Kümmel fördert den Qi-Fluss im Abdomen und hilft bei Kohlgerichten bekanntermaßen gegen Flatulenz. Milch im Kaffee befeuchtet und kühlt leicht und schwächt so die sehr trocknende und erwärmende Wirkung des Kaffees ab. Die Petersilie auf den Kartoffeln (süß, nährend) gibt der Stärke etwas Dynamisches, „Lebendiges" (durch „leicht bitter" auch Drainierendes) hinzu. Zitrone bewegt das Qi und wird gerne bei einweißreichen Speisen (Fisch, Wiener Schnitzel) gereicht. Digestiva wie Senf oder Meerrettich (Kren) sollen ebenfalls die Eiweiß- und Fettverdauung unterstützen.

## 4.7 Nahrung gemäß der Tageszeit

Die Fähigkeit, Nahrung aufzunehmen und optimal zu verdauen, hängt auch von der Tageszeit ab. Die zirkadiane Rhythmik ist sowohl der Chinesischen Medizin in Form der Organuhr (**Abb. 3.6**, S. 19) als auch der westlichen modernen Wissenschaft bekannt. Demnach sind morgens bis mittags unsere Verdauungskräfte am stärksten. Gegen Abend lassen sie nach und bei zu spätem Essen gibt es gegenseitige Behinderungen mit den Entgiftungs- und Regenerationsbemühungen unseres Körpers. Daher sieht man auch in der Chinesischen Medizin den altbekannten Satz „Frühstück wie ein Kaiser, Mittagessen wie ein Edelmann und Abendessen wie ein Bettler" als gültig an.

## 4.8 Nahrung gemäß der Jahreszeit

Während der heißen Jahreszeit im Sommer sind Früchte, frische Salate und Rohkost besser verträglich und haben durch ihre zum Teil leicht kühlende, erfrischende und Säfte spendende Wirkung einen berechtigten Platz auf unserem Speisezettel. Umgekehrt wird man im Winter noch mehr auf warm zubereitete Speisen achten. Manche Therapeuten empfehlen gemäß der Lebenspflege *Yang Sheng* im Winter auch Nierenstärkende Nahrungsmittel wie drei Walnüsse pro Tag oder gelegentliche Wildgerichte.

Teil 2

# Nahrungsmittel

# 5 Getreide 谷物 wǔgǔ

Getreide ist ein altes Grundnahrungs- und Fütterungsmittel. Es handelt sich um die Körner von Pflanzen aus der Familie der Süßgräser. Da der Ernteertrag bei Wildgräsern durch Jäger und Sammler extrem gering gewesen sein dürfte, ist Getreide als Grundnahrungsmittel und Kohlenhydrat- und Stärkelieferant wohl erst seit der Entwicklung des Ackerbaus von zunehmender Bedeutung geworden. Die wichtigsten Getreidesorten sind Hafer, Hirse, Gerste, Mais, Reis, Roggen und Weizen, des Weiteren gibt es Quinoa, Amaranth, Dinkel, Grünkern. Als Viehfutter werden v. a. Hafer, Gerste und Mais verwendet.

**Inhaltsstoffe** sind Mineralien, Eisen, Phosphor, Kalium, Kalzium, Magnesium, Fluor, Kieselsäure, Lysin, Aminosäuren, langkettige Kohlenhydrate, Stärke, Ballaststoffe, B-Vitamine, Karotin. Durch ihren hohen Gehalt an Kohlenhydraten (100 g enthalten circa 50 – 60 g) sind Getreide Hauptenergielieferanten des Körpers; Eiweiß ist, je nach Art, in geringen Mengen enthalten. Im Weizen ist es das Gluten (Klebereiweiß), das gelegentlich Unverträglichkeiten und Allergien verursachen kann, z. B. die Stoffwechselerkrankung **Zöliakie.**

In der Chinesischen Diätetik haben fast alle Getreide einen süßen **Geschmack**, oft kombiniert mit einer weiteren Geschmacksrichtung wie bitter, salzig usw. Getreide ist v. a. dem **Element Erde** zugeordnet. Es stärkt und tonisiert in erster Linie die Mitte. Häufig ist es thermisch neutral-kühl. Es gibt kein Getreide, das kalt ist; durch rösten kann man es „yangisieren".

Das wärmste Getreide ist Hafer. Das beste Getreide zur Qi-Stärkung ist Gerste, zur Yin-Nährung Weizen und Dinkel, zur Ausleitung von Nässe-Hitze Reis, Hirse und Buchweizen, zur Stärkung der Mitte Mais, zur Stärkung der Leber Grünkern.

**Funktionskreisbezug** ist v. a. Milz und Magen, aber je nach Getreide auch andere Organe. Sie tonisieren vorwiegend Qi, nähren auch Blut (Xue) und Yin. Getreidekuren zur Reinigung sind sehr empfehlenswert, da sie nie die Mitte verletzen wie die radikalen Kuren des Saftfastens.

Jedes Getreide hat seine Geschichte. Reis kam vorwiegend aus Asien und erweitert den spirituellen Horizont, Mais kam aus Südamerika, das Getreide ist bei den Inka verbreitet, Weizen und Dinkel kamen aus Ägypten und Europa.

**Zubereitung:** Viele Getreide enthalten Phytin; eine Substanz die dafür sorgt, dass das Getreidekorn noch nicht im Herbst zu keimen beginnt. Phytin mindert die Verdaulichkeit und belastet die Milz. Daher werden alle Getreide traditionell zubereitet, um sie bekömmlich zu machen. Diese Zubereitung kann dabei je nach Getreide das vorherige Einweichen einschließen, das bereits Enzyme – wie die Phytase – aktiviert. Das keimhemmende Phytin wird dann bereits abgebaut. Bei den Langgarern (Dinkel, Weizen, Roggen und Gerste) wird dies 3 – 8 Stunden empfohlen. Das Kochen schließt die Pflanzenzellen auf. Ein anschließendes Ausquellen zwischen 10 – 50 Minuten erhöht die Verfügbarkeit der Inhaltstoffe und verbessert weiter die Bekömmlichkeit. Manches Getreide sollte vor der Zubereitung heiß abgewaschen werden, um reizende Bitterstoffe (wie das Fagopyrin in den Randschichten des Buchweizens) zu entfernen.

**Beachte** *Bei der Erkrankung **Zöliakie** besteht eine Überempfindlichkeit gegenüber dem Klebereiweiß Gluten, das zu einer Entzündung der Darmschleimhaut mit der histologisch nachweisbaren Zottenatrophie führt. Therapie der Wahl ist eine glutenfreie Diät, die oft jahrelang, gelegentlich auch lebenslang durchführt werden sollte. Bei leichteren Fällen kann auch die Sanierung einer gestörten Milz-Funktion zu einer Verbesserung führen.*

**Getreidesorten mit hohem Glutengehalt sind:**

- *Weizen*
- *Gerste*
- *Roggen*
- *deren Urvarianten wie Dinkel, Grünkern und Kamut*

*Nur **geringen Glutengehalt** weist Hafer auf, der daher in kleineren Mengen erlaubt ist. Noch geringer ist Gluten in Wildreis enthalten.*

**Glutenfrei** *und damit empfehlenswerte Alternativen sind:*

- *Hirse*
- *Mais*
- *Reis*
- *Amaranth*
- *Buchweizen*
- *Quinoa*

*Derzeitige Definition von **glutenfrei**: Höchstgehalt an Gluten beträgt 20 mg/kg. Bei Etikettierung **„sehr geringer Glutengehalt“** dürfen höchstens 100 mg Gluten pro Kilogramm Lebensmittel enthalten sein.*

# 5.1 Buchweizen (Fagopyrum esculentum) 荞麦 qiáomài

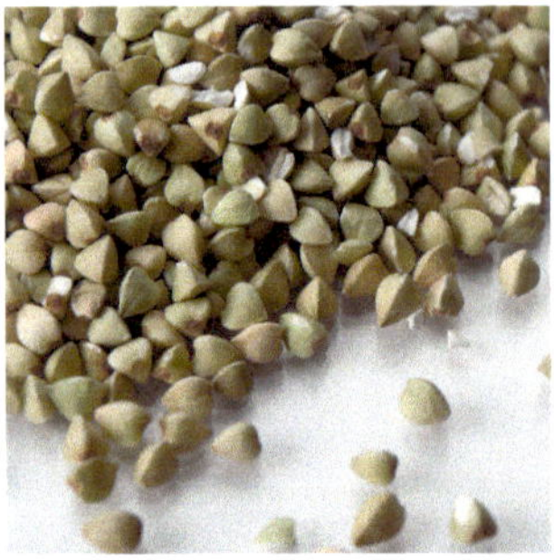

Buchweizen kommt aus Asien und wird gerne in der russischen Küche verwendet. Er gehört zur Familie der Knöterichgewächse.

**Alternative Bezeichnung:** Heidekorn
**Verwendeter Pflanzenteil:** Samen
**Familie:** Polygonaceae
**Temperatur:** neutral
**Geschmack:** süß-bitter
**Organkreiswirkung:** He, Mi, Ma, Di

**Funktion**
- stärkt Qi und baut auf, tonisiert Milz-Qi, nährt Yin
- (ungeröstet) klärt Leere-Hitze und Hitze, weicht zähen Schleim (Tan) auf, eliminiert Nässe und Hitze-Nässe, beruhigt Wind

**Indikation**
- schützt Arterien, Bluthochdruck, Arteriosklerose, Krampfadern
- chronische Diarrhöe, fördert Verdauung, Brechreiz, Übelkeit
- weißlicher Ausfluss, Herpes, trüber Urin
- Wucherungen, Karbunkel, Furunkel, Ekzem, Geschwüre

**Kontraindikation**
- Allergien
- Schwindel
- Blähungen bei zu großer Menge

**Hinweise zur Zubereitung**
- heißes Waschen vor dem Kochen
- Kochzeit: 5 – 10 Min.
- Nachquellen: 20 Min.

**Rezept I:** Buchweizentee: ca. 100 g mit Wasser auskochen, etwas mit Honig süßen
**Rezept II:** Buchweizen rösten, dann mit Obst kochen
**Rezept III:** Buchweizen als Beilage oder Buchweizennudeln mit Gemüse

**Westliche Inhaltsstoffe:** Vitamin $B_1$, $B_2$, Niacin, Kalzium, Phosphor, Eisen, hoher Lezithingehalt; bei Fagopyrin (roter Farbstoff) gibt es Hinweise für eine allergene Wirkung, kann durch heißes Waschen vor dem Kochen eliminiert werden. Da glutenfrei im Rahmen einer Zöliakie-Diät geeignet.

## 5.2 Dinkel (Triticum spelta) 斯卑尔脱 sībēi'ěrtuō xiǎomài

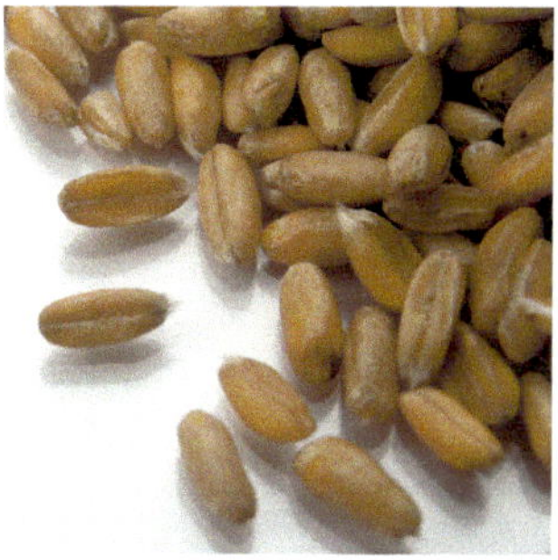

Dinkel ist eine Abart des Weizens, und seine ältesten Vorkommen findet man am Südrand des Kaukasus. Dort hat er sich vom Schwarzen Meer über den Balkan nach Südeuropa ausgebreitet. Heute wird er v. a. in Deutschland und in der Schweiz angebaut.

**Verwendeter Pflanzenteil:** Samen
**Familie:** Poaceae
**Temperatur:** neutral-kühl
**Geschmack:** süß, sauer, salzig
**Organkreiswirkung:** He, Ni, Mi, Ma

**Funktion**

- tonisiert Herz und Magen-Yin
- befeuchtet den Körper
- baut Substanz auf
- stärkt Qi und Yin des Körpers und beruhigt Geist *Shen*
- vermehrt Säfte
- tonisiert auch Leber-, Milz- und Nieren-Yin

**Indikation**

- Abmagerung und Gewichtsverlust, Anämie, Säftemangel
- Unruhe, Schlaflosigkeit, kindliche Hyperaktivität
- Herzklopfen
- Nachtschweiß, Hitzewallungen, Menopause
- entzündliche Darmerkrankung, Kolitis, M. Crohn
- Schuppenflechte

**Kontraindikation**

- Schleim-Problematik
- Nässe-Ansammlung
- Feuchtigkeits-Problematik
- Übergewicht
- Glutenunverträglichkeit

**Hinweise zur Zubereitung**

- Einweichen: 3 – 8 Std.
- Kochzeit: 30 – 60 Min.
- Nachquellen: 30 Min.

**Rezept I:** Dinkelbeilage mit Gemüse
**Rezept II:** Dinkelcongee – ½ Tasse Dinkel mit 6 – 12 Tassen Wasser kochen
**Rezept III:** Dinkelbrot
**Rezept IV:** Dinkeltee mit Süßholz und Datteln: 100 g Dinkel mit 3 g Süßholz und 6 g rote Datteln auskochen
**Variation:** geröstet als Brei

**Westliche Inhaltsstoffe:** Vitamin $B_1$, $B_2$, Niacin, Kalzium, Phosphor, Zink, Gluten

**Westliche Gegenanzeigen/Bemerkungen:** bei Zöliakie zu meiden

# 5.3 Gerste (Hordeum vulgare) 大麦 dàmài

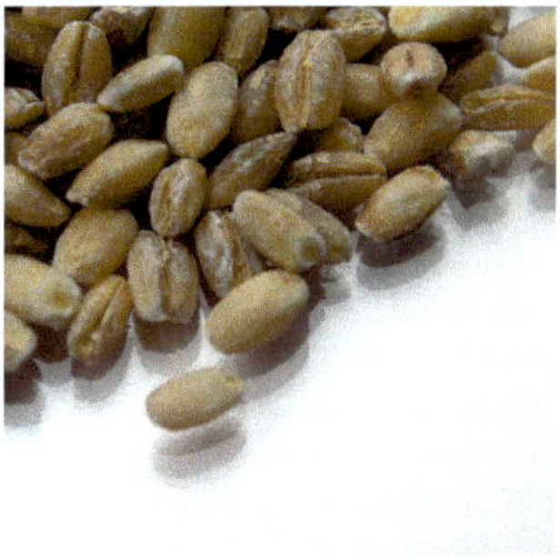

Gerste wurde in Ägypten, Indogermanien, im vorderen Orient und in den Balkanländern angebaut. Auch er gehört zu den Süßgräsern. Vor allem wird Braugerste verwendet und zu Kaffeemalz, Malz und Flocken verarbeitet. Gerstenanbau ist uralt und wurde v. a. auch als Tierfutter verwendet. Gerste wird manchmal zu Mehl, aber v. a. zu Grütze bzw. Graupen verarbeitet. Gerstenwasser wurde für Kranke verwendet, da der Gerste schon im 19. Jh. Heilwirkungen, z. B. entwässernd und fiebersenkend, nachgesagt wurden. Gerstentee wird gerne in Japan (Mugi cha) und Korea getrunken.

**Alternative Bezeichnung:** Spelzgerste
**Verwendeter Pflanzenteil:** Samen
**Familie:** Poaceae
**Temperatur:** kühl
**Geschmack:** süß, salzig
**Organkreiswirkung:** Mi, Ma, Ni, Bl

### Funktion

- tonisiert Qi von Milz und Magen
- gegen Nässe-Ansammlung (Ödeme)
- stärkt Nieren-Qi
- leitet Nässe-Hitze aus

### Indikation

- schwaches Bindegewebe
- Diarrhöe, Appetitverlust
- reguliert den Stuhlgang, Verdauungsblockaden
- Völlegefühl, Verhärtungen im Abdomen, Gastritis
- erschwerte Miktion, Dysurie
- Unruhe, Hitzegefühl
- Trockenheit im Mund oder im Darm, Obstipation

**Kontraindikation:** keine

### Hinweise zur Zubereitung

- Einweichen: 3 – 8 Std.
- Kochzeit: 30 – 60 Min.
- Nachquellen: 30 Min.

**Rezept I:** Gersten-Rindfleisch-Eintopf
**Rezept II:** Gerste als Beilage
**Rezept III:** Gerstensuppe
**Rezept IV:** Gerstenwasser/-tee mit Zitrone oder Orange
**Variation:** geröstet, als Brei

**Westliche Inhaltsstoffe:** Vitamin $B_1$, $B_2$, besonders reich an $B_6$, E, Niacin, Kalzium, Phosphor, Eisen, Zink, Allantoin, Gluten

**Westliche Gegenanzeigen/Bemerkungen:** gekeimte und getrocknete Gerste (mai ya) wird als Digestivum zur Unterstützung der Kohlenhydratverdauung verwendet; bei Zöliakie zu meiden

# 5.4 Grünkern (Triticum spelta) 斯卑尔脱小麦 lǜ sībēi'ěrtuō xiǎomài

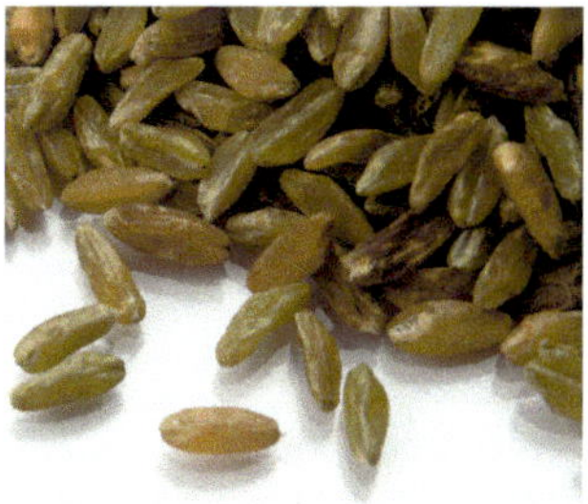

Grünkern ist halbreifer, gedörrter Dinkel und ist aus der „Not" entstanden, als die Menschen wegen eines verregneten Sommers den noch unreifen Dinkel ernten mussten. Er wurde erstmals in Süddeutschland erwähnt und wird in Nordbaden angebaut.

**Verwendeter Pflanzenteil:** Samen des Dinkels, die bereits 3 Wochen vor der üblichen Ernte gewonnen werden
**Familie:** Poaceae
**Temperatur:** neutral-warm
**Geschmack:** süß-sauer
**Organkreiswirkung:** Le, Mi, Ni

**Funktion**
- psychisch ausgleichend
- wirkt auf Leber und Gallenblase
- gegen Nässe-Kälte
- tonisiert Qi und Blut (Xue) von Leber und Milz
- löst Leber-Qi-Stagnation

**Indikation**
- Leberreinigung
- Verdauungsschwäche durch Milz-Qi-Mangel
- allgemeine Schwäche
- Hepatitis, besonders chronischer Vorlauf
- Rekonvaleszenz

**Kontraindikation**
- Unverträglichkeit bei ausgeprägtem Leber-Feuer
- Übelkeit

**Hinweise zur Zubereitung**
- Einweichen: 3 – 8 Std.
- Kochzeit: 30 – 60 Min.
- Nachquellen: 30 Min.

**Rezept I:** Grünkernaufstrich
**Rezept II:** Grünkernlaibchen
**Rezept III:** als Fastengetreide oder Beilage

**Westliche Inhaltsstoffe:** Vitamin $B_1$, $B_2$, Niacin, Kalzium, Phosphor, Gluten

**Westliche Gegenanzeigen/Bemerkungen:** bei Zöliakie zu meiden

## 5.5 Hafer (Avena sativa) 燕麦 yànmài

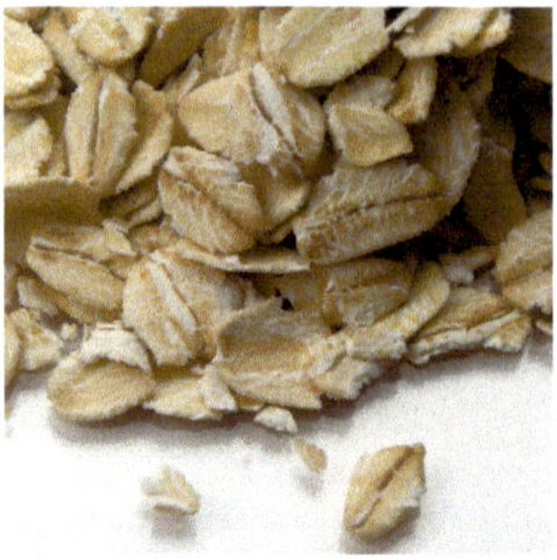

Hafer kommt aus Klein- und Zentralasien und wurde auch schon von den Kelten und Germanen ca. 2 000 v. Chr. angebaut. Er gehört zu den Süßgräsern und ist das proteinreichste und wärmste Getreide.

**Verwendeter Pflanzenteil:** Samen
**Familie:** Poaceae
**Temperatur:** warm
**Geschmack:** süß
**Organkreiswirkung:** Mi, Ni, Lu, Di

**Funktion**
- tonisiert das Qi und Yang der Niere, Milz und Lunge
- hebt das Yang
- stärkt Abwehr-Qi
- stärkt die Nieren-Energie

**Indikation**
- Immunschwäche, spontane und nächtliche Schweiße
- Prolaps
- kalte Füße und Hände, Rekonvaleszens, allg. Erschöpfung
- Übergewicht, Verdauungsschwäche
- Diabetes mellitus, erhöhter Cholesterinspiegel

**Kontraindikation**
- Hitze
- Yin-Mangel mit aufsteigendem Leber-Yang
- Hyperaktivität
- Fieber

**Hinweise zur Zubereitung**
- Einweichen: 0 – 4 Std.
- Kochzeit: 30 – 60 Min.
- Nachquellen: 30 Min.

**Rezept I:** Congee aus Hafer tonisiert Yin und Yang des Körpers
**Rezept II:** gerösteter Hafer ist gut bei Ansammlung von Nässe-Kälte bzw. Nässe-Ansammlung aus Qi- und Yang-Mangel
**Rezept III:** Hafer und Lauchsuppe

**Westliche Inhaltsstoffe:** Proteaseinhibitoren bestehen aus Vielfacheiweißen mit meist 100 – 200 Aminosäuren. Enthält nur geringe Mengen Gluten; ist daher oft besser verträglich als andere glutenhaltige Getreide

**Westliche Gegenanzeigen/Bemerkungen:** bei Zöliakie in kleineren Mengen erlaubt; bei hyperaktiven Kindern abzuraten

## 5.6 Hirse (Panicum miliaceum) 小米 xiǎomǐ

Hirse hat ca. 10 – 12 Gattungen. Sie wurde ursprünglich in Indien und China angebaut und kam dann nach Europa. Bereits im Mittelalter war sie sehr beliebt. Von allen Getreidearten ist sie am reichsten mit Mineralien ausgestattet.

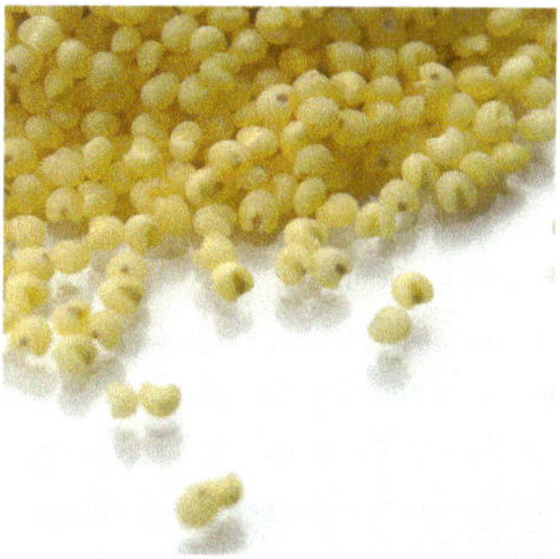

**Alternative Bezeichnung:** Rispenhirse
**Verwendeter Pflanzenteil:** Samen
**Familie:** Poaceae
**Temperatur:** neutral-kühl
**Geschmack:** süß-bitter-salzig
**Organkreiswirkung:** Mi, Ma, Ni, Di

**Funktion**
- tonisiert Magen- und Milz-Qi
- tonisiert Blut
- trocknet Nässe

**Indikation**
- Diarrhöe, Appetitlosigkeit, Verdauungsprobleme
- brüchige Nägel, mangelnde Milchbildung, trockene Haare
- Hautausschläge, akuter Durchfall, Gastritis, Lebensmittelvergiftung
- Lymphstau
- Diabetes, Arteriosklerose

**Kontraindikation:** Sodbrennen

**Hinweise zur Zubereitung**
- heißes Waschen vor dem Kochen (dadurch Auswaschung von Saponinen und Bitterstoffen, die Magenirritationen hervorrufen können)
- Kochzeit: 10 – 15 Min.
- Nachquellen: 20 – 30 Min.

**Rezept I:** Hirse-Obst-Auflauf
**Rezept II:** Hirselaibchen
**Rezept III:** Hirse mit Schafskäse und Basilikumpesto

**Westliche Inhaltsstoffe:** Vitamin $B_1$, $B_6$, Niacin, Kalzium, Magnesium, Phosphor, Eisen

**Westliche Gegenanzeigen/Bemerkungen:** bei Zöliakie für eine glutenfreie Ernährung empfehlenswert

## 5.7 Mais – Polenta (Zea mays) 玉米 yùmĭ

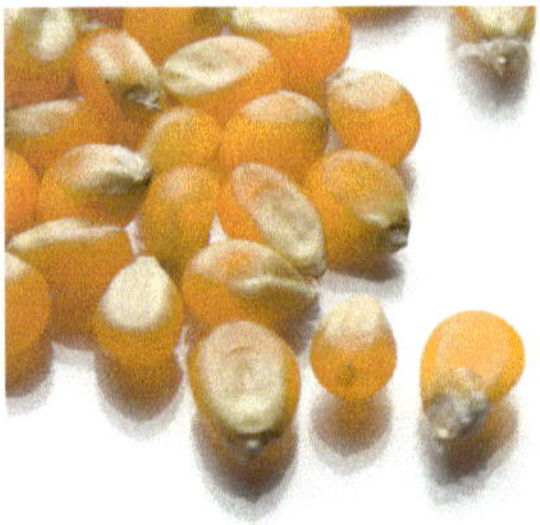

Mais kam schon vor 4 000 Jahren in Guatemala bei den Mayas vor. Er wird als Nutz- und als Futterpflanze angebaut.

**Temperatur:** neutral
**Geschmack:** süß
**Organkreiswirkung:** Mi, Ma, He, Bl

**Funktion**
- beruhigt
- tonisiert Milz- und Magen-Qi und Säfte
- eliminiert Leere-Hitze aus Yin-Mangel
- stärkt Herz-Yin und Herz-Blut (Xue)

**Indikation**
- Appetitlosigkeit
- Schwäche, Erschöpfung
- Unruhe, Hyperthyreose, Zahnfleischprobleme
- Hypertonie
- erhöhtes Cholesterin
- Diabetes mellitus
- Beschwerden beim Wasserlassen, Nephritis, Blasensteine

**Kontraindikation**
- Schleim in der Lunge
- Nebenhöhlen- oder Stirnhöhlenprobleme

**Rezept I:** Polentabrei mit Obst
**Rezept II:** Maisauflauf mit Gemüse
**Rezept III:** Polenta als Beilage, Polentasterz

**Westliche Inhaltsstoffe:** Eiweiß, Stärke, Vitamin $B_1$, $B_2$, $B_6$, Vit E, Pantothensäure

**Westliche Gegenanzeigen/Bemerkungen:** bei Zöliakie für eine glutenfreie Ernährung empfehlenswert

## 5.8 Reis – Langkorn (Oryza sativa indica) 籼米 xiānmǐ

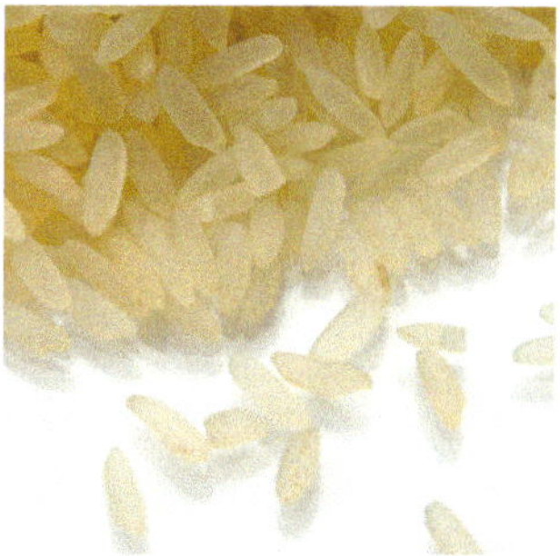

Reis stammt aus Südostasien und breitete sich von China, Korea, Japan und Indien zu den Sundainseln, Philippinen und nach Persien aus. In Europa haben die Italiener erstmals im 15. Jh. Reis angebaut. Heute sind die Tropen das Hauptanbaugebiet. Es gibt zahlreiche Arten von Reis und seiner Verwendung als weißer Reis, Vollkorn- oder Naturreis und Wildreis, der schwarz ist.

**Verwendeter Pflanzenteil:** Samen
**Familie:** Poaceae
**Temperatur:** neutral
**Geschmack:** süß
**Organkreiswirkung:** Mi, Ma, Di

**Funktion**
- leitet Nässe-Hitze aus dem Mittleren und Unteren Erwärmer sowie Dickdarm aus
- stärkt das Qi der Mitte
- harmonisiert Milz und Magen

**Indikation**
- allgemeine Erschöpfung
- Milz-Qi Mangel mit Diarrhöe
- erhöhtes Cholesterin, Fettstoffwechselstörung
- Ödeme, Wassereinlagerungen in der Schwangerschaft
- Glutenunverträglichkeit, Nahrungsmittelunverträglichkeit
- Schwangerschaftserbrechen, beginnende Gestose

**Kontraindikation:** Obstipation

**Hinweise zur Zubereitung**
- Kochzeit: 25 – 50 Min.
- Nachquellen: 15 – 30 Min.

**Rezept I:** Reiscongee
**Rezept II:** gefüllte Reisteigtaschen
**Rezept III:** Reisauflauf

**Westliche Inhaltsstoffe:** Vitamin $B_1$, $B_2$, Niacin, Kalzium, Phosphor, Eisen; geringe Mengen **Proteaseinhibitoren**, bestehen aus Vielfacheiweißen, die meist 100 – 200 Aminosäuren enthalten und antitumorale Wirkung vermuten lassen

**Westliche Gegenanzeigen/Bemerkungen:** bei Zöliakie für eine glutenfreie Ernährung empfehlenswert

## 5.9 Reis – Rundkorn (Oryza sativa japonica) 粳米 jīngmǐ

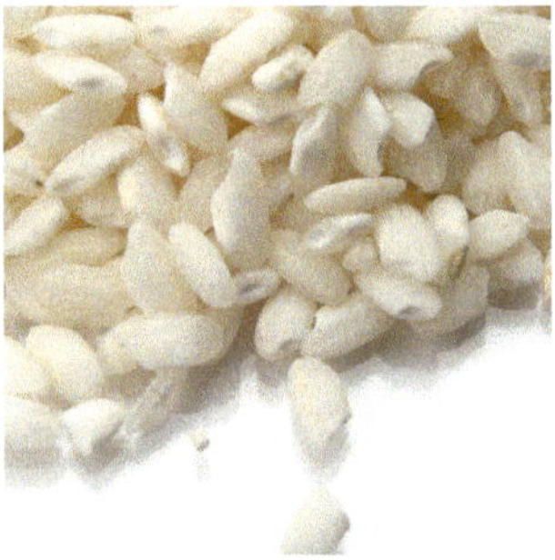

**Verwendeter Pflanzenteil:** Samen
**Familie:** Poaceae
**Temperatur:** neutral
**Geschmack:** süß
**Organkreiswirkung:** Mi, Lu, Ma, Di

**Funktion**
- tonisiert das Qi von Milz und Magen
- leitet Nässe-Hitze aus Dickdarm, Lunge, Milz und Magen aus
- stärkt das Qi von Lunge
- klärt Blut und Haut, entgiftet

**Indikation**
- Diarrhöe
- Gastritis, Sodbrennen
- Magenschmerzen, Erbrechen, Übelkeit
- Cholesterinerhöhung
- Dickdarmentzündung
- Hautunreinheiten, Akne
- Unruhezustände

**Kontraindikation:** Obstipation

**Hinweise zur Zubereitung**
- Kochzeit: 25 – 50 Min.
- Nachquellen: 15 – 30 Min.

**Rezept I:** Reiscongee
**Rezept II:** Reisauflauf mit Gemüse und Parmesan
**Rezept III:** Reis als Beilage
**Variation:** geröstet

**Bemerkung:** In der Chinesischen Diätetik wird der Rundkornreis gegenüber dem Langkornreis bevorzugt, da Letzterer bei reichlichem Verzehr zu Hitzeprozessen und Trockenheit im Darm mit Verstopfung führen kann [15].

**Westliche Inhaltsstoffe:** Vitamin $B_1$, $B_2$, Niacin, Kalzium, Phosphor, Eisen; der Vitamingehalt hängt sehr von der Intensität vor der Vorbehandlung (Schälen, Polieren) ab

**Westliche Gegenanzeigen:** bei Zöliakie für eine glutenfreie Ernährung empfehlenswert

## 5.10 Roggen (Secale cereale) 黑麦 hēimài

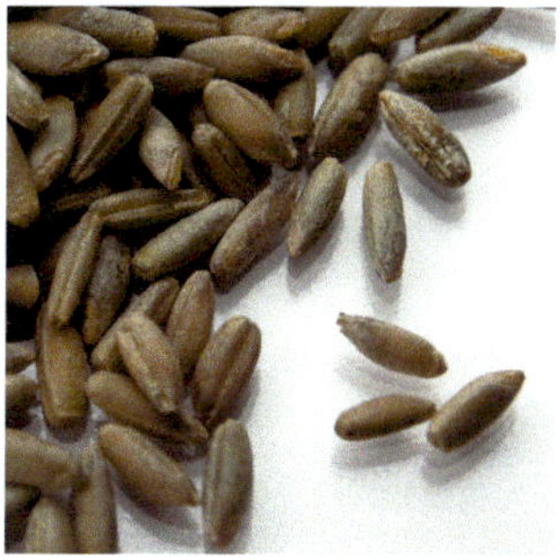

Roggen hat seine Heimat in Kleinasien. Ursprünglich handelt es sich um eine Bergpflanze. Es gibt Sommer- und Winterroggen. In Mitteleuropa und Amerika wird v. a. Winterroggen angebaut, da er besser die Feuchtigkeit aushält.

**Verwendeter Pflanzenteil:** Samen
**Familie:** Poaceae
**Temperatur:** kühl
**Geschmack:** süß, bitter
**Organkreiswirkung:** Mi, Ma, Le

**Funktion**

- wandelt Nässe und Schleim um
- reguliert und bewegt Qi von Milz und Magen
- nährt Yin
- beruhigt Shen
- senkt Yang ab

**Indikation**

- Ödeme
- Schutz für Herzkranzgefäße und Arterien
- Erschöpfung
- Resorptionsstörung

**Kontraindikation**

- nicht zur Kur geeignet
- schwer verdaulich
- kann Blähungen und Verdauungsstörungen verursachen

**Hinweise zur Zubereitung**

- Einweichen: 3 – 8 Std.
- Kochzeit: 30 – 60 Min.
- Nachquellen: 30 Min.

**Rezept I:** Roggenbrot (toasten)
**Rezept II:** Roggen mit Gemüse
**Rezept III:** Roggen mit Pilzen

**Westliche Inhaltsstoffe:** Lignane kommen in der Aleuronschicht von Getreidekörnern vor, zählen zu den Phytoöstrogenen und könnten antitumorale Wirkungen haben

**Westliche Gegenanzeigen/Bemerkungen:** bei Zöliakie zu meiden

# 5.11 Weizen (Triticum aestivum L.) 小麦 xiǎomài

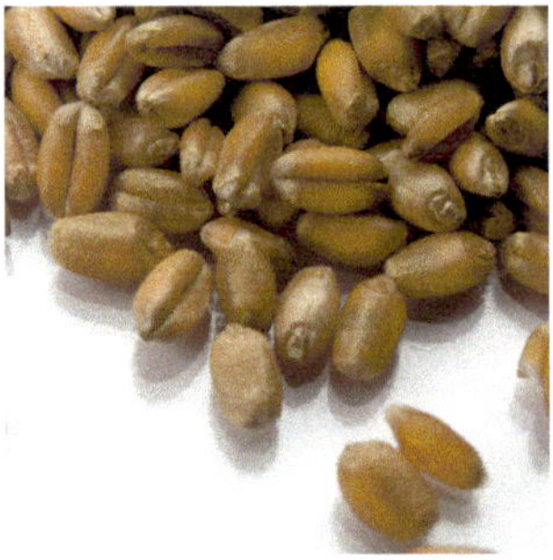

Weizenanbau ist seit mind. 5 Jahrtausenden belegt. Unterschieden wird zwischen Sommer- und Winterweizen. Es gibt viele verschiedene Arten von Weizen, von Urweizen bis zu den heutigen gezüchteten Sorten. Er hat sich über Nordafrika, Europa und dann weiter nach Amerika ausgebreitet. Die Vitalstoffe befinden sich v. a. in den Randschichten, die auch mit Eiweiß angereichert sind. Das Klebeeiweiß ist wichtig für das Backen und lässt das Mehl gut quellen.

**Verwendeter Pflanzenteil:** Samen – Ausgangsprodukt für Weizengrieß, Bulgur, Couscous oder Teigwaren
**Familie:** Poaceae
**Temperatur:** kühl
**Geschmack:** süß, salzig
**Organkreiswirkung:** He, Ni, Mi, Le

**Funktion**
- tonisiert Leber-, Herz-, Milz-, Magen- und Nieren-Yin
- befeuchtet, tonisiert Leber- und Herz-Blut (Xue)
- beruhigt Shen, vermehrt Säfte, hält Schweiße zurück (adstringierend)
- beruhigt Yang und aufsteigendes Yang

**Indikation**
- Unruhe
- Schlaflosigkeit
- Nachtschweiß, Hitzewallungen
- trockene Schleimhäute, Mundtrockenheit, Durst
- Reizbarkeit, emotionale Labilität
- Gewichtsverlust, allgemeine Erschöpfung

**Kontraindikation**
- Schleim-Problematik
- Glutenunverträglichkeit, Weizenallergie, Zöliakie
- Tumoren und Knoten
- Übergewicht

**Hinweise zur Zubereitung**
- Einweichen: 3 – 8 Std.
- Kochzeit: 30 – 90 Min.
- Nachquellen: 30 Min.

**Rezept I:** Weizencongee
**Rezept II:** Weizentee mit Datteln und Süßholz
**Rezept III:** Weizengrießbrei

**Westliche Inhaltsstoffe:** Vitamin $B_1$, $B_2$, Niacin, Kalzium, Phosphor, Lezithin, Gluten (Klebereiweiß), Lignane – dazu siehe auch Roggen

**Westliche Gegenanzeigen:** Schleimerkrankungen, Tumorerkrankungen, Adipositas, kindliche Allergien, Zöliakie

**Bemerkung:** Zusammen mit Gerste könnten die Urformen des Weizens sogar zu den ältesten verzehrten Süßgräsersamen gehören. Der Sammelbegriff „mai" für Getreide wird mit „kleinem Getreide" für Weizen und „dàmai" mit „großem Getreide" für Gerste spezifiziert [15].

# 6 Hülsenfrüchte 豆子 dòuzi

Hülsenfrüchte sind in allen Kulturen seit Urzeiten eine geschätzte Eiweißquelle. Da ihre Aminosäurenzusammensetzung nicht so vollständig wie bei tierischem Eiweiß ist, werden sie zur Ergänzung traditionell immer mit Getreide kombiniert, z. B. gelbe Linsen mit Fladenbrot in Indien, Kidneybohnen mit Maisgerichten in Mittelamerika und Tofu mit Reis in Ostasien. Die Kombination von Leguminosen und Getreide erreicht die Wertigkeit der Proteine, die auch tierisches Eiweiß besitzt. Daher sind die Hülsenfrüchte für Vegetarier als Eiweißquelle besonders geeignet.

Da Hülsenfrüchte in ihrer Thermik meist kühl sind, ist die Kombination mit wärmenden Gewürzen bei innerer Kälte besonders wichtig. Des Weiteren dienen sie als Yin-Tonikum und sind daher zum Teil etwas schwerer verdaulich.

Interessant aus Sicht der Chinesischen Medizin ist, dass Leguminosen zwar Blut und Yin durch ihren Einweißreichtum nähren können, aber – im Gegensatz zu den meisten tierischen Eiweißquellen wie Fleisch und Milchprodukte – keine Nässe erzeugende Wirkung zeigen, sondern oft sogar Feuchtigkeit drainierend sind. Daher können sie besonders bei allen Nässe-assoziierten Erkrankungen, z. B. rheumatische oder allergische Störungen, gegenüber tierischen Proteinen bevorzugt empfohlen werden.

Hülsenfrüchte allgemein können Blähungen verursachen, wenn Leguminosen nur sehr selten konsumiert werden. Bei regelmäßigem Verzehr kommt es aber über eine Enzyminduktion zur Besserung des Meteorismus.

**Zubereitung:** Wie bei Getreide ist auch hier die richtige Zubereitung von besonderer Bedeutung und unverzichtbar. Sie dient der Aufschließung und ermöglicht erst die Verdaulichkeit. Ein vorheriges Einweichen ist stets anzuraten und verbessert zusätzlich die Bekömmlichkeit. Vielfach werden gerade bei Hülsenfrüchten – je nach kulturellem Hintergrund – scharfe oder aromatische Gewürze hinzugefügt. Diese verbessern nochmals die Verträglichkeit und Resorbierbarkeit.

# 6.1 Azukibohne (Vigna angularis) 红豆 hóngdòu

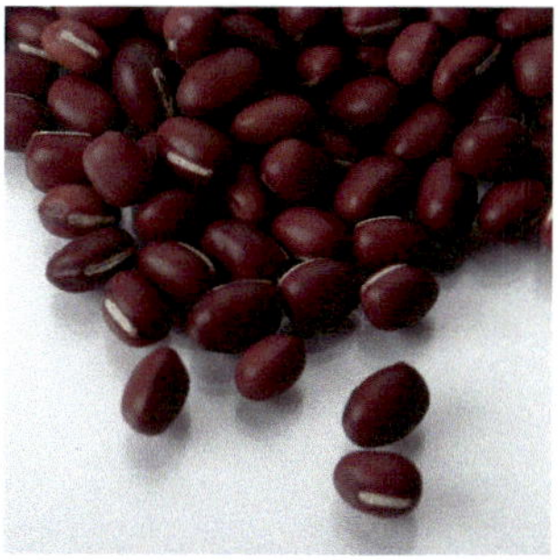

**Alternative Bezeichnung:** Sojabohne, rot
**Verwendeter Pflanzenteil:** Samen
**Familie:** Fabaceae
**Temperatur:** neutral
**Geschmack:** süß, sauer
**Organkreiswirkung:** Mi, Le, Dü

**Funktion**
- tonisiert Milz und Leber-Blut (Xue)
- Nässe transformierend und eliminierend
- beseitigt Blut-Stase und stoppt Blutungen
- toxische Hitze ausleitend, entgiftend

**Indikation**
- Milz-Qi-Mangel mit Diarrhöe oder mangelnde Milchbildung (Laktationsschwäche)
- zu starke oder schmerzhafte Regelblutung
- Schwellungen, Eiterungen, Geschwüre, Abszesse
- Ödeme, weißlicher Ausfluss, Miktionsstörung
- Hautprobleme
- erhöhtes Cholesterin, Hypertonie, Übergewicht

**Kontraindikation:** Verdauungsschwäche

**Rezept I:** gekochte rote Sojabohnen
**Rezept II:** Lamm mit roten Bohnen gekocht
**Rezept III:** rote Bohnenpaste gesüßt als Füllung

**Westliche Inhaltsstoffe:** Eiweiß, Kohlenhydrate, Kalzium, Eisen, Phosphor, Vitamin A, $B_1$, $B_2$, C, Niacin

**Westliche Gegenanzeigen/Bemerkungen:** bei Trockenheit wegen der trocknenden Wirkung besser mit Meersalz zubereiten

## 6.2 Bohne, grün (Phaeseolus vulgaris) 菜豆càidòu

**Alternative Bezeichnung:** Fisole
**Verwendeter Pflanzenteil:** Schoten
**Familie:** Fabaceae
**Temperatur:** neutral
**Geschmack:** süß
**Organkreiswirkung:** Ni, Mi, Le, He

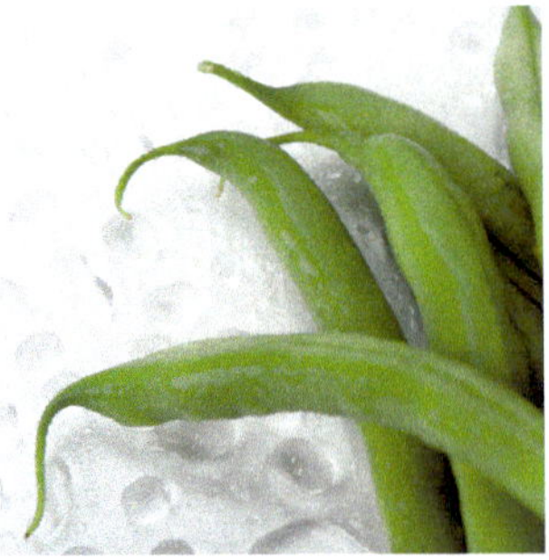

**Funktion**
- tonisiert Qi und Blut (Xue)
- stärkt Milz und Magen
- Nieren-Qi
- leitet Nässe aus

**Indikation**
- Ödeme, Nierensteine, weißl. Ausfluss
- Durchfall durch Milz-Qi-Mangel, allg. Erschöpfung
- Diabetes
- Gicht
- Libidomangel, verminderte Spermienzahl, vorzeitiger Samenerguss

**Kontraindikation**
- Blähungsneigung
- schwache Verdauung
- Magenprobleme

**Rezept I:** Gemüsebeilage
**Rezept II:** Bohnen mit Brösel
**Rezept II:** Rindfleisch-Bohnen-Eintopf

**Westliche Inhaltsstoffe:** Beta-Karotin, Vitamin $B_2$, $B_6$, Eisen, Isoflavonoide, Quercetin

**Bemerkung:** Bohnen sind roh ungenießbar und können zu Abdominalschmerzen führen, daher nur gekocht verzehren.

## 6.3 Bohne, weiß (Phaeseolus lunatum) 百豆 báidòu

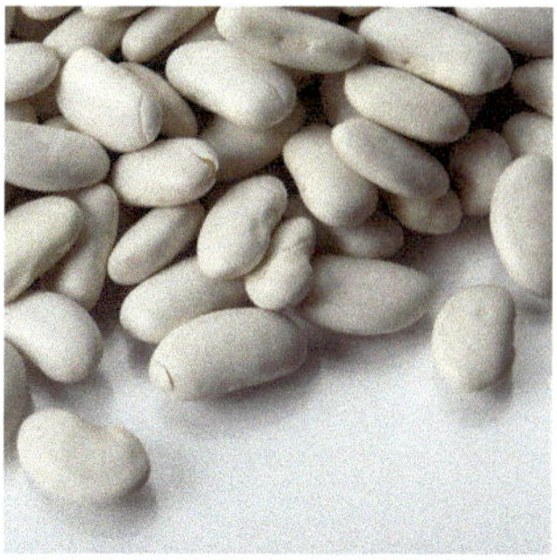

**Alternative Bezeichnung:** Butterbohne
**Verwendeter Pflanzenteil:** Samen
**Familie:** Fabaceae
**Temperatur:** neutral bis kühlend
**Geschmack:** süß
**Organkreiswirkung:** Ni, Mi

**Funktion**
- tonisiert Nieren-Qi und -Yin
- leitet Nässe aus
- nährt Blut
- beruhigt Wind
- reguliert Stuhlgang

**Indikation**
- trockene Ekzeme
- Ödeme, Cholesterinerhöhung
- Haarausfall
- Schlaflosigkeit
- Unruhe
- Nachtschweiß
- Obstipation

**Kontraindikation**
- Verdauungsschwäche
- Blähungsneigung

**Rezept I:** Bohnensalat
**Rezept II:** weiße Bohnensuppe
**Rezept III:** Grünkohlsuppe mit weißen Bohnen

**Westliche Inhaltsstoffe:** Vitamin $B_2$, Kalium, Eisen, Zink, Isoflavonoide

## 6.4 Kichererbse (Cicer arietinum) 鹰嘴豆 yīngzuǐdòu

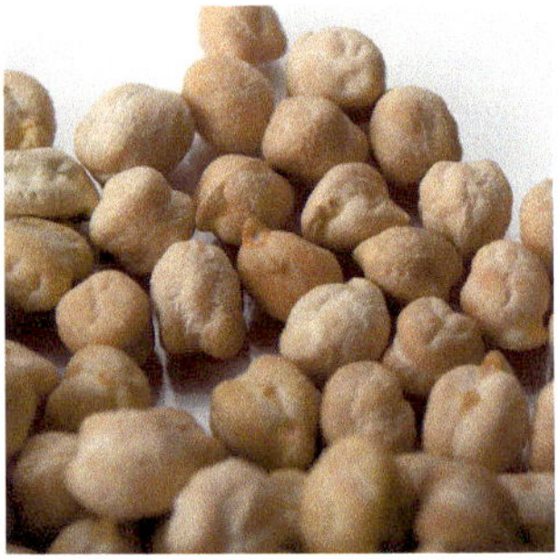

**Verwendeter Pflanzenteil:** Samen
**Familie:** Fabaceae
**Temperatur:** neutral
**Geschmack:** süß
**Organkreiswirkung:** Ni, Mi

**Funktion**

- tonisiert Nieren-, Milz-Qi und -Yin
- beruhigt Shen
- entspannt Leber
- tonisiert Jing
- reguliert Stuhlgang

**Indikation**

- Unruhe
- Nervosität
- Schlafstörungen
- Herzklopfen, Herzrasen
- prämenstruelle Beschwerden, Reizbarkeit
- Obstipation, träger Darm

**Kontraindikation:** Verdauungsschwäche

**Rezept I:** Kichererbsen-Hühnercurry-Eintopf
**Rezept II:** Humus (Kichererbsen- und Sesampaste)
**Rezept III:** Kichererbsenbällchen

**Westliche Inhaltsstoffe:** viel Lysin, Vitamin $B_1$, $B_6$ und Folsäure, Magnesium, Eisen, Zink, Eiweiß, Kohlenhydrate, Ballaststoffe

## 6.5 Linse (Lens culinaris) 兵豆 bīngdòu

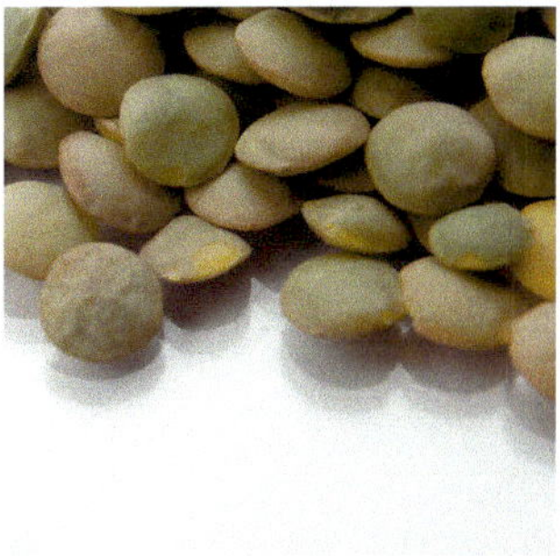

**Verwendeter Pflanzenteil:** Samen
**Familie:** Fabaceae
**Temperatur:** neutral
**Geschmack:** süß
**Organkreiswirkung:** Ni, Mi, He, Di

**Funktion**
- vermehrt Essenz
- tonisiert Nieren-Qi und -Yin
- tonisiert Blut
- wandelt Nässe um
- reguliert Stuhlgang

**Indikation**
- Schwäche der Nieren-Energie
- Schwangerschaft
- Schlafstörungen
- Unruhe, nervöse Erschöpfung
- Burnout-Syndrom
- Diabetes, Cholesterinerhöhung
- Darmträgheit, Obstipation

**Kontraindikation:** Verdauungsschwäche

**Rezept I:** Linseneintopf mit Speck
**Rezept II:** Linsensalat
**Rezept III:** Linsensuppe mit Chili und Paprika

**Westliche Inhaltsstoffe:** Vitamin $B_6$, Biotin, Pantothensäure, Eisen, Zink, Selen, Isoflavonoide

## 6.6 Linse, rot (Lens culinaris) 红兵豆 hóngbīngdòu

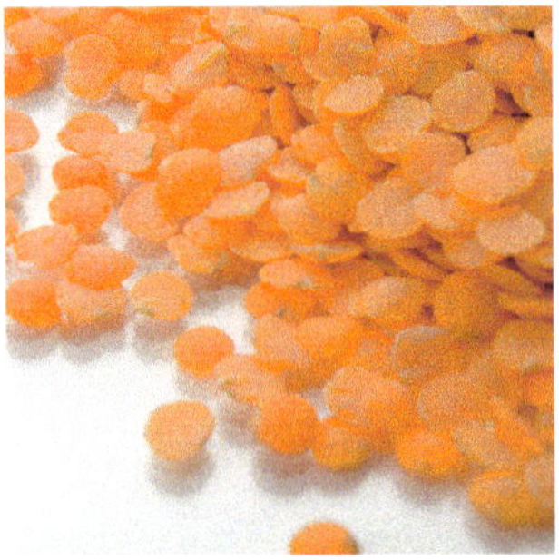

**Alternative Bezeichnung:** gelbe Linsen
**Verwendeter Pflanzenteil:** Samen
**Familie:** Fabaceae
**Temperatur:** neutral-warm
**Geschmack:** süß
**Organkreiswirkung:** Ni, Mi, Le

**Funktion**

- tonisiert Nieren-Qi und -Yin
- tonisiert Jing
- tonisiert Leber-Blut (Xue)

**Indikation**

- Erschöpfung
- Schwäche
- Schlafstörungen
- Unruhe
- reguliert Stuhl

**Kontraindikation:** Verdauungsschwäche

**Rezept I:** rote Linsensuppe
**Rezept II:** roter Linsensalat
**Rezept III:** roter Linseneintopf mit Lamm

**Westliche Inhaltsstoffe:** Vitamin A, $B_1$, $B_2$, Niacin, Eisen, Isoflavonoide

## 6.7 Kidneybohne (Phaseolus aconitifolius) 架豆 jiàdòu

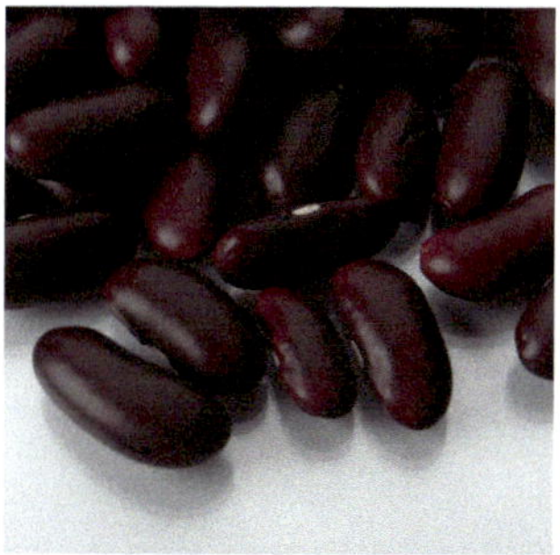

**Alternative Bezeichnung:** Matten-Bohne
**Verwendeter Pflanzenteil:** Samen
**Familie:** Fabaceae
**Temperatur:** neutral
**Geschmack:** süß
**Organkreiswirkung:** Ni, Mi, Le, Di

**Funktion**

- tonisiert Nieren-Qi und -Yin
- tonisiert Leber-Blut
- tonisiert die Säfte
- leitet Nässe aus
- reguliert Stuhlgang

**Indikation**

- Schwäche, Abmagerung
- allgemeine Trockenheit, Haarausfall, brüchige Nägel
- Unruhe, Schlafstörungen
- Hitzewallungen
- Ödemneigung, erhöhter Cholesterin- und/oder Blutzuckerspiegel
- Anämie
- Hauterkrankungen wie Ekzeme, Hautreizungen
- Obstipation, träger Stuhlgang

**Kontraindikation:** Verdauungsstörungen

**Rezept I:** gekochte Kidneybohnen
**Rezept II:** Kidneybohnensalat
**Rezept III:** Chili con Carne (rote Bohnen mit Rindfleischeintopf)

**Westliche Inhaltsstoffe:** Natrium, Kalium, Kalzium, Magnesium, Phosphor, Schwefel, Chlor, Vitamin $B_1$, $B_3$, $B_5$, C, E, Eisen, Zink, Mangan, essenzielle Aminosäuren wie Lysin und das schwefelhaltige Methionin

# 6.8 Sojabohne, gelb (Glycine max) 黄 豆 huángdòu

**Verwendeter Pflanzenteil:** Samen
**Familie:** Fabaceae
**Temperatur:** neutral
**Geschmack:** süß
**Organkreiswirkung:** Ni, Mi, Ma

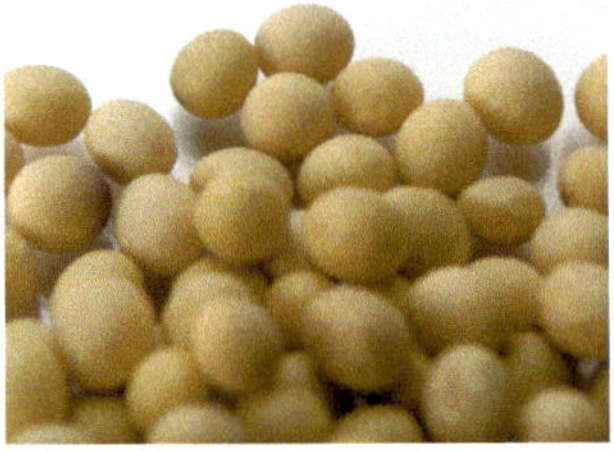

**Funktion**
- tonisiert Nieren- und Milz-Qi
- nährt Blut
- beruhigt Yang
- leitet Hitze und Toxine aus
- reguliert Stuhlgang
- transformiert Nässe

**Indikation**
- Diarrhöe, mangelnde Milchbildung
- Hitzewallungen
- Augenentzündungen
- Darmentzündungen, Lebensmittelvergiftung, Schwermetallbelastung
- Ödeme, erhöhtes Cholesterin
- Unruhe, Schlafstörungen

**Kontraindikation:** innere Kälte, Allergie gegen Sojaprodukte

**Rezept I:** Sojabohnenmilch
**Rezept II:** Sojabohnensalat
**Rezept III:** Sojabohnen mit verschiedenem Gemüse

**Westliche Inhaltsstoffe:** Isoflavone: Diese gehören zu den sekundären Pflanzenstoffen und dienen der Pflanze zur Abwehr von Pathogenen. Genistein und Daidzein, die Isoflavone der Sojabohne, haben phytoöstrogene Wirkung.

# 6.9 Sojabohne, grün (Phaseolus radiata) 绿豆 lǜdòu

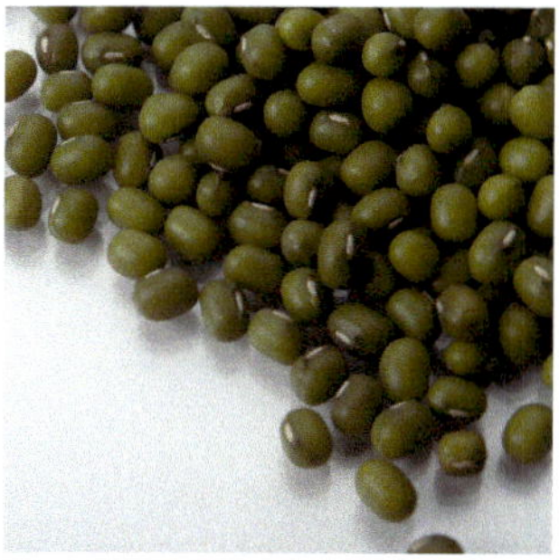

**Alternative Bezeichnung:** Mungbohne
**Verwendeter Pflanzenteil:** Samen
**Familie:** Fabaceae
**Temperatur:** kühl
**Geschmack:** süß
**Organkreiswirkung:** Mi, Ma, Le, He

**Funktion**

- beruhigt Magen-Hitze
- tonisiert Magen- und Milz-Yin
- beruhigt Leber-Blut (Xue)
- tonisiert Jing und Nieren-Yin
- eliminiert Hitze und Toxine

**Indikation**

- Gastritis, Magenschmerzen und Magengeschwür
- Entzündungen im Körper, Lebensmittelvergiftung, Verschlackung
- Miktionsstörungen
- Blasenentzündungen
- Trockenheit, Säftemangel

**Kontraindikation**

- Verdauungsschwäche
- bei Yang-Mangel von Milz und Niere

**Rezept I:** gekochte Mungbohnen mit Meersalz
**Rezept II:** Mungbohnensuppe
**Rezept III:** gekochte Mungbohnen mit Algen und Sesam

**Westliche Inhaltsstoffe:** siehe Sojabohne, gelb

## 6.10 Sojabohne, schwarz (Phaseolus vulgaris) 黑豆 hēidòu

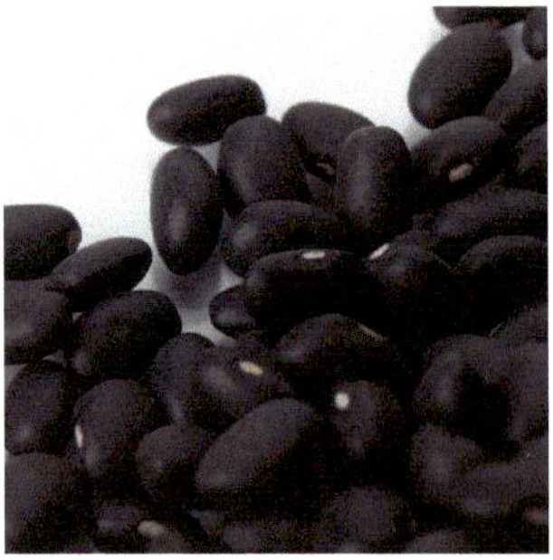

**Verwendeter Pflanzenteil:** Samen
**Familie:** Fabaceae
**Temperatur:** neutral
**Geschmack:** süß
**Organkreiswirkung:** Ni, Le, Mi, Di

**Funktion**
- tonisiert Nieren-Qi und -Yin
- tonisiert Jing
- nährt Leber-Blut (Xue)
- eliminiert Leere-Hitze
- entgiftet, eliminiert Toxine
- reguliert Stuhlgang

**Indikation**
- Unruhe, Schlafstörungen
- Nachtschweiß, klimakterische Hitzewellen
- Lumbago
- Bettnässen, Spermatorrhöe, nächtliches Wasserlassen
- Belastungen durch Arzneimittel, Lebensmittelvergiftung oder allgemeine Stoffwechselschlacken
- trockene Haut
- Hauterkrankungen wie Ekzeme, Hautreizungen
- brüchige Haare und Nägel
- Obstipation, träger Darm

**Kontraindikation:** Verdauungsschwäche

**Rezept I:** schwarze Sojabohnen als Beilage
**Rezept II:** Huhn mit schwarzen Sojabohnen gekocht
**Rezept III:** schwarze Sojabohnenpaste

**Westliche Inhaltsstoffe:** siehe Sojabohnen, gelb, S. 78

# 6.11 Sojasprossen (Glycine max [L.] Merr.) 豆芽 dòuyá

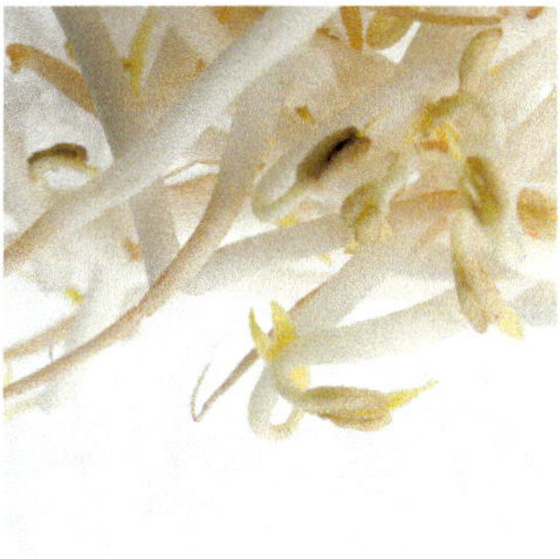

**Temperatur:** neutral-kühl
**Geschmack:** süß
**Organkreiswirkung:** Mi, Ma, Le

**Funktion**
- beruhigt Magen-Hitze
- tonisiert Magen, Milz-Yin
- unterstützt Leber-Blut (Xue)
- leitet toxische Hitze aus
- eliminiert Nässe

**Indikation**
- Menopause
- Hitzewallungen
- Unruhe
- Augenentzündungen
- Ödeme, Gedunsenheit, Muskelschmerzen

**Kontraindikation:** innere Kälte

**Rezept I:** Sojasprossensalat
**Rezept II:** gebratene Sojasprossen
**Rezept III:** Huhn mit Sojasprossen

**Westliche Inhaltsstoffe:** siehe Sojabohne, gelb, S. 78

## 6.12 Tofu (Glycine max) 豆腐 dòufǔ

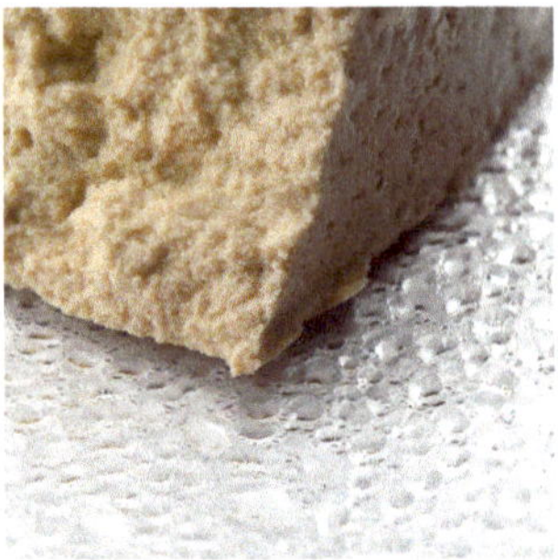

**Alternative Bezeichnung:** Sojabohnenquark
**Verwendeter Pflanzenteil:** Samen der Sojabohne
**Familie:** Fabaceae
**Temperatur:** kühl
**Geschmack:** süß
**Organkreiswirkung:** Ma, Mi, Le, Ni

**Funktion**
- tonisiert Nieren-Yin
- beruhigt das Leber-Yang
- leitet Hitze aus
- befeuchtet Trockenheit
- beruhigt Wind
- kühlt Hitze, beseitigt Toxine
- leitet Nässe aus

**Indikation**
- Appetitverlust, allgemeine Erschöpfung
- Unruhe
- hoher Blutdruck
- Hitzewallungen
- trockener Stuhl
- Gastritis
- Nachtschweiß

**Kontraindikation**
- Milz-Qi-Mangel
- innere Kälte

**Rezept I:** gebratener Tofu
**Rezept II:** Tofu mit Chili
**Rezept III:** Tofu mit Gemüse im Wok

**Westliche Inhaltsstoffe:** Enthält reichlich Kalzium und die breite Palette der essenziellen Aminosäuren und deren gute Bioverfügbarkeit machen Tofu zu einem sehr hochwertigen Nahrungsmittel. Enthält außerdem Sojasaponine, die zu den sekundären Pflanzenstoffen zählen. Außer in Soja sind sie auch in Alfalfa, Klee und weiteren Gemüsesorten enthalten. Es liegen Hinweise vor, die eine Wachstumshemmung von Tumorzellen belegen. Da aber andererseits auch diskutiert wird, ob Sojasaponine das Wachstum hormonsensibler Mammakarzinome möglicherweise verstärken könnten, sollten Frauen mit Brustkrebs sie derzeit nicht als zusätzliche Nahrungsergänzung zuführen.

# 7 Gemüse 蔬菜 shūcài

Es gibt unter den Gemüsesorten scharf-warme-heiße Sorten, z. B. Lauch, Zwiebel, Frühlingszwiebel, die Bewegung, Zirkulation und Wärme in den Körper bringen. Andere Gemüsesorten sind süß-warm, z. B. Karotten oder Hokkaidokürbis. Allerdings haben einige Gemüsesorten auch ein kühl-kaltes Temperturverhalten und sollten daher im Wok kurz angebraten bzw. mit entsprechenden Kräutern ausgeglichen werden.

Gemüse hat im Allgemeinen die Aufgabe, Qi, Yang, Blut (Xue) und Säfte mild zu tonisieren. Daneben wirkt die häufig zusätzlich in untergeordneter Menge vorhandene Geschmacksrichtung bitter auch ableitend und drainierend, insbesondere bei kühlendem Gemüse. Dies ist **aus Sicht der Chinesischen Medizin** insbesondere bei Hitze-Nässe-Prozessen wichtig und könnte salopp als „entgiftungsfördernd" und „entzündungshemmend" bezeichnet werden. Damit wäre Gemüse neben seiner – im Vergleich zu Fleisch, Fisch und Getreideprodukten – eher gering nährenden Wirkung auch zur Reinigung und Entschlackung des Körpers ein unverzichtbares Nahrungsmittel. Es sollte daher zu den sehr stark nährenden tierischen Einweißen oder den sehr nahrhaften und stärkehaltigen Getreidearten immer in einem ausreichend hohen Mengenverhältnis in eine ausgewogene Kost einbezogen werden. Diese Bedeutung des Gemüses wird ebenfalls durch die moderne Forschung der letzten Jahre bestätigt.

**Aus westlicher Sicht** enthalten viele Gemüsesorten die für die Verdauung wichtigen Ballaststoffe. Daneben liefern sie in hoher Konzentration Mineralstoffe und Vitamine, aber insbesondere liefern sie auch sog. sekundäre Pflanzenstoffe. Erst in den letzten Jahren wurde deren Rolle für die Gesunderhaltung und Vorbeugung vor chronischen Krankheiten, z. B. Entzündungen, Autoimmunprozesse oder Krebs, immer höher eingestuft. So schreibt man z. B. den Isothiocyanaten (ITC), die besonders bei den Gemüsesorten der Kreuzblütler vorkommen, bei regelmäßigem Verzehr eine hemmende Wirkung bei der Entwicklung von Tumoren zu. Bitterstoffe wie Intybin wirken verdauungsfördernd und appetitanregend. Aromatische sekundäre Pflanzenstoffe wie Senföle haben eine antibakterielle Heilwirkung. Karotinoide wirken als Antioxidanzien, schützen vor freien Radikalen und sind daher präventiv gegen Herz-Kreislauf-Erkrankungen und bestimmte Krebsarten hilfreich.

Da der Anteil an Kohlenhydraten im Gemüse gering ist, entlastet es den Stoffwechsel (v. a. den Insulin- und Fettstoffwechsel), da es sättigen kann, ohne zu gewaltigen Insulinausschüttungen zu führen.

**Im Vergleich zu Brot enthalten Kohlsorten folgende Mengen an Stärke:**

- Kohl (4 g Zucker/100 g)
- Brot (55 – 65 g Zucker/100 g)

# 7.1 Alge (Porphyra purpurea) 藻类 zǎolèi

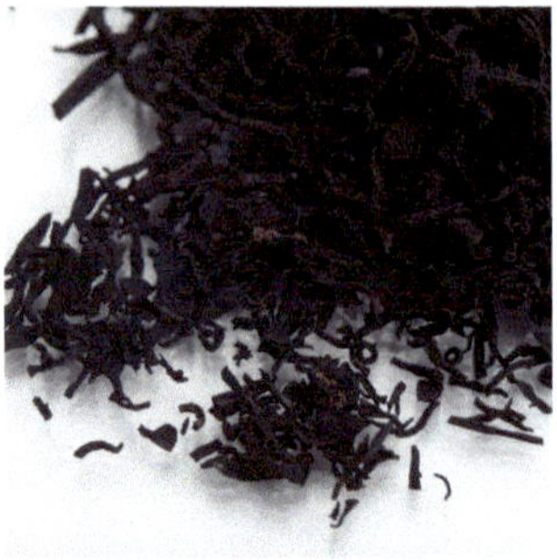

**Temperatur:** kalt
**Geschmack:** salzig
**Organkreiswirkung:** Ni, Le, Ma

**Funktion**
- nährt Nieren-Yin
- entgiftet das Blut (Xue)
- löst Schleim, auch bei zähem Schleim, entschleimt Lunge und weicht Tan auf
- kühlt Hitze und Blut (Xue)

**Indikation**
- reinigt Lymphsystem
- erhöhtes Cholesterin, Hypertonie
- koronare Herzkrankheit, Arteriosklerose
- Ödeme
- Übergewicht
- bei Trockenheit der Schleimhäute

**Kontraindikation:** Schilddrüsenprobleme

**Rezept I:** Misosuppe mit Algen
**Rezept II:** Algensalat mit Knoblauch
**Rezept III:** Mungbohnen mit Algen

**Westliche Inhaltsstoffe:** reich an Mineralstoffen wie Kalzium, Eisen und besonders Jod; Vitamin $B_1$, $B_6$, C und Niacin

**Cave** *Bei Patienten mit latenter oder manifester Schilddrüsenüberfunktion (Hyperthyreose), da der hohe Jodgehalt zu einer Verschlechterung oder Entgleisung der Überfunktion führen kann.*

## 7.2 Artischocke (Cynara scolymus) 洋蓟 yángjì

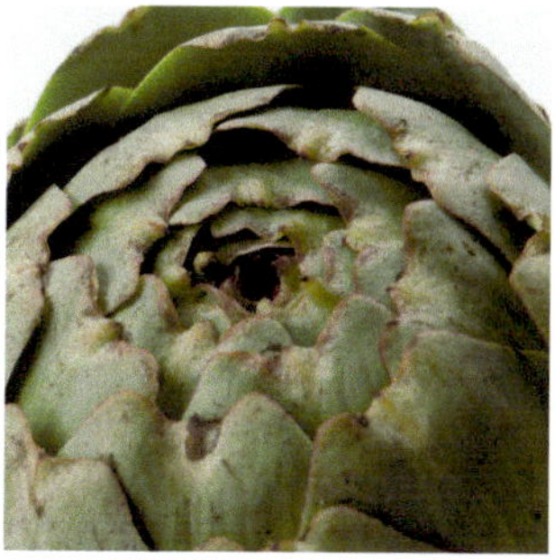

**Verwendeter Pflanzenteil:** Blüte und Kelchblätter
**Familie:** Asteraceae
**Temperatur:** kühl
**Geschmack:** bitter-süß
**Organkreiswirkung:** Le, Gb, Ma

**Funktion**
- leitet Leber- und Gallenblasen-Nässe-Hitze aus
- senkt Leber- und Gallenblasen-Feuer
- entstaut Leber-Qi-Stagnation
- leitet Schleim-Hitze und Nässe-Hitze aus
- beruhigt Magen-Feuer
- entgiftet und reinigt Blut

**Indikation**
- Hypertonie
- Arteriosklerose, koronare Herzkrankheit, Cholesterinerhöung
- Gastritis, Oberbauchbeschwerden, nervöse Magenbeschwerden
- Arthritis
- Übergewicht, Adipositas

**Kontraindikation:** innere Kälte

**Rezept I:** Artischockentee, Artischockensaft
**Rezept II:** gekochte Artischocken
**Rezept III:** Artischockenschnaps

**Westliche Inhaltsstoffe:** Cynarin, Vitamin $B_1$, C, E, Eisen, Kalzium, Magnesium, Inulin

# 7.3 Aubergine (Solanum melongena) 茄子 qiézi

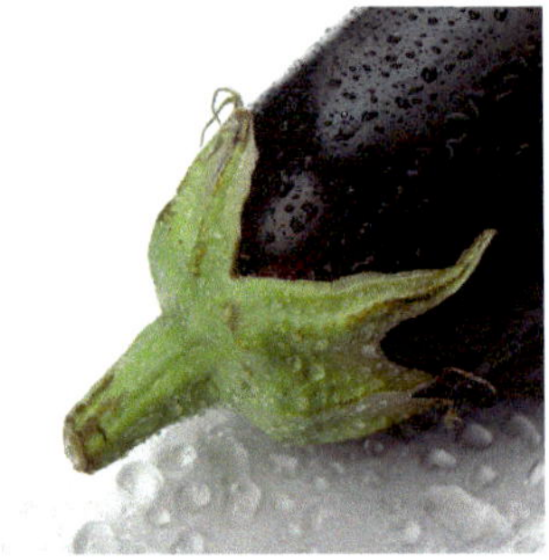

**Alternative Bezeichnung:** Melanzani, Eierfrucht
**Verwendeter Pflanzenteil:** Frucht
**Familie:** Solanaceae
**Temperatur:** kühl
**Geschmack:** süß, bitter
**Organkreiswirkung:** Mi, Ma, Di, Le

**Funktion**
- nährt Yin und Säfte
- bewegt und kühlt Blut (Xue)
- fördert Durchblutung im Unteren Erwärmer
- löst Blut (Xue)-Stagnation
- leitet toxische Hitze und Schleim-Hitze aus
- kühlt Hitze

**Indikation**
- kleine Myome, schmerzhafte Regelblutung
- Blutungen
- Blut im Urin oder Stuhl
- Hämorrhoiden
- Obstipation
- Schwellungen durch Blut-Stagnation
- Hautgeschwüre, Brustdrüsenentzündung

**Kontraindikation:** Verdauungsschwäche und Durchfallneigung; nach manchen Quellen wegen der blutbewegenden Eigenschaft nicht im Übermaß in der Schwangerschaft

**Rezept I:** gefüllte Aubergine, im Ofen zubereitet
**Rezept II:** Auberginenpüree
**Rezept III:** Auberginenaufstrich

**Westliche Inhaltsstoffe:** Vitamin C, Niacin, Kalium, Kalzium, Phosphor, Eisen, Bitterstoffe, ätherische Öle; viele Nachschattengewächse (Solanumarten) enthalten Alkaloide

# 7.4 Avocado (Persea americana) 鳄梨 èlí

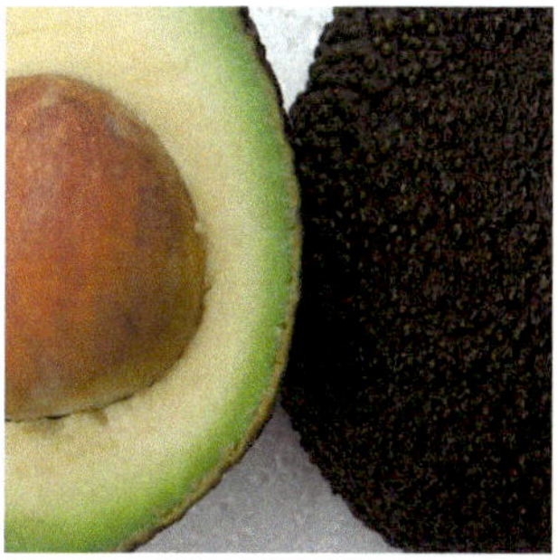

**Alternative Bezeichnung:** Butterfrucht
**Verwendeter Pflanzenteil:** Frucht
**Familie:** Lauraceae
**Temperatur:** kühl
**Geschmack:** süß
**Organkreiswirkung:** Mi, Lu, Le, Ma

**Funktion**

- nährt und vermehrt Säfte und Yin im Mittleren Erwärmer
- tonisiert Lungen, Milz- und Magen-Yin
- beruhigt Wind
- befeuchtet Dickdarm
- löst Leber-Qi-Stagnation

**Indikation**

- Blut- und Säftemangel
- trockene, welke Haut
- Stillzeit, Schwangerschaft
- Unruhe, Nervosität
- Trockenheit in der Lunge
- Magenschleimhautentzündung
- trockene Obstipation
- Reizbarkeit, depressive Verstimmung

**Kontraindikation:** Schleim-Problematik

**Rezept I:** Avocado mit Zitrone und Salz
**Rezept II:** Avocadoaufstrich
**Rezept III:** Avocado im Salat

**Westliche Inhaltsstoffe:** 23% Fett, Kalium, Vitamin A, E, C

## 7.5 Bambus (Phyllostachys-edulis) 竹笋 zhúsǔn

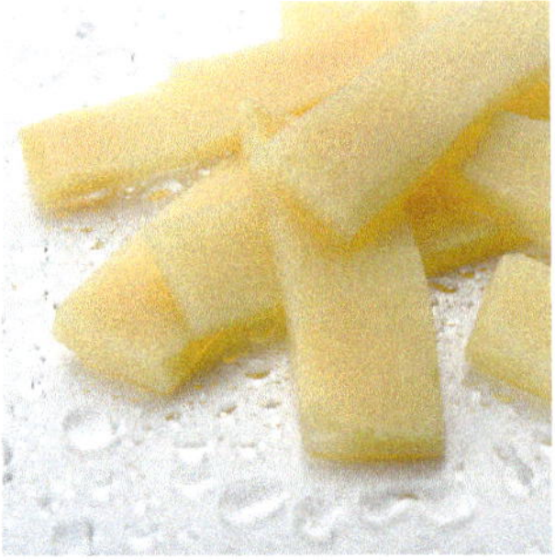

**Alternative Bezeichnung:** Bambussprosse
**Temperatur:** kühl-kalt
**Geschmack:** süß-bitter
**Organkreiswirkung:** Ma, Lu, He

**Funktion**

- kühlt Hitze
- weicht Tan und Schleim auf
- leitet Schleim-Hitze aus
- senkt Magen-Feuer
- neutralisiert Gifte

**Indikation**

- Schwitzen, Hitzesensationen, Hitzewallungen
- Schleim-Ansammlung in der Lunge
- brüchige Nägel
- Haarausfall

**Kontraindikation**

- Milz-Qi-Mangel
- innere Kälte

**Rezept I:** Gemüsepfanne mit Bambus
**Rezept II:** Bambussaft
**Rezept III:** Bambus mit Fleisch

**Westliche Inhaltsstoffe:** Vitamin $B_1$, $B_2$, Niacin, Silizium, Kalium, Kalzium, Phosphor, Eiweiß

## 7.6 Blumenkohl (Brassica oleracea) 白花菜 báihuācài

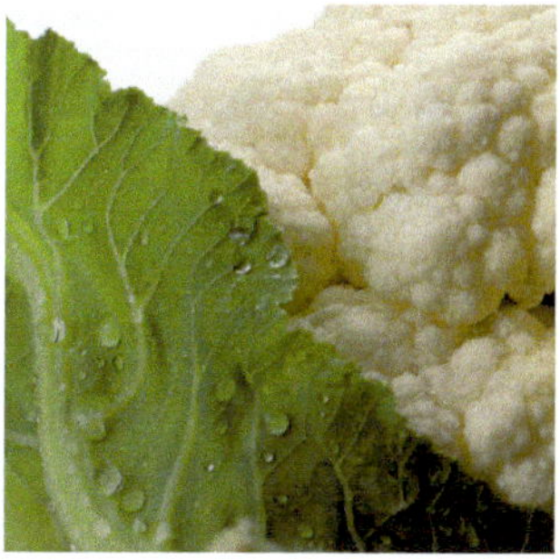

**Alternative Bezeichnung:** Karfiol
**Verwendeter Pflanzenteil:** Blütenstand, unreif
**Familie:** Brassicaceae
**Temperatur:** kühl
**Geschmack:** süß, scharf
**Organkreiswirkung:** Lu, Di, Ma

**Funktion**

- tonisiert Lungen-Qi und nährt Lungen-Yin
- eliminiert Hitze
- beruhigt Leere-Hitze
- löst Schleim in der Lunge
- löst Dickdarm-Schleim-Hitze
- reguliert Stuhlgang

**Indikation**

- Gastritis, Magengeschwür, Bauchschmerzen
- Bronchitis, Sinusitis
- Hypertonie, Gicht, Nierensteinbildung
- Asthma
- Obstipation, Divertikulose

**Kontraindikation**

- Blähungen
- Verdauungsschwäche

**Rezept I:** Blumenkohlsuppe
**Rezept II:** Blumenkohlbeilage
**Rezept III:** Blumenkohl mit Semmelbrösel

**Westliche Inhaltsstoffe:** Kalzium, Eisen, Natrium, Vitamin A, C, Folsäure, Kalium, Kupfer, Nikotin, Phosphor, Pantothensäure, Senföl, Zink

**Cave** *Viele Kohlarten schwächen eine antikoagulative (blutverdünnende) Therapie mit z. B. Marcumar über ihren hohen Vitamin-K-Gehalt ab.*

## 7.7 Brokkoli (Brassica oleracea) 绿花菜 lǜhuācài

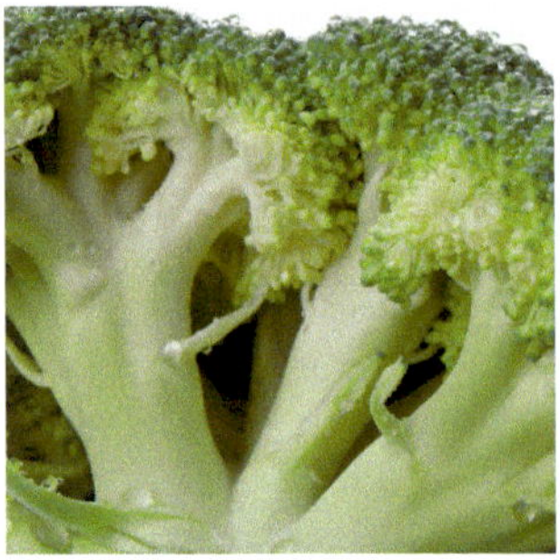

**Familie:** Kreuzblütler
**Temperatur:** kühl
**Geschmack:** süß, bitter, scharf
**Organkreiswirkung:** Le, Mi, Ma, Lu

**Funktion**
- nährt Säfte im Mittleren Erwärmer
- entspannt Leber-Qi
- nährt und erfrischt das Leber-Blut (Xue)
- nährt Lungen-Yin
- eliminiert Nässe

**Indikation**
- Anämie, trockene Haut, Sehstörungen
- Augenentzündungen
- Sommer-Hitze
- Krebs-Prophylaxe
- Gastritis
- Hypertonie
- Ödeme

**Kontraindikation:** keine

**Rezept I:** Gemüsebeilage
**Rezept II:** Brokkolisuppe
**Rezept III:** Brokokoli mit Knoblauch gedünstet

**Westliche Inhaltsstoffe:** Isothiocyanate (ITC) sind besonders in den Gemüsesorten der Kreuzblütler enthalten und bedingen den typischen Kohlgeruch; regelmäßiger Verzehr soll der Entwicklung von Tumoren entgegenwirken

# 7.8 Champignon (Agaricus spec.) 蘑菇 mógū

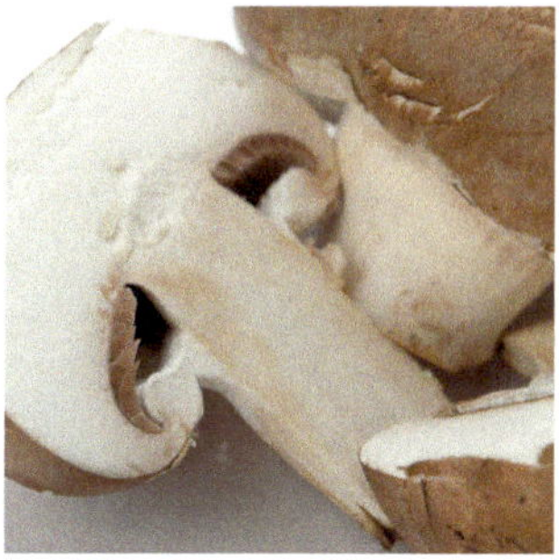

**Verwendeter Pflanzenteil:** Fruchtkörper
**Familie:** Agaricaceae
**Temperatur:** kühl
**Geschmack:** süß
**Organkreiswirkung:** Mi, Ma, Lu, Bl, Le

**Funktion**

- nährt Yin
- befeuchtet Trockenheit
- beruhigt Leere-Hitze und Leber-Feuer
- leitet toxische Hitze und Schleim-Hitze aus
- entgiftet

**Indikation**

- Appetitverlust, Diarrhöe
- Erschöpfung
- trockener Husten
- verminderte Milchbildung
- hilft beim Durchbruch von Exanthemen (Masern)
- erhöhter Blutdruck
- erhöhte Blutfettwerte

**Kontraindikation:** bei ausgeprägtem Milz- und Magen-Qi-Mangel keine zu großen Pilzmengen

**Rezept I:** Champignonsuppe
**Rezept II:** Champignon, Bambus bei Yang-Fülle
**Rezept III:** Champignon mit Fleisch

**Westliche Inhaltsstoffe:** Vitamin A, $B_1$, $B_2$, C, D, E und K; Niacin, Kalzium, Eisen, Kupfer; zahlreiche Aminosäuren, viel Eiweiß

**Westliche Gegenanzeigen/Bemerkungen:** Viele Pilze enthalten großmolekulare Polysaccharide und Eiweiße, die in größeren Mengen die Darmschleimhaut reizen und zu Durchfällen führen können.

## 7.9 Chicorée (Cichorium intybus var. foliosum)苣荬菜 jùmǎicài

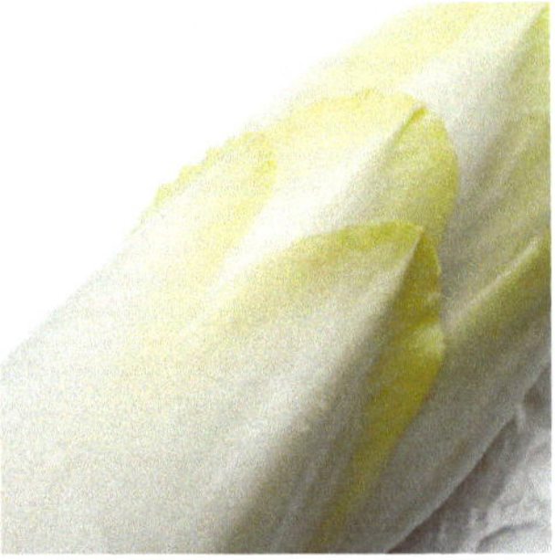

**Verwendeter Pflanzenteil:** Knospen
**Familie:** Asteraceae
**Temperatur:** kalt
**Geschmack:** bitter
**Organkreiswirkung:** Le, Gb, He

**Funktion**
- senkt Leber-Feuer und aufsteigendes Yang ab
- reinigt Blut (Xue)
- klärt Blut (Xue)-Hitze
- leitet Nässe-Hitze aus 3-Erwärmer-Leitbahn aus
- löst Schleim-Ansammlung

**Indikation**
- Arteriosklerose
- Hypertonie
- erhöhtes Cholesterin
- Appetitverlust

**Kontraindikation:** Milz-Qi-Mangel

**Rezept I:** Endivien-Chicorée-Salat
**Rezept II:** gratinierter Chicorée
**Rezept III:** gekochtes, geschmortes oder gedünstetes Gemüse als Beilage

**Westliche Inhaltsstoffe:** Kalzium, Eisen, Natrium, Vitamin A, C; kalorienarm, aber vitamin- und mineralstoffreich; Bitterstoffe wie Lactucopikrin (Intybin) wirken verdauungsfördernd und appetitanregend, möglicherweise auch entzündungshemmend.

## 7.10 Chinakohl (Brassica rapa ssp. pekinensis)白菜 báicài

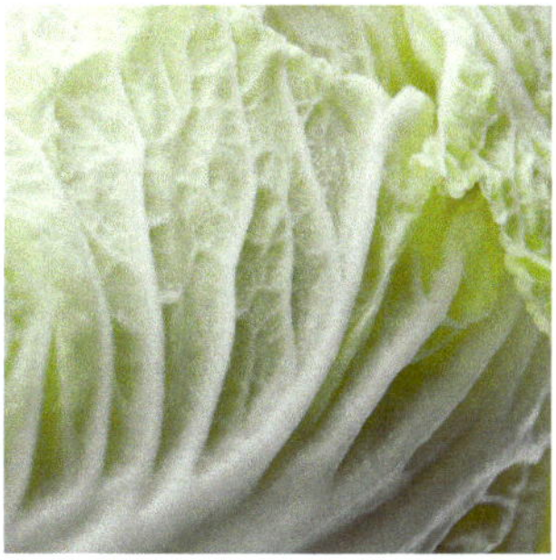

**Verwendeter Pflanzenteil:** Blätter
**Familie:** Brassicaceae
**Temperatur:** kühl
**Geschmack:** süß-bitter
**Organkreiswirkung:** Ma, Lu, Di, Le

**Funktion**

- nährt Jing
- beruhigt Leber-Feuer und aufsteigendes Leber-Yang
- nährt Säfte und Yin von Lunge, Dickdarm
- klärt innere Hitze des Lungen-Funktionskreises
- leitet Leber-Nässe-Hitze aus
- klärt Magen-Feuer
- beseitigt Unruhe

**Indikation**

- Hämorrhoiden
- Gastritis, Magengeschwür
- trockener Mund, Durst
- trockener Stuhl
- Obstipation, Blähungen
- fieberhafte Infekte, Husten mit gelblichem Auswurf
- Trockenheit
- Nervosität, Unruhe

**Kontraindikation:** Diarrhöe, Blähungsneigung und bei Kälte und Qi-Mangel der Mitte

**Rezept I:** Chinakohlsalat
**Rezept II:** gebratener Chinakohl mit Reis
**Rezept III:** gedünstetes Gemüse mit Chinakohl

**Westliche Inhaltsstoffe:** Vitamin A, $B_1$, C, Niacin, Kalzium, Phosphor, Eisen, Aminosäuren

**Bemerkung:** Chinakohl ist durch eine Kreuzung von Senfkohl und der Speiserübe entstanden. Er wird seit dem 5. Jh. n. Chr. in China kultiviert und dort als „báicài", „weißes Gemüse", bezeichnet [15].

## 7.11 Endivie (Cichorium endivia) 苦苣 kǔjù

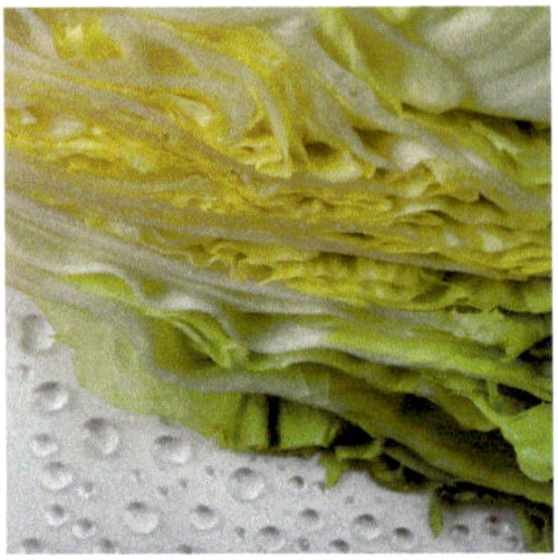

**Verwendeter Pflanzenteil:** Blätter
**Familie:** Asteraceae
**Temperatur:** kühl-kalt
**Geschmack:** bitter
**Organkreiswirkung:** Le, Gb, He

**Funktion**
- senkt Leber-Feuer und aufsteigendes Leber-Yang ab
- reinigt Blut (Xue)
- klärt Blut (Xue)-Hitze
- leitet Nässe-Hitze aus 3-Erwärmer-Leitbahn aus
- löst Schleim-Ansammlung

**Indikation**
- Arteriosklerose
- Hypertonie
- Unruhe, Schlaflosigkeit

**Kontraindikation**
- Milz-Qi-Mangel
- innere Kälte

**Rezept I:** Endiviensalat
**Rezept II:** gratinierte Endivien
**Rezept III:** Endivieneintopf

**Westliche Inhaltsstoffe:** Kalzium, Eisen, Natrium, Vitamin A, C; Bitterstoff Lactucopikrin wirkt (ältere Bezeichnung: Intybin) verdauungsfördernd und appetitanregend.

## 7.12 Erbse (Pisum sativum) 豌豆 wāndòu

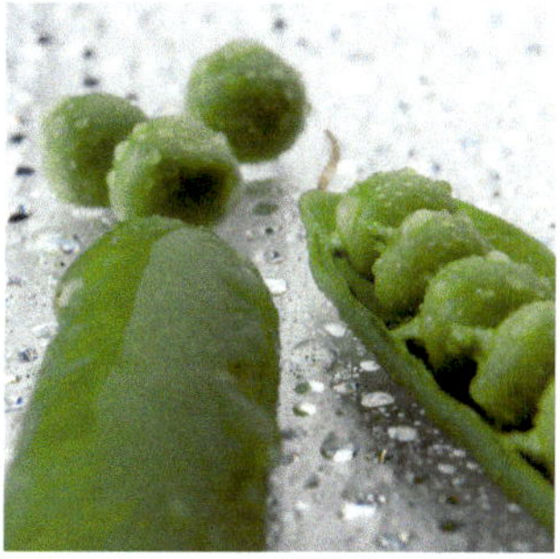

**Verwendeter Pflanzenteil:** Samen
**Familie:** Fabaceae
**Temperatur:** neutral-kühl
**Geschmack:** süß
**Organkreiswirkung:** Mi, Ma, Ni

**Funktion**
- tonisiert Milz- und Magen-Qi
- reguliert den Qi-Fluß
- tonisiert Nieren-Qi
- harntreibend
- leitet Nässe-Hitze und toxische Hitze aus
- tonisiert Qi und Blut (Xue)

**Indikation**
- Müdigkeit, Erschöpfung, allgemeiner Energiemangel
- Appetitlosigkeit, Übelkeit, Aufstoßen
- Ödeme und Wasseransammlungen
- Hautausschläge
- erhöhtes Cholesterin

**Kontraindikation:** keine

**Rezept I:** Reis und Erbsen
**Rezept II:** Gemüsebeilage
**Rezept III:** Erbsensuppe

**Westliche Inhaltsstoffe:** Vitamin A, $B_1$, $B_2$, C, Niacin, Kalzium, Phosphor, Eisen, Zink, Aminosäuren, sekundäre Pflanzenstoffe wie Isoflavone und Saponine (immunisierend und antikanzerogen)

# 7.13 Feldsalat (Valeriana locusta) 田色拉 tiánsèlā

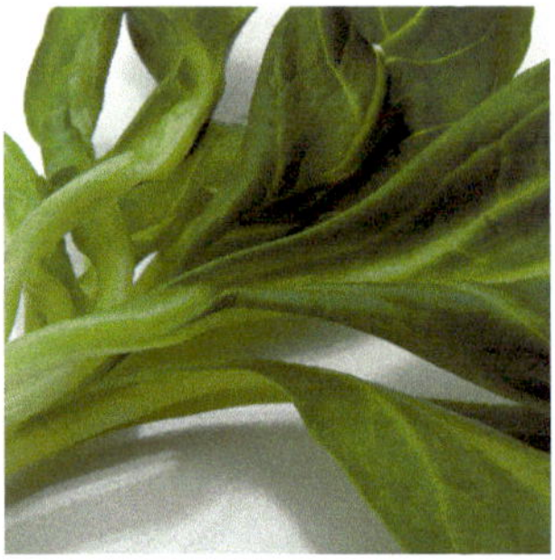

**Alternative Bezeichnung:** Rapunzel, Vogerlsalat
**Verwendeter Pflanzenteil:** Blätter
**Familie:** Valerianaceae
**Temperatur:** neutral-kühl
**Geschmack:** süß-bitter
**Organkreiswirkung:** He, Le, Ma, Di

**Funktion**
- senkt Magen-Qi ab
- senkt Herz- und Leber-Feuer
- senkt Leber-Yang
- beruhigt Shen und Wind
- leitet Nässe-Hitze aus
- leitet Sommer-Hitze aus

**Indikation**
- Hypertonie
- Obstipation
- Trockenheit
- Entzündung im Körper

**Kontraindikation:** Milz-Qi-Mangel

**Rezept I:** Feldsalat mit Tomaten und Gurken
**Rezept II:** Kartoffelsalat mit Feldsalat mit Kürbiskernöl
**Rezept III:** gemischter Salat

**Westliche Inhaltsstoffe:** Vitamin $B_6$, Vitamin C, Folsäure, Beta-Karotin, Eisen, Jod, Kalium und besonders Vitamin E. Vitamin E zählt zu den Tocopherolen und wirkt als Antioxidans; Untersuchungen zufolge hat es eine Anti-Tumor-Wirkung.

# 7.14 Fenchel (Foeniculum vulgare) 茴香 huíxiāng

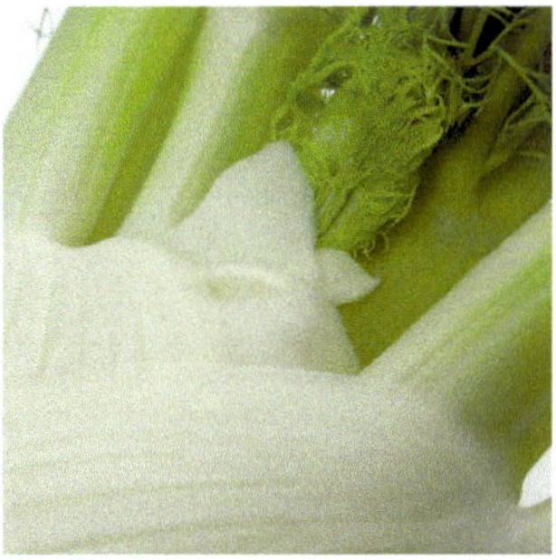

**Verwendeter Pflanzenteil:** Knolle/Zwiebel
**Familie:** Apiaceae
**Temperatur:** warm
**Geschmack:** süß-scharf
**Organkreiswirkung:** Mi, Ma, Le, Ni

**Funktion**

- tonisiert Milz- und Magen-Qi
- stärkt und wärmt das Yang von Leber, Nieren und Mitte
- vertreibt Leber-Kälte
- wandelt Nässe-Kälte um
- löst Kälte-Stagnation
- reguliert das Qi

**Indikation**

- Appetitlosigkeit
- Menstruationsschmerzen, stockende Regel, Prämenstruelles Syndrom
- Hernien, Unterleibsschmerzen
- Diarrhöe, Verdauungsschwäche
- rheumatische Gelenkbeschwerden, Bi-Syndrom durch Leber-Qi-Stagnation
- Reizbarkeit und Anspannung

**Kontraindikation**

- innere Hitze
- Leber-Feuer

**Rezept I:** Fenchelsuppe
**Rezept II:** Fenchel gekocht
**Rezept III:** Fenchel gratiniert

**Westliche Inhaltsstoffe:** Vitamin $B_2$, C, Niacin, ätherische Öle

## 7.15 Frühlingszwiebel (Allium fistolusum) 青葱 qīngcōng

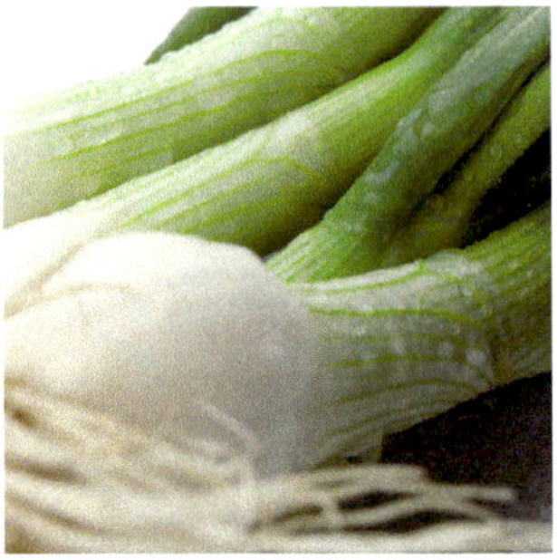

**Alternative Bezeichnung:** Scharlotten
**Verwendeter Pflanzenteil:** Zwiebel, Blätter
**Familie:** Liliaceae
**Temperatur:** warm
**Geschmack:** scharf
**Organkreiswirkung:** Lu, Ma

**Funktion**
- vertreibt Wind-Kälte, befreit Oberfläche
- tonisiert und verteilt Lungen-Qi
- wärmt Magen
- vertreibt Toxine

**Indikation**
- Erkältung, Frösteln, Wind-Abneigung
- verstopfte oder laufende Nase
- Brustschmerzen
- Gefühl der Brustenge
- Gesichtsödeme
- Kälte der Mitte mit Diarrhöe und Leibschmerzen
- Brustentzündungen, beginnende Mastitis

**Kontraindikation**
- Nässe-Hitze
- Hitze in der Lunge
- bei ausgeprägten Schweißen

**Rezept I:** Frühlingszwiebelsuppe
**Rezept II:** kurz angebraten mit Gemüse
**Rezept III:** für Salat

**Westliche Inhaltsstoffe:** Kalzium, Eisen, Natrium, Kalium, Phosphor, Schwefel, Selen, Vitamin C

**Bemerkung:** Durch Kochen oder Schmoren wird die Schärfe gemildert und das Süße steht im Vordergrund.

# 7.16 Gurke (Cucumis sativus) 黄瓜 huángguā

**Alternative Bezeichnung:** Schlangengurke
**Verwendeter Pflanzenteil:** Frucht
**Familie:** Cucubitaceae
**Temperatur:** kühl-kalt
**Geschmack:** süß-bitter
**Organkreiswirkung:** Mi, Ma, Lu, Di

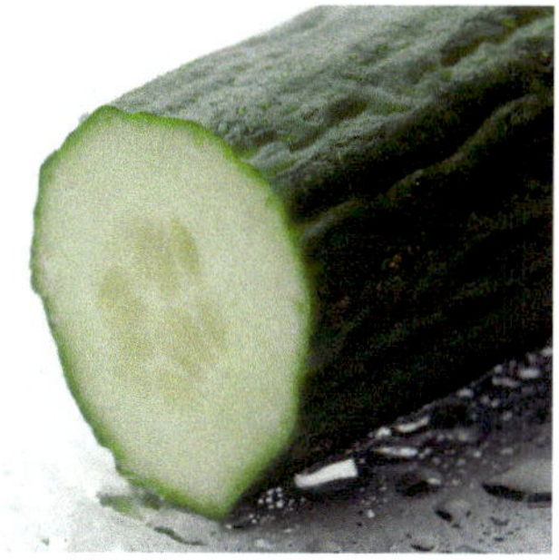

**Funktion**

- nährt Lungen- und Dickdarm-Yin
- tonisiert Säfte
- kühlt Hitze und Magen-Hitze
- roh: bei Sommer-Hitze, gekocht: nährt Säfte
- leitet toxische Hitze aus

**Indikation**

- trockene Haut und Obstipation
- Durst, Hals- und Racheninfekte
- Unruhe
- Schleimhautentzündungen, Konjunktivitis
- Hitzeaversion
- Akne, Harnwegsinfekt

**Kontraindikation**

- innere Kälte
- Milz-Qi-Mangel

**Rezept I:** Gurkensalat
**Rezept II:** gekochte Gurke mit Dill oder Ingwer oder Knoblauch
**Rezept III:** Gurkensaft

**Westliche Inhaltsstoffe:** Folsäure, Kalzium, Kalium, Magnesium, Bitterstoffe

## 7.17 Karotte (Daucus carota) 胡萝卜 húluóbo

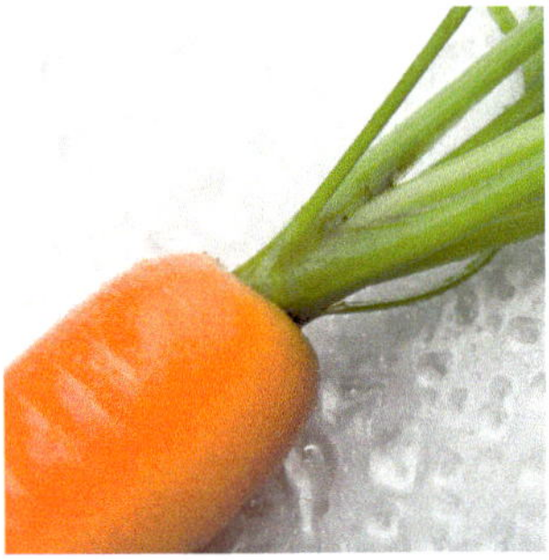

**Alternative Bezeichnung:** Möhre, gelbe Rübe
**Verwendeter Pflanzenteil:** Wurzel
**Familie:** Apiaceae
**Temperatur:** warm, roh: neutral
**Geschmack:** süß
**Organkreiswirkung:** Mi, Ma, Le, Ni, Lu, Di

**Funktion**

- tonisiert Milz-, Magen- und Nieren-Qi und Leber-Blut (Xue)
- tonisiert bei allgemeinem Qi-Mangel
- nährt Dickdarm-Yin
- wärmt bei Dickdarm-Kälte
- tonisiert Blut
- leitet Toxine aus

**Indikation**

- Magenschmerzen, Verdauungsblockaden
- Diarrhöe
- saniert den Darm und stärkt die Darmzotten
- Keuchhusten
- Lungenerkrankungen
- trockene Haut, mangelnde Milchbildung
- Anämie
- Sehschwäche, Nachtblindheit
- Abszesse, Wurmbefall, Masernexanthem

**Kontraindikation:** Obstipation

**Rezept I:** Karottensuppe
**Rezept II:** Karottenpüree mit Kartoffeln
**Rezept III:** Gemüse mit Karotten als Beilage

**Westliche Inhaltsstoffe:** Karotin, Vitamin $B_1$, $B_2$, $B_6$, C, E, Kalzium, Eisen, Magnesium, Phosphor, Kalium, Zink, Jod

# 7.18 Kartoffel (Solanum tuberosum) 马铃薯 mǎlíngshǔ

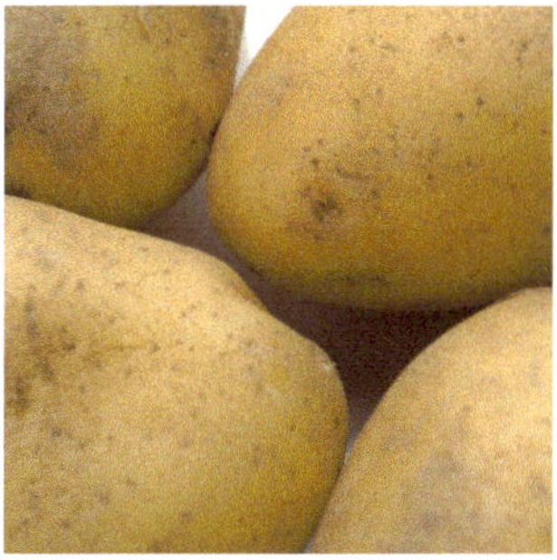

**Alternative Bezeichnung:** Erdapfel
**Verwendeter Pflanzenteil:** Knolle/Rhizom = Speichertrieb
**Familie:** Solanaceae
**Temperatur:** neutral
**Geschmack:** süß
**Organkreiswirkung:** Mi, Ma

**Funktion**

- tonisiert Milz, Magen- und Milz-Qi, Magen-Yin
- klärt Hitze und Leere-Hitze
- beruhigt Magen-Feuer und Dickdarm-Hitze
- entspannend
- krampflösend
- alkalisierend

**Indikation**

- Milz-Qi-Mangel
- Entzündungen, Geschwüre, Magenulkus oder Ulkus des Zwölffingerdarms
- Unruhe
- Rheuma
- Arthritis (auch externe Anwendung als Auflage/Wickel/Kompresse möglich)
- Abszesse
- Hypertonie, Hepatitis, Augenentzündung
- Übersäuerung

**Kontraindikation:** keine

**Rezept I:** Kartoffelpüree
**Rezept II:** Kartoffelsaft
**Rezept III:** Kartoffelsalat
**Rezept IV:** Ofenkartoffel

**Westliche Inhaltsstoffe:** Alkaloide wie Solanin (Nachtschattengewächse), Vitamin C, $B_1$, $B_2$, $B_6$, Niacin, Pantothensäure, Kohlenhydrat (Anteil ca. 18 %), geringe Menge an Eiweiß (1 – 3 %)

**Bemerkung:** wird in China nur als Gemüsebeilage und nicht als Hauptnahrungsmittel verwendet.

## 7.19 Kohlrabi (Brassica oleracea var. Gongylodes) 球茎甘蓝 qiújīng gānlán

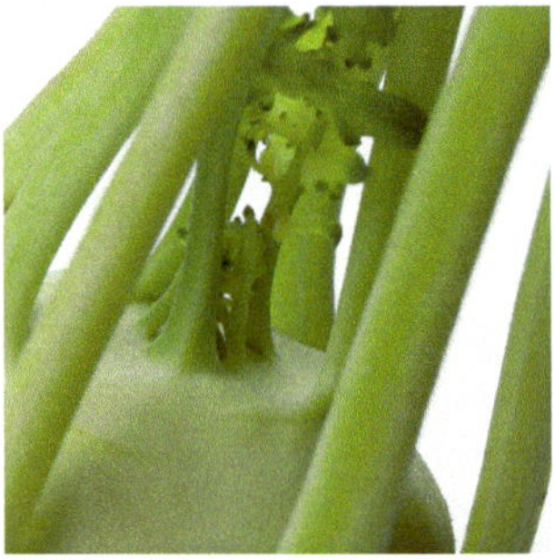

**Verwendeter Pflanzenteil:** verdickter Spross
**Familie:** Brassicaceae
**Temperatur:** neutral-kühl
**Geschmack:** süß-scharf-bitter
**Organkreiswirkung:** Lu, Di, Le, Gb, Mi, Ma

**Funktion**
- tonisiert Milz-Qi
- löst Lungen-Schleim-Hitze
- nährt Säfte
- tonisiert Yin
- reinigt Lunge und Dickdarm
- löst Leber-Qi-Stagnation
- entgiftet

**Indikation**
- Nahrungsstau, Bauchbeschwerden
- Akne
- Raucherhusten, Nebenhöhlenaffektion
- Harnzwang, Schmerzen beim Wasserlassen
- Blutungen aus Nase oder Darm
- Migräne, muskuläre Verkrampfungen
- nach Alkoholmissbrauch

**Kontraindikation:** keine

**Rezept I:** Gemüseeintopf
**Rezept II:** Kohlrabi roh gegessen mit etwas Salz
**Rezept III:** gebratener Kohlrabi

**Westliche Inhaltsstoffe:** Vitamin C, Kalzium, Magnesium, Kalium, Eisen, Glukosinolate (stimulierend auf Leber-Enzyme und dadurch entgiftend und Anti-Tumor-Wirkung)

## 7.20 Kürbis, gelb/weiß (Cucurbita maxima) 南瓜 nánguā

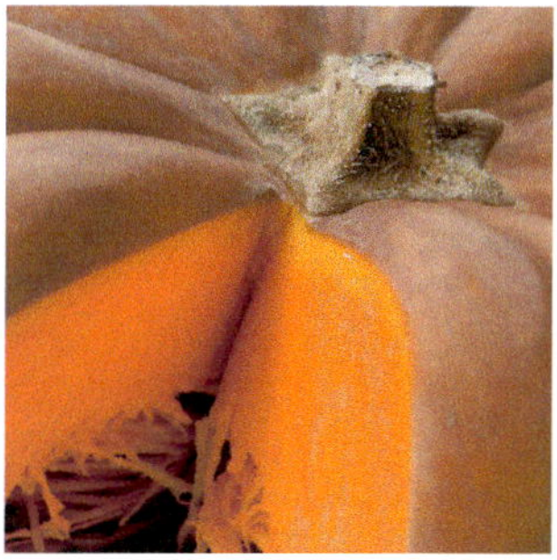

**Alternative Bezeichnung:** Moschuskürbis
**Verwendeter Pflanzenteil:** Frucht
**Familie:** Cucurbitaceae
**Temperatur:** neutral-warm
**Geschmack:** süß
**Organkreiswirkung:** Mi, Ma, Ni

**Funktion**
- tonisiert Milz, Magen- und Lungen-Qi
- tonisiert Säfte
- leitet Nässe-Kälte und Nässe-Hitze aus
- reguliert die Verdauung

**Indikation**
- allgemeine Erschöpfung
- Asthma
- Husten mit Auswurf, eitriges Sputum
- Arteriosklerose-Prophylaxe, verbessert Blutzuckerregulation
- Gastritis, Sodbrennen
- Zwölffingerdarmgeschwüre, Darmpolypen
- Wurmbefall, Askariden, Spulwürmer

**Kontraindikation:** bei massiver Nässe-Ansammlung

**Rezept I:** Kürbissuppe
**Rezept II:** Kürbis im Backofen zubereitet
**Rezept III:** Kürbisgemüse

**Westliche Inhaltsstoffe:** Vitamin C, Beta-Karotin, Kalzium, Magnesium, Kalium, Eisen

## 7.21 Kürbis (Hokkaido; Cucurbita maxima) 南瓜 nánguā

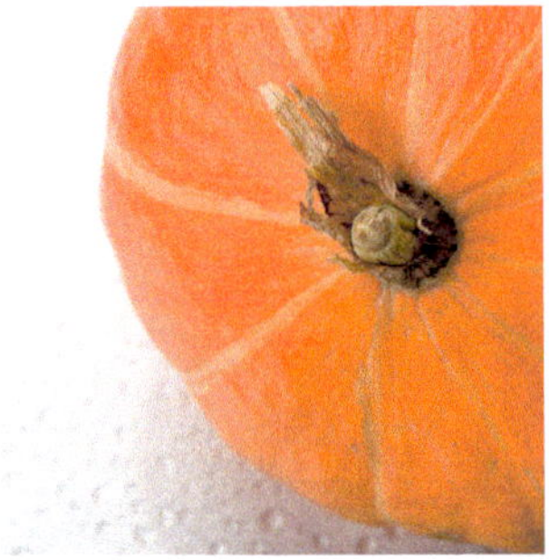

**Verwendeter Pflanzenteil:** Frucht
**Familie:** Cucurbitaceae
**Temperatur:** warm
**Geschmack:** süß
**Organkreiswirkung:** Mi, Ma

**Funktion**
- tonisiert Milz, Magen und Milz-Qi
- tonisiert Magen-Yin
- leitet Nässe aus
- löst Schleim auf
- tonisiert Blut
- reguliert Verdauung

**Indikation**
- stärkt bei trockener Obstipation, reguliert Verdauung
- Bauchschmerzen
- Gastritis
- Sodbrennen
- Zwölffingerdarmgeschwüre, Darmpolypen

**Kontraindikation:** keine

**Rezept I:** Kürbissuppe
**Rezept II:** Kürbisgemüse
**Rezept III:** Kürbis im Backofen zubereitet

**Westliche Inhaltsstoffe:** Vitamin A, C, E, B-Komplex, Kalzium, Magnesium und Folsäure, hoher Gehalt an Antioxidanzien und Karotinoiden

# 7.22 Lauch (Allium porum) 韭葱 jiǔcōng

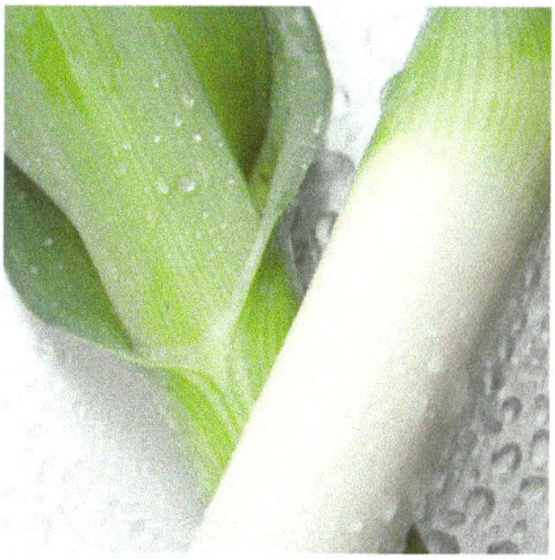

**Alternative Bezeichnung:** Porree
**Verwendeter Pflanzenteil:** Blätter
**Familie:** Liliaceae
**Temperatur:** warm
**Geschmack:** scharf
**Organkreiswirkung:** Ni, Ma, Mi, Le, Lu

**Funktion**

- tonisiert Nieren-Yang
- wärmt Mittleren Erwärmer, Niere und Leber
- vertreibt Kälte und Wind-Kälte
- bewegt und reguliert Qi und Blut (Xue)
- stärkt Wei-Qi – das Abwehr-Qi
- durchblutungsfördernd

**Indikation**

- LWS-Schwäche, vorzeitige Ejakulation, häufiges Wasserlassen, Inkontinenz
- regt Libido an, Impotenz
- Erkältungsinfekt, Sinusitis, Bronchitis
- Blut-Mangel, Anämie, Blutungen

**Kontraindikation:**

- innere Hitze
- Yin-Mangel

**Rezept I:** Lauch-Lamm-Suppe
**Rezept II:** Lauchauflauf
**Rezept III:** Lauchgemüse

**Westliche Inhaltsstoffe:** Vitamin $B_1$, C, Kalzium, Magnesium, Eisen, Sulfide (geruchsintensive Schwefelverbindungen, die Bakterienwachstum unterdrücken, Krebsentstehung und die Bildung freier Radikale verhindern. Sie wirken auch der Arteriosklerose entgegen.)

# 7.23 Meerrettich (Armoracia rusticana) 辣根 làgēn

**Verwendeter Pflanzenteil:** Wurzel
**Familie:** Brassicaceae
**Alternative Bezeichnung:** Kren
**Temperatur:** kühl
**Geschmack:** scharf-süß
**Organkreiswirkung:** Lu, Ma

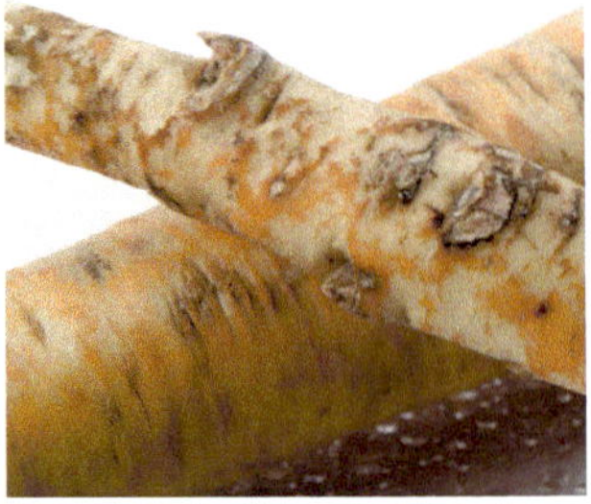

**Funktion**
- bewegt Nässe und Schleim im Oberen Erwärmer
- verteilt Lungen-Qi
- klärt Hitze
- vertreibt Wind
- öffnet Nase, schleimlösend
- löst Nahrungsstagnation

**Indikation**
- Dauerschnupfen, verstopfte Nase, Schleim in Nase und Nebenhöhlen, Heiserkeit
- macht die Nase und Lunge frei
- Druck und Schmerzen im Oberbauch, Nahrungsstagnation, Aufstoßen, Reflux

**Kontraindikation**
- trockene Lunge
- Pollenallergie

**Rezept I:** geriebener Apfel mit Meerrettich
**Rezept II:** Sahnemeerrettich
**Rezept III:** Meerrettich-Kartoffelbrei

**Westliche Inhaltsstoffe:** reich an Vitamin C, $B_1$, $B_2$, $B_6$, Kalium, Kalzium, Magnesium, Eisen, Phosphor, Senfölglykoside Sinigrin und Gluconasturtiin, Allicin, Flavone, ätherische Öle

# 7.24 Olive, grün (Olea europaea) 绿 橄榄 lǜgǎnlǎn

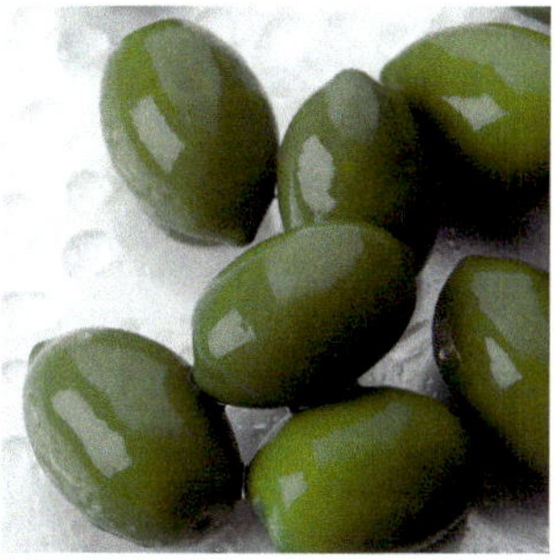

**Verwendeter Pflanzenteil:** unreife Frucht
**Familie:** Oleaceae
**Temperatur:** kühl
**Geschmack:** bitter-süß-sauer
**Organkreiswirkung:** Ni, Mi, Le

**Funktion**
- tonisiert Milz-Qi
- entschleimt Blut (Xue)
- tonisiert Nieren-Yin
- beruhigt aufsteigendes Leber-Yang, Magen-Feuer

**Indikation**
- erhöhtes Cholesterin
- Appetitlosigkeit
- Unruhe
- regt Gallenfluss an
- Gallensteine

**Kontraindikation:** keine

**Rezept I:** Oliven im Salat
**Rezept II:** Olivenpesto
**Rezept III:** Olivenreis

**Westliche Inhaltsstoffe:** Oleanolsäure (gehört zu den Triterpenkaffeesäurester): entzündungshemmende, evtl. auch tumorwachstumshemmende Wirkung

## 7.25 Olive, schwarz (Olea europaea) 黑橄榄 hēigǎnlǎn

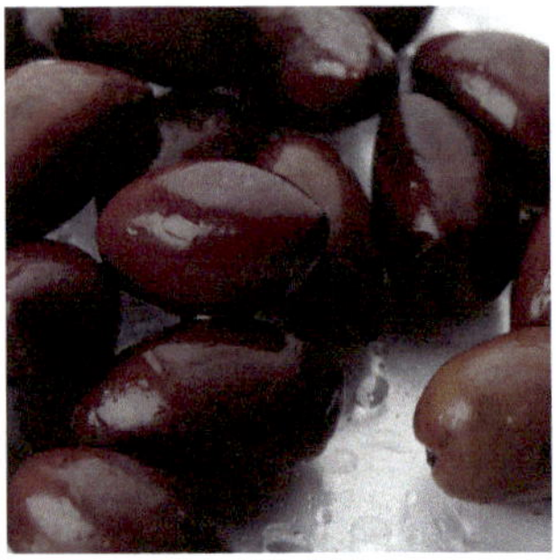

**Verwendeter Pflanzenteil:** Frucht
**Familie:** Oleaceae
**Temperatur:** neutral-warm
**Geschmack:** bitter-süß-sauer
**Organkreiswirkung:** Ni, Le

**Funktion**

- tonisiert und entschleimt Blut (Xue)
- tonisiert Mittleren Erwärmer
- tonisiert Nieren-Yin
- entgiftet

**Indikation**

- erhöhtes Cholesterin
- Trockenheit
- Durst
- Obstipation
- Unruhe
- Nachtschweiß

**Kontraindikation:** keine

**Rezept I:** Olivenaufstrich
**Rezept II:** Getreide mit Oliven
**Rezept III:** griechischer Salat mit Oliven

**Westliche Inhaltsstoffe:** siehe Olive, grün, S. 107

## 7.26 Paprika (Capsicum annuum) 灯笼椒 dēnglóngjiāo

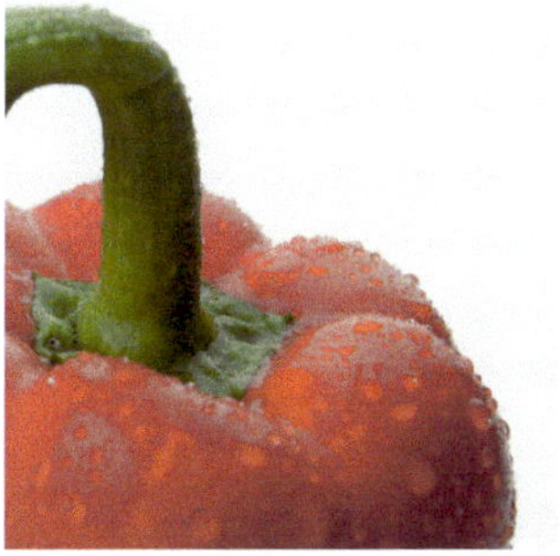

**Verwendeter Pflanzenteil:** Frucht
**Familie:** Solanaceae
**Temperatur:** kühl
**Geschmack:** süß, scharf
**Organkreiswirkung:** Mi, Ma, Di, He

**Funktion**
- stärkt die Mitte
- tonisiert Yin
- erfrischt Blut (Xue)
- beruhigt Magen-Feuer

**Indikation**
- Übelkeit, Appetitmangel
- Unruhe
- Hitzewallungen
- erhöhte Cholesterinwerte
- Krebsprophylaxe

**Kontraindikation**
- bei Unverträglichkeit schälen
- Magen-Qi-Schwäche

**Rezept I:** Paprikasalat
**Rezept II:** Paprikagemüse
**Rezept III:** gefüllte Paprika mit Reis oder Rindfleisch

**Westliche Inhaltsstoffe:** Vitamin C, viele Flavonoide und Karotine, Kalium, Magnesium, Kalzium, Capsaicin wird als hemmend gegenüber Tumorbildung angesehen. Außerdem wird es äußerlich in Form von Salben bei der Rheumatherapie zur Schmerzlinderung eingesetzt.

## 7.27 Petersilienwurzel (Petroselinum crispum) 欧芹根 ōuqíngēn

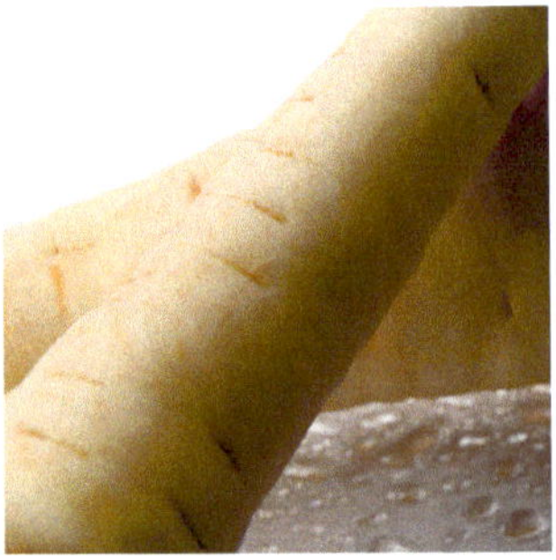

**Verwendeter Pflanzenteil:** Wurzel
**Familie:** Apiaceae
**Temperatur:** warm
**Geschmack:** süß, scharf, bitter
**Organkreiswirkung:** Mi, Ma, Le, Ni

**Funktion**

- tonisiert Leber-Blut (Xue)
- bewegt Qi und Blut (Xue)
- wandelt Nässe um
- tonisiert Nieren-Qi
- transformiert Schleim-Kälte und sekundäre Nässe-Hitze
- diuretisch

**Indikation**

- Blutmangel, Laktationsschwäche, trockene Augen, Nachtblindheit
- Rheuma
- verminderte Diurese, Nierensteine
- Gicht, Arthritis
- Kopfschmerzen
- Gastritis
- Sodbrennen

**Kontraindikation**

- während der Schwangerschaft und Stillzeit
- entzündliche Nierenleiden

**Rezept I:** Petersilienwurzelsuppe
**Rezept II:** Gemüseallerlei
**Rezept III:** Hühnersuppe mit Petersilienwurzel

**Westliche Inhaltsstoffe:** Vitamin C, Kalzium, Natrium, Eisen

## 7.28 Radieschen (Raphanus sativus) 小萝卜 xiǎoluóbo

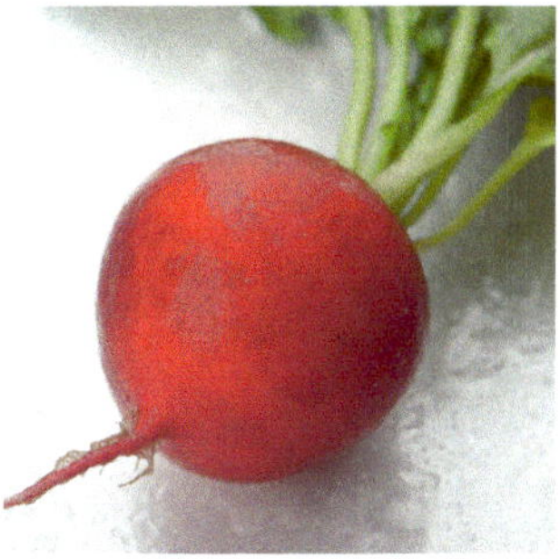

**Verwendeter Pflanzenteil:** Wurzel
**Familie:** Brassicaceae
**Temperatur:** kühl
**Geschmack:** scharf, süß
**Organkreiswirkung:** Lu, Ma, Le, Gb

**Funktion**
- kühlt Lungen-Wind-Hitze
- klärt Schleim-Hitze
- befreit Leber-Qi-Stagnation
- löst Gallenblasen-Nässe-Hitze
- klärt Blut (Xue)-Hitze
- entgiftet

**Indikation**
- verstopfte Nase, Heiserkeit, Halsschmerzen
- Nebenhöhlenverschleimung
- Gallensteine
- Nierensteine
- Hepatitis
- Blutungen

**Kontraindikation**
- Diarrhöe
- Gastritis

**Rezept I:** Radieschensalat
**Rezept II:** Radieschen roh
**Rezept III:** Suppe

**Westliche Inhaltsstoffe:** Kalium, Eisen, Magnesium und Vitamin C; das aromatische Senföl ist ein sekundärer Pflanzenstoff und hat eine antibakterielle Heilwirkung.

## 7.29 Rettich, schwarz (Raphanus sativus L. var. niger) 黑萝卜 hēiluóbo

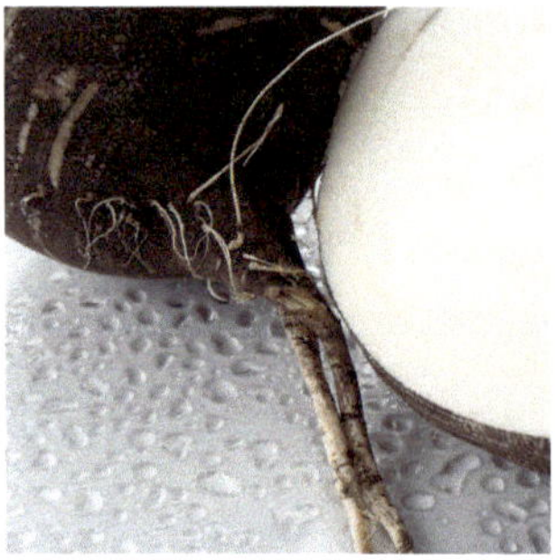

**Verwendeter Pflanzenteil:** Wurzel
**Familie:** Brassicaceae
**Temperatur:** warm
**Geschmack:** scharf
**Organkreiswirkung:** Lu, Gb

**Funktion**
- löst Schleim-Kälte von Lunge und Gallenblase auf
- regt Gallenfluss an
- löst und bewegt Schleim
- öffnet und macht durchgängig im Oberen Erwärmer

**Indikation**
- Gallensteine
- Asthma
- Obstipation
- Nebenhöhlenverschleimung

**Kontraindikation:** Magenschwäche

**Rezept I:** Rettichsirup mit braunem Zucker
**Rezept II:** Rettich gebraten
**Rezept III:** Rettichsalat

**Westliche Inhaltsstoffe:** Schwefelhaltige Senföle wie Raphanol, Glukoraphain und Senfölglykosid verursachen den typischen Geruch sowie Geschmack und wirken gegen Bakterien und Pilze, besonders in den Schleimhäuten des Verdauungstraktes, in dem sie nebenbei die Gallensaftproduktion anregen. Die ätherischen Öle lösen darüber hinaus den zähen Schleim in den Atemwegen.

# 7.30 Rettich, weiß (Raphanus sativus) 白萝卜 báiluóbo

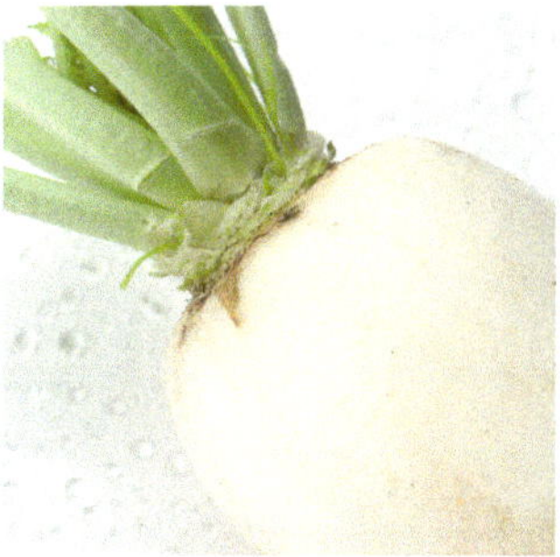

**Verwendeter Pflanzenteil:** Wurzel
**Familie:** Brassicaceae
**Temperatur:** kühl
**Geschmack:** scharf
**Organkreiswirkung:** Lu, Di, Le

**Funktion**
- Schleim-Hitze in Lunge („König der Lunge")
- tonisiert Lunge und Dickdarm-Qi
- reinigt Lunge
- Lungen-Wind-Hitze

**Indikation**
- Raucher
- erhöhtes Cholesterin
- erhöhter Blutdruck
- entschleimt Lunge

**Kontraindikation:** Magen-Kälte

**Rezept I:** Rettichsirup mit weißem Kandiszucker
**Rezept II:** Rettich gebraten mit Sesam
**Rezept III:** Rettichsuppe

**Westliche Inhaltsstoffe:** Vitamin C, Kalium, Natrium, Magnesium, Kalzium, Phosphor, Eisen und Enzyme, schwefelhaltiges Öl (Raphanol), mehrere Senfölglykoside und Bitterstoffe (antibiotische Wirkung, galletreibend und in den Atemwegen schleimlösend)

# 7.31 Rotkohl (Brassica oleracea var. Capitata) 红叶卷心菜 (紅葉捲心菜) hóngyè juǎnxīncài

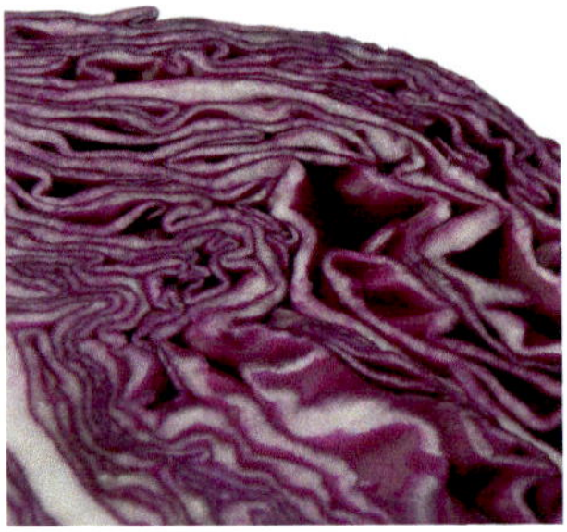

**Alternative Bezeichnung:** Kraut, Rotkraut, Blaukraut
**Verwendeter Pflanzenteil:** Blätter
**Familie:** Brassicaceae
**Temperatur:** neutral-warm
**Geschmack:** süß, scharf
**Organkreiswirkung:** Ma, Mi, Di, Le

**Funktion**
- tonisiert Qi der Mitte
- tonisiert Leber-Blut (Xue)
- nährt Säfte
- eliminiert Hitze
- befeuchtet Dickdarm- und Magen-Yin

**Indikation**
- Durchblutungsstörungen
- Hautausschläge (dabei äußerlich als Wickel oder Auflage verwenden).
- Varizen
- Nachtblindheit
- Reizbarkeit, Depression
- Obstipation, träge Verdauung, Wurmbefall

**Kontraindikation:** Diarrhöe

**Rezept I:** gekochtes Rotkraut mit Apfel und Rotwein
**Rezept II:** Feigenrotkraut
**Rezept III:** Rotkrautstrudel

**Westliche Inhaltsstoffe:** Vitamin C, Folsäure, Kalzium, Magnesium, Kalium, Eisen, Kupfer, Silizium, Anthocyane (zählen zu den Flavonoiden und hemmen Tumorentstehung und -wachstum), Glucosinolate (stimulieren die Leberenzyme, die für Entgiftungsvorgänge verantwortlich sind)

# 7.32 Rübe, gelb (Brassica rapa) 黄芜菁 huángwújīng

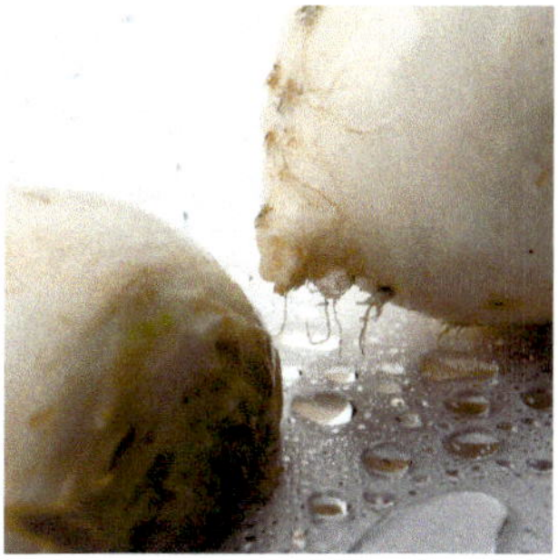

**Temperatur:** neutral-warm
**Geschmack:** süß
**Organkreiswirkung:** Mi, Ma

**Funktion**

- tonisiert Milz- und Magen-Qi
- tonisiert Blut

**Indikation**

- bei körperlicher Schwäche, baut auf
- Erschöpfung
- Appetitlosigkeit
- reguliert Stuhlgang bei Diarrhöe und Obstipation

**Kontraindikation:** keine

**Rezept I:** Gemüsesuppe
**Rezept II:** Hühnersuppe mit gelben Rüben
**Rezept III:** Rindssuppe mit gelben Rüben

**Westliche Inhaltsstoffe:** Vitamin $B_1$, $B_2$, C, E Kalzium, Phosphor. Kalium

# 7.33 Rübe, rot (Beta vulgaris subsp. vulgaris var. conditiva) 甜菜根 tiáncàigēn

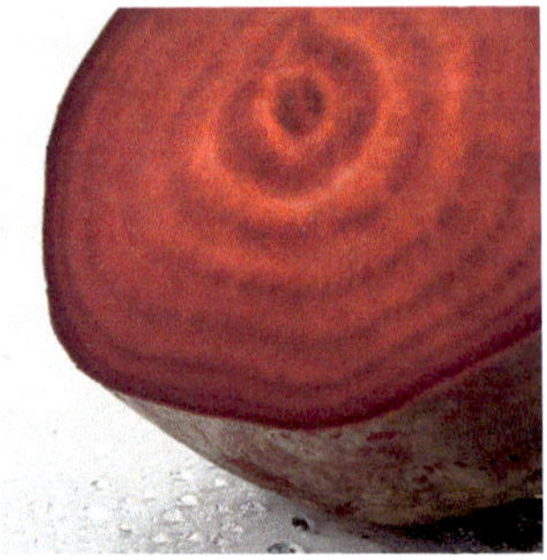

**Verwendeter Pflanzenteil:** Wurzelverdickung
**Familie:** Chenopodiaceae
**Alternative Bezeichnung:** Rote Bete, Randig
**Temperatur:** neutral-kühl
**Geschmack:** süß, bitter
**Organkreiswirkung:** Mi, Le, He, Di

**Funktion**
- tonisiert Leber-Blut (Xue)
- tonisiert Säfte
- transformiert Nässe
- beruhigt Herz-Feuer

**Indikation**
- Frühjahrsmüdigkeit, Blutmangel, Anämie, unregelmäßige Periode
- fördert Verdauung, träger Stuhl, Obstipation
- appetitanregend
- erhöhter Cholesterinspiegel
- Unruhe, Nervosität

**Kontraindikation**
- Nierensteine (besonders bei Nachweis von Kalzium-Oxalat-Steinen)
- Morbus Crohn

**Rezept I:** Rote-Rüben-Salat
**Rezept II:** Rote-Rüben-Suppe

**Westliche Inhaltsstoffe:** Vitamin A, B und C, Kalium, Kalzium, Magnesium, Eisen und v. a. Folsäure, reich an Oxalsäure, Flavonoide

# 7.34 Rucola (Eruca sativa) 芝麻菜 zhīmacài

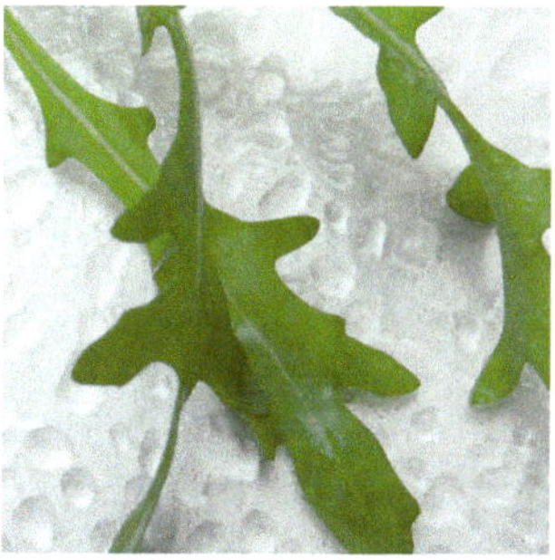

**Verwendeter Pflanzenteil:** Blätter
**Alternative Bezeichnung:** Rauke
**Temperatur:** kühl-kalt
**Geschmack:** scharf, bitter, leicht süß, aromatisch
**Organkreiswirkung:** He, Le, Ma, Di

**Funktion**

- Gallenblasen-Schleim-Hitze
- senkt Magen-Qi ab
- leicht abführend
- kühlt Herz-Feuer, Leber-Feuer und Leber-Yang
- beruhigt Shen
- besänftigt inneren Wind
- leitet Nässe-Hitze aus
- entzündliche Darmerkrankungen

**Indikation**

- Hypertonie
- Gallensteine, regt Gallenfluss an
- Appetitverlust
- Obstipation, träge Verdauung
- Unruhe, Nervosität
- erhöhtes Cholesterin, erhöhte Blutfette

**Kontraindikation:** Milz-Qi-Mangel, zu große Mengen können Durchfälle verstärken

**Rezept I:** Rucolasalat
**Rezept II:** gebratene Hühnerstreifen mit Rucola
**Rezept III:** Rucola mit Mozzarella und Nudeln

**Westliche Inhaltsstoffe:** Vitamin C, Bitterstoffe (regen Verdauungssäfte an), Senföle, Nitrate, hoher Jodgehalt, hoher Gehalt an Glucosinolaten (verstärken Entgiftungsfunktion der Leber und beugen Krebsentstehung vor), Beta-Karotin und Folsäure

**Bemerkung:** Rucola zeigt eine gewisse Verwandtschaft mit den Löwenzahnblättern (Taraxacum), die ebenfalls für ähnliche Indikationen in China diätetisch und auch als Arzneimittel genutzt werden.

## 7.35 Salat, grün (Lactuca sativa) 色拉 sèlā

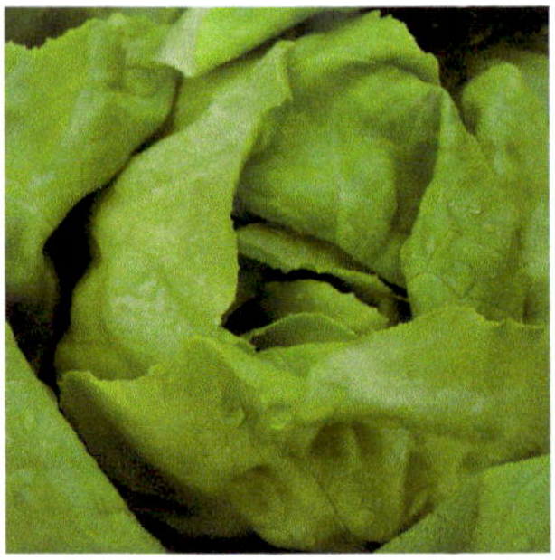

**Alternative Bezeichnung:** Kopfsalat
**Verwendeter Pflanzenteil:** Blätter
**Familie:** Asteraceae
**Temperatur:** kühl
**Geschmack:** süß-bitter
**Organkreiswirkung:** He, Le, Ma, Di

**Funktion**

- senkt Magen-Qi ab
- klärt Herz- und Leber-Feuer
- zügelt aufsteigendes Leber-Yang
- beruhigt Shen
- besänftigt inneren Wind
- leitet Nässe-Hitze aus und Sommer-Hitze
- unterstützt Milchbildung
- tonisiert Blut

**Indikation**

- Hypertonie
- Zystitis
- schmerzhaftes Wasserlassen, wenig Urin, Blut im Urin
- Hämorrhoiden
- Gallensteine
- regt Gallenfluss an
- Unruhe, Nervosität, innere Anspannung
- erhöhtes Cholesterin, erhöhte Blutfette
- mangelhafte Milchbildung, Laktationsschwäche

**Kontraindikation:**

- Milz-Qi-Mangel
- Marcumar-Therapie (kann in größeren Mengen eine antikoagulative Therapie abschwächen)

**Rezept I:** Salat mit Tomaten und Gurken
**Rezept II:** griechischer Salat
**Rezept III:** gemischter grüner Salat

**Westliche Inhaltsstoffe:** Vitamin E, zählt zu den Tocopherolen und wirkt als Antioxidans, Vitamin K

## 7.36 Schwarzwurzel (Scorconera hispanica) 黑根 hēigēn

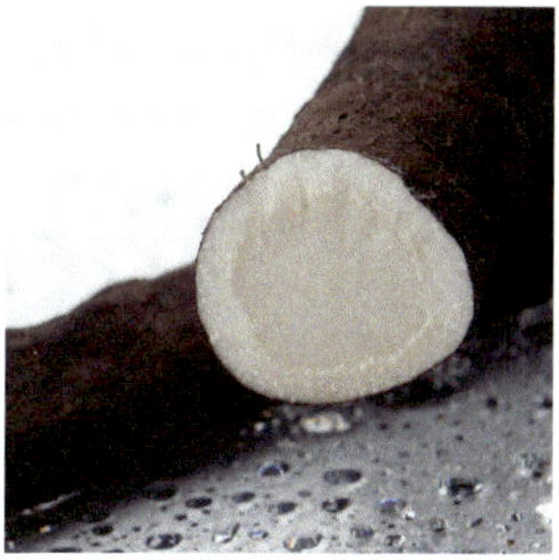

**Alternative Bezeichnung:** Winterspargel
**Verwendeter Pflanzenteil:** Wurzel
**Familie:** Asteraceae
**Temperatur:** kühl
**Geschmack:** süß, bitter
**Organkreiswirkung:** Mi, Ma, Ni, Le

**Funktion**

- tonisiert Blut
- tonisiert Säfte und Magen-Yin
- erfrischt Blut (Xue)
- leitet Nässe-Hitze aus Niere, Leber und Dickdarm und beruhigt Leere-Hitze

**Indikation**

- Blutmangel, Anämie, allgemeine Erschöpfung
- mangelnde Diurese
- erhöhter Blutzucker, Diabetes
- Übersäuerung des Köpers
- Unruhe

**Kontraindikation:** Verdauungsschwäche

**Rezept I:** Schwarzwurzelsalat
**Rezept II:** gekochte Schwarzwurzel mit Proscuitto
**Rezept III:** Schwarzwurzel-Erbsen-Auflauf

**Westliche Inhaltsstoffe:** Provitamin A, Vitamin $B_1$, $B_2$, $B_3$, C, E, Kalium, Kalzium, Magnesium, Phosphor, reichlich Eisen, Glycoside, Asparagin, Allantoin

## 7.37 Sellerie (Apium) 芹菜 qíncài

**Verwendeter Pflanzenteil:** Wurzel
**Familie:** Umbelliferae
**Temperatur:** kühl
**Geschmack:** süß, scharf, etwas bitter
**Organkreiswirkung:** Le, Ma, Mi, Lu

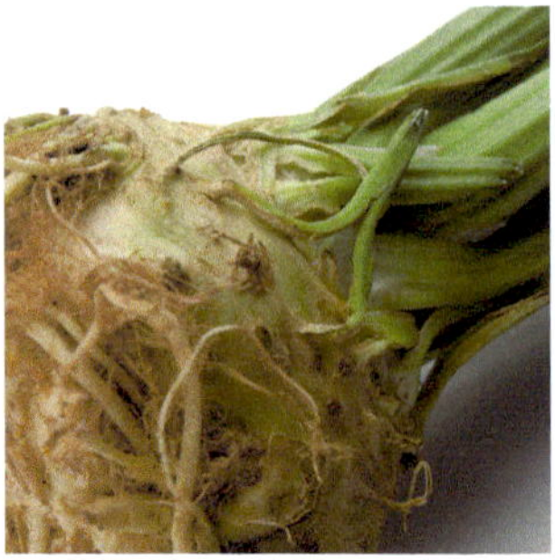

**Funktion**

- tonisiert Yin
- beruhigt Leere-Hitze
- besänftigt aufsteigendes Leber-Yang
- vertreibt inneren Leber-Wind
- tonisiert Leber-Yin
- erfrischt Blut (Xue)
- eliminiert feuchte Hitze
- kühlt Magen-Feuer
- stillt Blutungen

**Indikation**

- Kopfschmerzen, Schwindel, gerötete Augen, Bluthochdruck
- Schmerzen beim Wasserlassen, trüber, blutiger Urin
- Sodbrennen
- Gastritis, Übelkeit, Erbrechen, Appetitverlust
- Durst, Unruhe
- zu starke oder zu häufige Monatsblutung

**Kontraindikation:** Milz-Qi-Schwäche und Kälte der Mitte

**Rezept I:** Selleriesaft
**Rezept II:** Selleriesuppe
**Rezept III:** Gemüseeintopf mit Sellerie

**Westliche Inhaltsstoffe:** Vitamin A, C und E, Niacin, Folsäure, Eisen, Kalzium, Aminosäuren, ätherische Öle

# 7.38 Spargel (Asparagus officinalis) 龙须菜 lóngxūcài

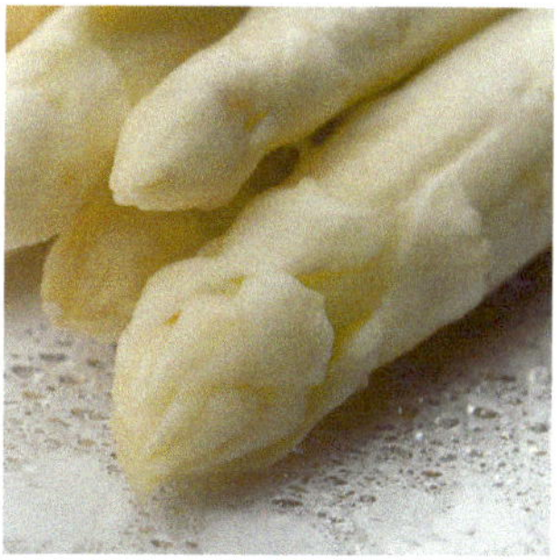

**Alternative Bezeichnung:** weißer Spargel
**Verwendeter Pflanzenteil:** Sprossen
**Familie:** Liliaceae
**Temperatur:** kühl-kalt
**Geschmack:** süß, bitter
**Organkreiswirkung:** Lu, Mi, Ni

**Funktion**

- tonisiert Lungen- und Nieren-Yin
- eliminiert Hitze
- leitet Nässe-Hitze aus
- senkt Lungen-Qi ab
- leicht abführend

**Indikation**

- trockener Husten, allgemeiner Säftemangel
- Heuschnupfen
- chronische Bronchitis
- Blasenentzündungen, Ödeme, Wassereinlagerungen
- Obstipation, träger Stuhlgang, Übergewicht

**Kontraindikation:** Vorsicht bei Nierensteinen und Gicht

**Rezept I:** Spargelcremesuppe
**Rezept II:** gratinierter Spargel
**Rezept III:** blanchiert als Salat

**Westliche Inhaltsstoffe:** Vitamine A, E und C sowie Folsäure, Kalium, Kalzium, Eisen, Magnesium, Phosphor, Kupfer, Selen, Flavonoide, Saponine und Asparaginsäure

## 7.39 Spinat (Spinacia oleracea) 菠菜 bōcài

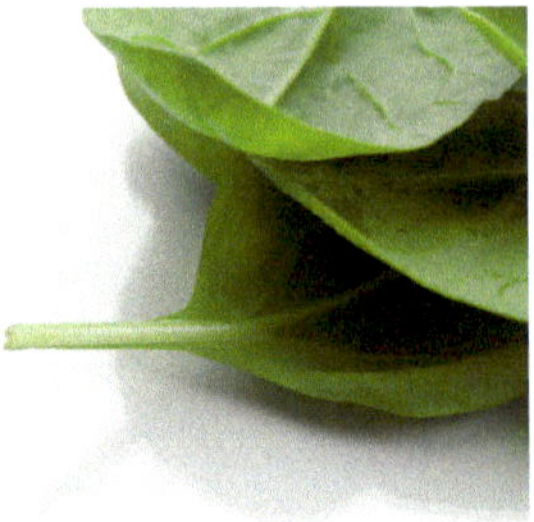

**Alternative Bezeichnung:** Mangold (hat die gleiche chinesische Wirkung)
**Verwendeter Pflanzenteil:** Blätter
**Familie:** Chenopodiaceae
**Temperatur:** kühl
**Geschmack:** süß, bitter
**Organkreiswirkung:** Di, Le, Ma

**Funktion**
- tonisiert Blut (Xue), Säfte
- tonisiert Dickdarm-Yin
- befeuchtet Dickdarm
- kühlt Hitze
- senkt Magen-Qi ab
- stillt Blutungen

**Indikation**
- Obstipation, Hämorrhoiden
- Diabetes
- Nachtblindheit, Lichtempfindlichkeit, rote Augen
- Unruhe
- Schwindel
- Kopfschmerzen, arterielle Hypertonie
- Nasenbluten, Blut im Stuhl, blutende Hämorrhoiden

**Kontraindikation:** Diarrhöe durch Milz-Qi-Mangel, Vorsicht bei Nierensteinen (Oxalsäure)

**Bemerkung:** Vorsicht bei marcumarisierten Patienten, da durch zu reichlichen Verzehr durch den hohen Vitamin-K-Gehalt die antikoagulative Therapie abgeschwächt werden kann

**Rezept I:** Spinatstrudel mit Schafskäse
**Rezept II:** gedünsteter Spinat
**Rezept III:** Spinat mit Spiegelei und Röstkartoffeln

**Westliche Inhaltsstoffe:** Vitamine A, $B_1$, C, E und K, Folsäure; Kalzium, Magnesium, viel Eisen, Oxalsäure, Aminosäuren; Vitamin E (zählt zu den Tocopherolen und wirkt als Antioxidans)

# 7.40 Süßkartoffel (Ipomoea batatas) 甘薯 gānshǔ

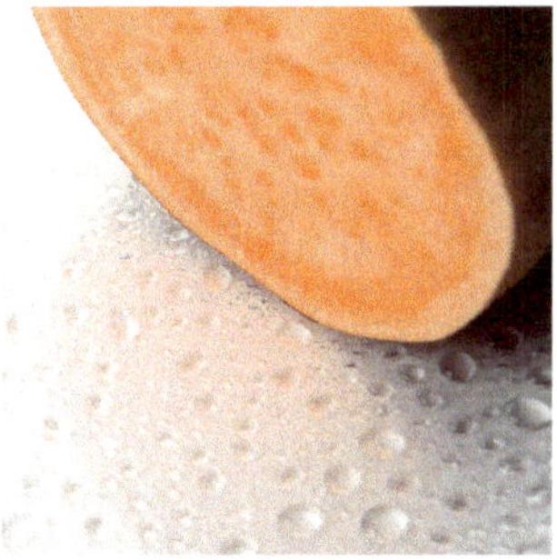

**Verwendeter Pflanzenteil:** Wurzelknolle
**Familie:** Convulaceae
**Temperatur:** neutral-warm
**Geschmack:** süß
**Organkreiswirkung:** Mi, Ma, Ni, Di

**Funktion**
- tonisiert Milz- und Magen-Qi
- tonisiert Nieren-Qi
- nährt Nieren-Yin
- tonisiert Blut
- leitet Nässe und Nässe-Hitze aus
- leicht abführend

**Indikation**
- Substanzaufbau, allgemeine Erschöpfung
- Kurzatmigkeit
- Erschöpfung
- Appetitlosigkeit
- Diarrhöe, Durchfallerkrankung
- Gelbsucht, Hepatitis
- verschwommenes Sehen, trockene Augen
- Hypertonie, erhöhtes Cholesterin
- trockene Haut
- harter, trockener Stuhl

**Kontraindikation:** keine

**Rezept I:** Süßkartoffel-Apfel-Kasserolle
**Rezept II:** Ofenkartoffel
**Rezept III:** gekochte Süßkartoffel

**Westliche Inhaltsstoffe:** hoher Stärkeanteil, Vitamine A, $B_1$, $B_2$, C und E, Pantothensäure, Kalium, Magnesium

# 7.41 Tomate (Lycopersicum esculentum) 西红柿 xīhóngshì

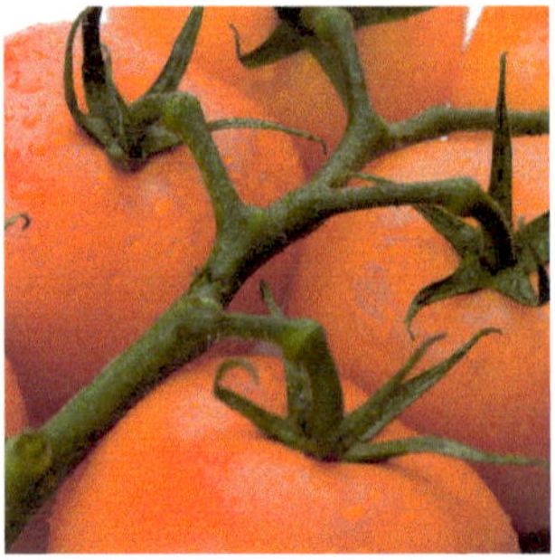

**Alternative Bezeichnung:** Paradeiser
**Verwendeter Pflanzenteil:** Frucht
**Familie:** Solanaceae
**Temperatur:** kühl-kalt
**Geschmack:** süß, sauer
**Organkreiswirkung:** Le, Mi, Ma

**Funktion**

- tonisiert Yin, Leber-Yin und Säfte
- besänftigt Yang und kühlt Magen-Hitze
- kühlt Blut (Xue)
- senkt Leber-Gallenblasen-Feuer ab

**Indikation**

- Sommer-Hitze, Hitzschlag
- Hypertonie
- Augenrötungen, trockene Augen, Sehverschlechterung
- Kopfschmerzen
- Durst
- Trockenheit, Säftemangel
- Blutungen durch Blut-Hitze: Zahnfleischbluten, Nasenbluten
- Unruhe, Nervosität
- erhöhtes Cholesterin

**Kontraindikation:** innere Kälte und Kälte von Milz und Magen

**Rezept I:** Tomatensalat
**Rezept II:** Tomatensuppe
**Rezept III:** Tomatenletscho, Tomatensauce

**Westliche Inhaltsstoffe:** Vitamin A, $B_1$, $B_2$, C, Kalzium, Magnesium, Eisen, Kobalt, Zink, Oxalsäure; Lycopin (gehört zu den Karotinoiden, ist ein Antioxidans und schützt vor freien Radikalen, wirkt daher präventiv gegen Herz-Kreislauf-Erkrankungen und bestimmte Krebsarten. Lycopin ist in rohen Tomaten vom Körper weniger gut verwertbar als in zubereiteten Formen.)

**Westliche Gegenanzeigen/Bemerkungen:** wegen der Oxalsäure Vorsicht bei Nierensteinen (Oxalatsteine)

## 7.42 Weißkohl (Brassica oleracea var. Capitata) 卷心菜 juǎnxīncài

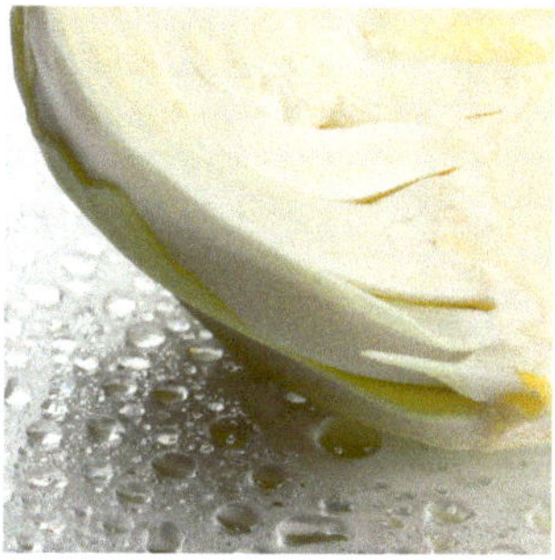

**Alternative Bezeichnung:** Kraut, weiß; Kappes, Chabis
**Verwendeter Pflanzenteil:** Blätter
**Familie:** Brassicaceae
**Temperatur:** neutral-kühl
**Geschmack:** süß, scharf, bitter
**Organkreiswirkung:** Ma, Di, Le

**Funktion**

- reguliert Qi
- befeuchtet Dickdarm
- löst Lungen-Schleim-Hitze
- nährt Magen- und Dickdarm-Säfte
- beseitigt Hitze
- eliminiert Feuer-Toxine
- eliminiert Wind-Nässe

**Indikation**

- Obstipation
- Magenschmerzen, Völlegefühl durch Nahrungsstau
- Gastritis, Magengeschwür
- Divertikulitis, Darmentzündungen
- Krebsprophylaxe
- Geschwüre, Hautausschläge
- Abszesse und Furunkel
- Gelenkschmerzen, Rheuma, Gicht (auch äußerlich als Auflage)

**Kontraindikation**

- Diarrhöe
- innere Kälte

**Rezept I:** Krautsalat
**Rezept II:** gekochtes Kraut
**Rezept III:** Sauerkraut aus dem Fass

**Westliche Inhaltsstoffe:** siehe Brokkoli, S. 90; Vitamin C, Folsäure, Beta-Karotin, Kalzium, Kalium, Eisen, Silizium, Phenolsäuren

## 7.43 Wirsingkohl (Brassica oleracea var. Sabauda) 卷心菜 juǎnxīncài

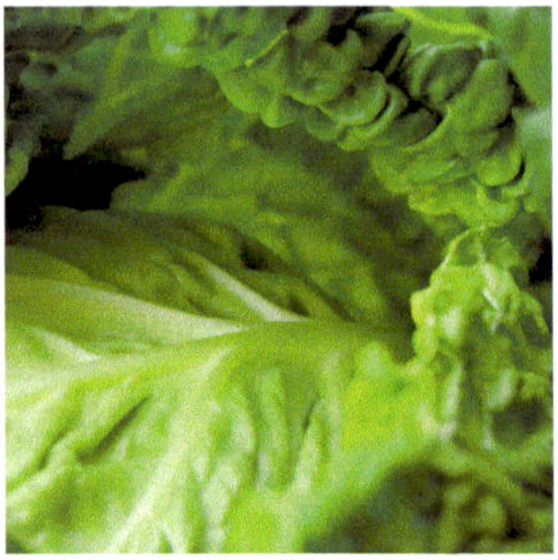

**Alternative Bezeichnung:** Welschkohl, Wirz
**Verwendeter Pflanzenteil:** Blätter
**Familie:** Brassicaceae
**Temperatur:** neutral
**Geschmack:** süß
**Organkreiswirkung:** Ma, Di, Mi

**Funktion**
- tonisiert Magen- und Dickdarm-Yin
- nährt Magen- und Dickdarm-Yin
- nährt und kühlt Blut (Xue)
- eliminiert Blut (Xue)-Hitze
- leitet Hitze und Nässe-Hitze aus
- reguliert Qi
- reguliert Stuhlgang
- nährt Jing

**Indikation**
- fördert Verdauung
- senkt Cholesterin
- erhöhter Blutdruck
- Unruhe
- Obstipation, träge Verdauung
- trockener Husten
- Gastritis, Magengeschwür, Nahrungsstagnation, Magenschmerzen
- Ekzeme, Hautausschläge, Geschwüre, Verletzungen, Hämatome (dabei auch äußerliche Verwendung als Wickel)

**Kontraindikation:** Verdauungsschwäche

**Rezept I:** gefüllte Wirsingkohlblätter
**Rezept II:** Kohlsuppe
**Rezept III:** Kohlsaft

**Westliche Inhaltsstoffe:** Senfölglykoside, besonders viel Chlorophyll, doppelt so viel Eiweiß, Fette, auch Eisen und Phosphor wie Weiß- und Rotkohl (S. 114, 125), Vitamin A, B, C sowie K (daher Vorsicht bei antikoagulativer Therapien mit Vitamin-Antagonisten wie Marcumar)

# 7.44 Zucchini (Curcurbita pepo) 西葫芦 xīhúlú

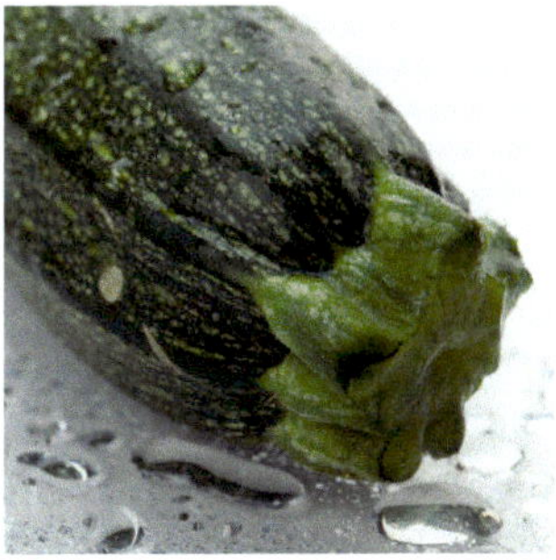

**Alternative Bezeichnung:** Zuchetti
**Verwendeter Pflanzenteil:** Frucht
**Familie:** Cucurbitaceae
**Temperatur:** kühl
**Geschmack:** süß, bitter
**Organkreiswirkung:** Ma, Di, Mi

**Funktion**
- tonisiert Milz-Qi
- nährt Yin
- beruhigt Leere-Hitze
- eliminiert Hitze
- leitet Nässe-Hitze aus
- transformiert Schleim

**Indikation**
- trockene Obstipation, harter Stuhl
- trockene Schleimhäute
- Entzündungen der Magenschleimhaut, Gastritis, Sodbrennen
- Diabetes
- erhöhter Blutdruck
- bronchiale Verschleimung, Asthma, Arteriosklerose

**Kontraindikation:** keine

**Rezept I:** Zucchinicremesuppe
**Rezept II:** Zucchinigemüse
**Rezept III:** Zucchinisalat

**Westliche Inhaltsstoffe:** Vitamin $B_1$, C, Beta-Karotin, Folsäure, außerdem Vitamin E, zählt zu den Tocopherolen und wirkt als Antioxidans; zudem Schleimstoffe (Saponine) und Bitterstoffe

# 7.45 Zwiebel (Allium cepa) 洋葱 yángcōng

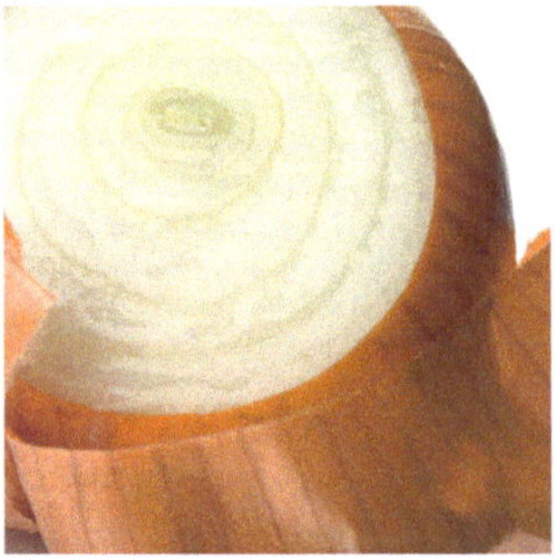

**Verwendeter Pflanzenteil:** Zwiebel
**Familie:** Liliaceae
**Temperatur:** warm
**Geschmack:** scharf, süß
**Organkreiswirkung:** Mi, Ma, Lu, Ni, Di, He

**Funktion**
- wärmt Milz und Magen
- reguliert und harmonisiert die Mitte
- tonisiert Nieren-Yang
- vertreibt Schleim-Kälte und Wind-Kälte
- bewegt Qi und Blut (Xue)
- wandelt Schleim um
- tonisiert Milz- und Magen-Qi
- eliminiert Toxine

**Indikation**
- Appetitlosigkeit
- Erkältung, akuter grippaler Infekt
- Bronchitis
- Gesichtsödeme
- verschleimte Nase, Heuschnupfen, Fließschnupfen
- Asthma bronchiale
- Brustkorbenge
- Cholesterinerhöhung, Bluthochdruck
- erhöhter Blutzucker
- Abszesse, Akne, Furunkel (auch äußerlich als Auflage oder Umschlag)

**Kontraindikation**
- Magen-Yin-Mangel
- Magen-Feuer
- übermäßiges Schwitzen

**Rezept I:** Zwiebelsuppe
**Rezept II:** Zwiebel geröstet als Basis für Speisen
**Rezept III:** Zwiebelauflauf

**Westliche Inhaltsstoffe:** Vitamine $B_1$, $B_2$, $B_6$, C, Kalium, Kalzium, Fluor, Jod, Selen, Senföle und Prostaglandin A, schwefelhaltige Verbindungen wie Allicin und Thiosulfate; Phytosterine, Quercetin (antientzündliche Wirkung), hohe Konzentration ätherischer Öle

# 8 Obst 果 guǒ

Der Zuckergehalt im Obst ist oft höher als im Gemüse. Wenige Obstsorten sind aus Sicht der Chinesischen Medizin thermisch warm, die meisten sind neutral-kühl, gelegentlich auch kalt. Obst tonisiert v. a. Säfte und Yin und kann Nässe-Hitze ausleiten. Neben dem süßen Geschmack enthalten viele Früchte bittere und scharfe Nuancen, z. T. in den Kernen oder direkt unter der Schale. Damit wird die säftenährende Wirkung von z. B. Weintrauben beim Verzehr mit den kleinen Traubenkernen durch leichte Bitterstoffe etwas korrigiert. Dies wirkt auch dem Entstehen von Nässe entgegen, da das Bittere ableitend, drainierend und trocknend wirkt.

Durch die Süße von Obst und die damit einhergehende Befeuchtung, zusammen mit der oft kühlen Thermik, empfiehlt es sich v. a. bei Milz-Pathologien mit Nässe- und Schleim-Erkrankungen eine Zeit lang auf den Verzehr von Obst zu verzichten oder den Patienten zur Kompottherstellung Hinweise zu geben, die die Verträglichkeit – insbesondere unter Verwendung von Gewürzen wie Zimt o. Ä. – deutlich verbessern.

Außerdem enthält Obst häufig auch sauere Geschmacksnoten. Diese Fruchtsäuren liegen oft unter oder in der Schale und wirken besonders im Sommer, wenn das meiste Obst verfügbar ist, neben der säftespendenden Wirkung durch das Süße auch adstringierend. So wird bei hohen sommerlichen Temperaturen nicht nur der Säfteverlust durch die säftespendende Wirkung des Süßen ausgeglichen und Durst gelöscht, sondern das adstringierende Saure schließt die Poren, wirkt so schweißhemmend und beugt übergroßen Säfteverlusten vor. Wegen der zusammenziehenden Wirkung des Sauren sollte frisches Obst, insbesondere kühlende und saure Zitrusfrüchte, während einer Wind-Kälte-Invasion strikt gemieden werden, da sie sonst die Pathogene weiter in die „Tiefe" ziehen und so den viralen Infekt verlängern könnten.

Obst und deren Säure (dazu zählt auch Vitamin C) wirken dagegen gut als Infektprophylaxe, da diese die Poren enger stellen, das Abwehr-Qi stützen und den Angriff von äußeren Pathogenen so wirksam vorbeugen.

Obst wird in die folgenden **Gruppen** eingeteilt: Kernobst, Steinobst, Beerenobst, Schalenobst, Südfrüchte und exotische Früchte. Sie enthalten Vitamine und Mineralstoffe. Vor allem Kern- und Steinobst können Allergien hervorrufen, während Beeren eher verträglich sind.

**Beachte** *Eine Fruktoseintoleranz wird immer häufiger diagnostiziert. Man sollte sich dabei vor Augen führen, was unsere Vorfahren an frischem, noch nicht gezüchtetem Obst zur Verfügung hatten. Dies waren Beeren und Früchte von Wildarten, die keineswegs über sehr große Mengen an Fruchtfleisch verfügten. Erst durch Agrarkultur und Züchtungen konnte der Zuckergehalt um ein Vielfaches erhöht und der Gehalt an Bitterstoffen minimiert werden, da diese eher als unerwünscht gelten und herausselektiert wurden. Daher könnte es verständlich sein, dass der menschliche Körper nicht an eine unbegrenzt große Menge frisches Obst angepasst ist. Bei empfindlichen Personen sollte daher nur zu einer begrenzten Menge von dem individuell verträglichen Obst geraten werden. Heutzutage sollte auch auf die Verwendung von Spritzmittel geachtet werden und möglichst unbehandeltes Obst verzehrt werden.*

# 8.1 Ananas (Ananas cosmosus) 菠萝 bōluó

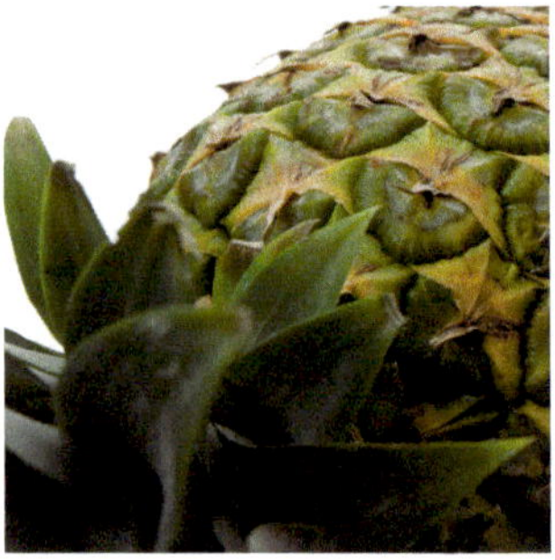

**Alternative Bezeichnung:** Pinapple
**Verwendeter Pflanzenteil:** Frucht
**Familie:** Bromeliaceae
**Temperatur:** kühl
**Geschmack:** süß, sauer
**Organkreiswirkung:** Ma, Mi, Le

**Funktion**
- nährt Magen-, Leber- und Lungen-Yin
- nährt die Körpersäfte und das Yin
- tonisiert Säfte und Qi des Mittleren Erwärmers
- stillt Durst
- kühlt Leere-Hitze
- eliminiert Hitze
- beruhigt Feuer
- eliminiert Sommer-Hitze

**Indikation**
- Durst, Trockenheit
- Sonnenstich
- Appetitlosigkeit, Übelkeit, Erbrechen
- Maldigestion, insbesondere schlechte Eiweißverdauung
- Unruhe
- Hypertonie, Übergewicht, Ödeme, Wassereinlagerungen

**Kontraindikation**
- Diarrhöe
- Erkältungsanfälligkeit und innere Kälte
- Ekzeme und eitrige Hautprozesse

**Rezept I:** Ananaskompott
**Rezept II:** Ananashuhn
**Rezept III:** Ananascurryreis

**Westliche Inhaltsstoffe:** Vitamin C, Magnesium, Kalium, Eisen, Kupfer, Mangan, Zink, Jod, Bromelain (Enzym, welches besonders die Eiweißverdauung unterstützt)

## 8.2 Apfel (Malus domestica) 苹果 píngguǒ

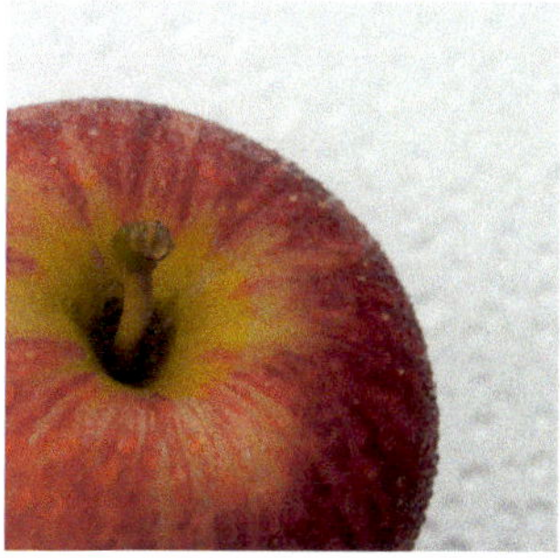

**Verwendeter Pflanzenteil:** Frucht
**Familie:** Rosaceae
**Temperatur:** kühl
**Geschmack:** süß, sauer
**Organkreiswirkung:** Mi, Ma, Le, Lu, Di

**Funktion**

- tonisiert Säfte
- tonisiert Yin
- erfrischt Blut (Xue)
- kühlt innere und äußere Hitze und Sommer-Hitze
- leitet Nässe aus
- transformiert Nässe und Schleim
- reguliert Stuhlgang

**Indikation**

- Trockenheit der Schleimhäute
- Fieber
- Durst
- Unruhe
- Verstopfung (roher Apfel)
- Diarrhöe (getrockneter Apfel oder als Kompott)
- erhöhtes Cholesterin
- Gicht
- Krebsprophylaxe

**Kontraindikation:** innere Kälte

**Rezept I:** Apfel roh
**Rezept II:** Apfelkompott
**Rezept III:** Apfelstrudel

**Westliche Inhaltsstoffe:** Vitamin C, Kalzium, Magnesium, Kalium, Eisen, Pektine, Gerbsäuren, Quercetin, Katechine

## 8.3 Aprikose (Prunus armeniaca) 杏子 xìngzi

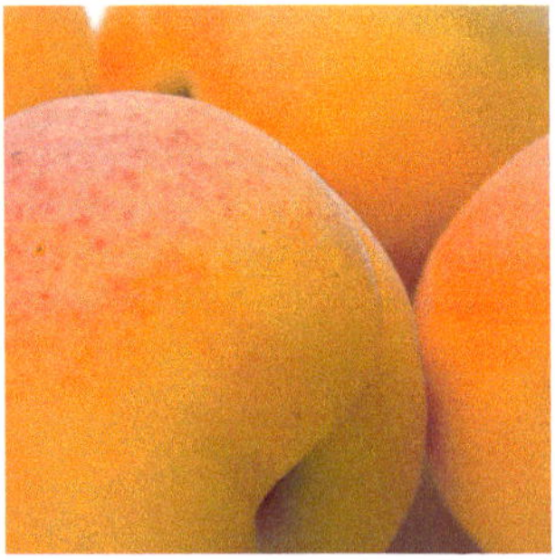

**Alternative Bezeichnung:** Marille
**Verwendeter Pflanzenteil:** Frucht
**Familie:** Rosaceae
**Temperatur:** warm
**Geschmack:** süß, sauer
**Organkreiswirkung:** Mi, Ma, Le, Lu

**Funktion**

- nährt Yin und die Säfte
- tonisiert Milz-Qi, Lungen-Qi und -Yin
- nährt Blut (Xue)
- stillt Husten
- wandelt Schleim um
- führt ab, reguliert Stuhlgang

**Indikation**

- Durst, trockener Mund, allgemeiner Säftemangel, Anämie
- Asthma, Kurzatmigkeit
- Husten
- trockene Haut
- Wucherungen, Myome
- Verstopfung, Darmträgheit

**Kontraindikation**

- Blut (Xue)-Hitze
- Diarrhöe

**Rezept I:** Aprikosenkompott
**Rezept II:** Marillenstrudel
**Rezept III:** Marillenknödel

**Westliche Inhaltsstoffe:** Beta-Karotine, Vitamin $B_1$, $B_2$ und C, Eisen, Kalzium, Lycopin, hoher Kaliumanteil

**Cave** *getrocknete Aprikosen sind häufig geschwefelt (kann Ekzeme/Neurodermitis verschlechtern)*

## 8.4 Banane (Musa paradisiaca) 香蕉 xiāngjiāo

**Verwendeter Pflanzenteil:** Frucht
**Familie:** Musaceae
**Temperatur:** kühl-kalt
**Geschmack:** süß
**Organkreiswirkung:** Mi, Ma, Lu, Di

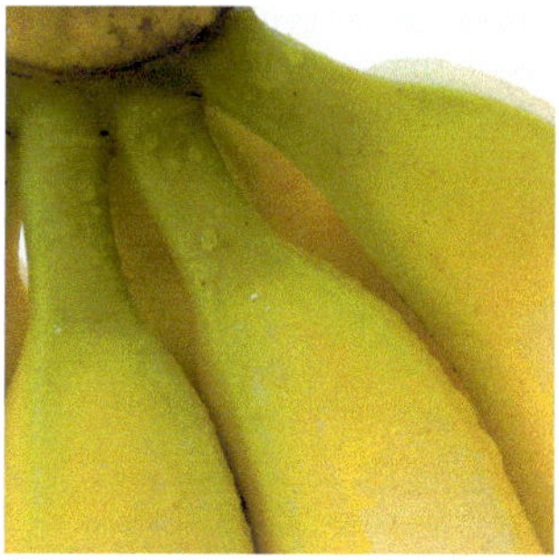

**Funktion**
- klärt Hitze
- tonisiert Yin
- befeuchtet Lunge, Dickdarm, Magen
- leitet toxische Hitze aus, entgiftet

**Indikation**
- Durst, Mundtrockenheit
- Hyperaktivität, Nervosität
- Hämorrhoiden, hämorrhoidale Blutungen
- Obstipation, harter, trockener Stuhl
- Trockenheit der Lunge, trockener Reizhusten
- Schlaflosigkeit, Konzentrationsschwäche

**Kontraindikation**
- Obstipation durch Kälte
- Milz-Qi-Mangel
- Schleim-Kälte-Ansammlung
- Husten aufgrund von Kälte

**Rezept I:** flambierte Banane
**Rezept II:** Kochbananen
**Rezept III:** gebackene Bananen mit Honig

**Westliche Inhaltsstoffe:** Zucker, Kalium, Phosphor und viele Ballaststoffe, viel Vitamin $B_6$ sowie etwas Vitamin C, $B_2$ und Folsäure, Zink, Tryptophan

## 8.5 Birne (Pyrrus communis) 梨 lí

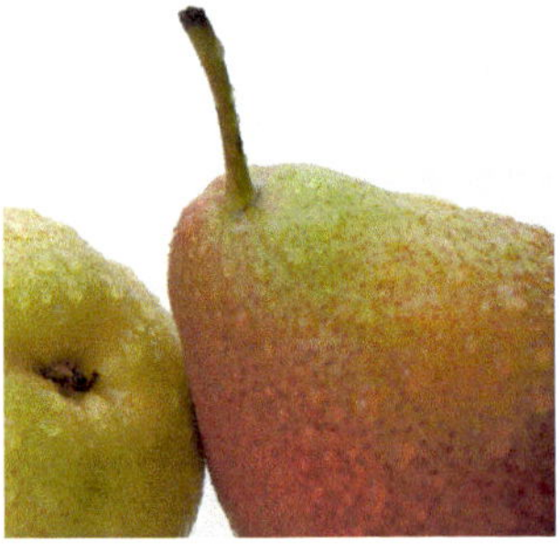

**Verwendeter Pflanzenteil:** Frucht
**Familie:** Rosaceae
**Temperatur:** kühl
**Geschmack:** süß
**Organkreiswirkung:** Lu, Di

**Funktion**
- tonisiert Lunge und Dickdarm-Yin
- befeuchtet Lunge, Dickdarm
- nährt Flüssigkeiten
- löst festsitzenden Schleim
- kühlt Hitze

**Indikation**
- trockene Lunge, Heiserkeit, Stimmverlust
- trockener Husten, Bronchitis
- Polypen
- Durst
- trockene Obstipation, harter Stuhl
- Unruhe, Schlaflosigkeit, Schreckhaftigkeit

**Kontraindikation**
- Milz-Qi-Mangel
- Kälte

**Rezept I:** Birnenkompott
**Rezept II:** Birnen mit Mandelmus
**Rezept III:** Birnen mit Marzipan im Ofen zubereitet

**Westliche Inhaltsstoffe:** Karotin, Vitamin C, B, viel Kalium, Magnesium, Kalzium, Phosphor, Zink, Kupfer, Jod

# 8.6 Brombeere (Rubus fructiosus) 黑莓 hēiméi

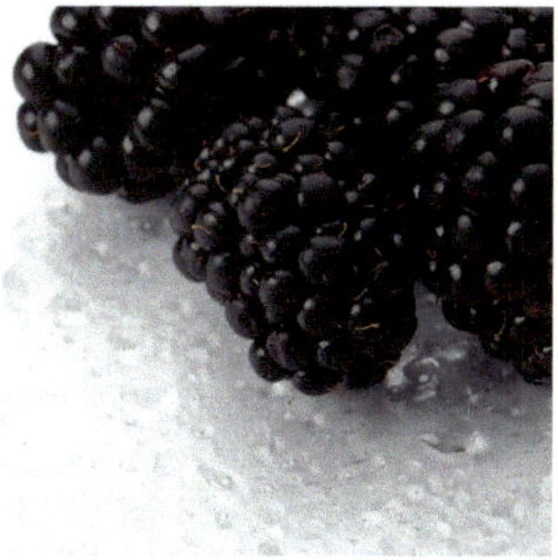

**Verwendeter Pflanzenteil:** Frucht
**Familie:** Rosaceae
**Temperatur:** neutral-kühl
**Geschmack:** süß, sauer
**Organkreiswirkung:** Le, Di, Ni

**Funktion**
- klärt Leber- und Blut (Xue)-Hitze
- befeuchtet den Darm
- tonisiert Blut (Xue)
- tonisiert Nieren-Yin
- adstringiert

**Indikation**
- fieberhafter Infekt, Tonsillitis, Zahnfleischentzündung, Stomatitis
- übermäßiges Schwitzen
- Schwäche, Anämie, Blässe
- Colitis ulcerosa
- Schwangerschaft
- Blasenschwäche, Inkontinenz, Bettnässen
- vorzeitige Ejakulation, Spermatorrhöe, Leukorrhöe

**Kontraindikation:** keine

**Rezept I:** Beerenkompott
**Rezept II:** Beerenpüree
**Rezept III:** Beerenmarmelade

**Westliche Inhaltsstoffe:** Pektin, Kalium, Kalzium, Magnesium, Fruchtsäuren, Phenole und Flavonoide, Vitamin A, C, Eisen, Quercetin

# 8.7 Dattel (Phoenix dactylifera) 海枣 hǎizǎo

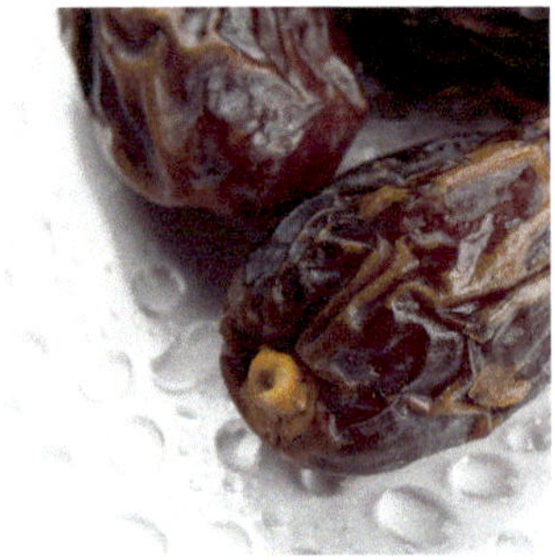

**Verwendeter Pflanzenteil:** Frucht
**Familie:** Arecaceae
**Temperatur:** neutral-warm
**Geschmack:** süß
**Organkreiswirkung:** Mi, Lu, Le, Ni, He

**Funktion**
- nährt Blut (Xue) und Säfte
- befeuchtet Lunge
- tonisiert Milz-, Lungen-Qi
- nährt Herz-Blut (Xue) und -Qi
- tonisiert Leber-Blut

**Indikation**
- Erschöpfung, Schwäche
- Anämie
- Untergewicht
- Trockenheit der Lunge
- Schlafstörungen, Unruhe

**Kontraindikation:** keine

**Rezept I:** Dattelmus
**Rezept II:** Müsli mit Datteln
**Rezept III:** Dattelkonfekt

**Westliche Inhaltsstoffe:** Phosphor, Kalzium, Eisen, Magnesium sowie Vitamin A, B und C und Folsäure

# 8.8 Erdbeere (Fragaria spec.) 草莓 cǎoméi

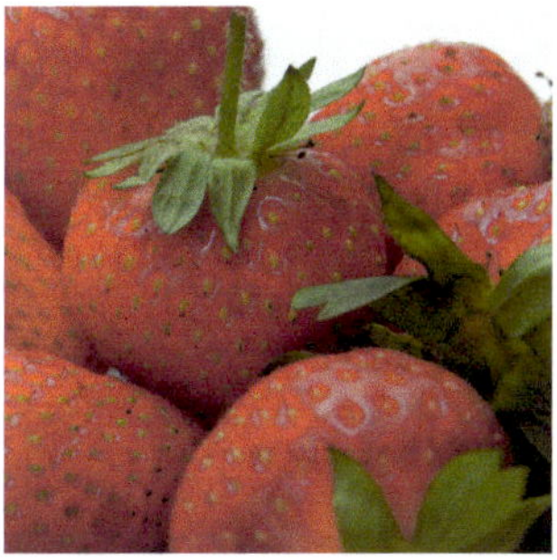

**Verwendeter Pflanzenteil:** Frucht
**Familie:** Rosaceae
**Temperatur:** kühl
**Geschmack:** süß, sauer
**Organkreiswirkung:** Le, Mi, Ni

**Funktion**
- tonisiert Qi und Blut (Xue)
- befeuchtet Trockenheit
- erfrischt Blut (Xue)
- leitet Nässe-Hitze aus Blase und Leber aus
- bewegt und reguliert Blut

**Indikation**
- Durst, Trockenheit, trockener Hals, trockener Husten
- Schwindel
- erhöhtes Cholesterin
- Hypertonie
- Hämorrhoiden
- Durchblutungsstörungen, Angina pectoris

**Kontraindikation:** Hautausschläge

**Rezept I:** Erdbeeren mit Sahne
**Rezept II:** Erdbeermus
**Rezept III:** Erdbeerkuchen

**Westliche Inhaltsstoffe:** Vitamin A, B, C, Kalium, Asparaginsäure, Salycilsäure, Folsäure, Magnesium, Zink, Phosphat, Karotinoide

# 8.9 Feige (Ficus carica) 无花果 wúhuāguǒ

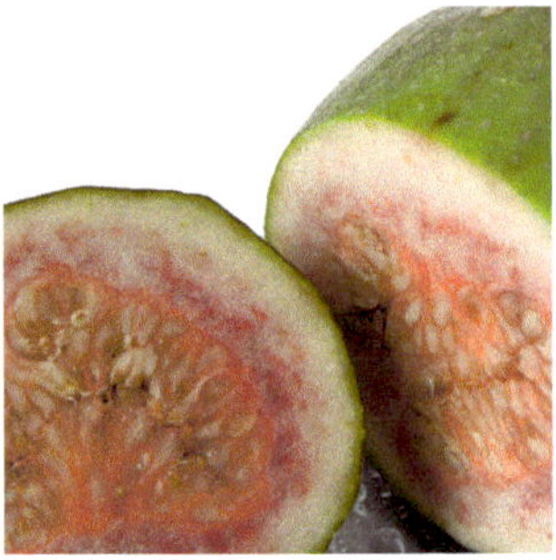

**Verwendeter Pflanzenteil:** Frucht
**Familie:** Moraceae
**Temperatur:** neutral-warm
**Geschmack:** süß
**Organkreiswirkung:** Mi, Ma, Lu, Di

**Funktion**
- tonisiert Milz-Qi
- tonisiert Lungen-Qi
- tonisiert Blut (Xue)
- befeuchtet den Darm, reguliert Stuhlgang
- entgiftet

**Indikation**
- Appetitlosigkeit
- Erschöpfung, verminderter Milchfluss
- Trockenheit der Lunge und der Schleimhäute
- Hämorrhoiden
- Obstipation

**Kontraindikation:** zu viel führt zur Nahrungsstagnation

**Rezept I:** Feigen im Müsli
**Rezept II:** Feigen im Frühstück
**Rezept III:** Feigenkonfekt

**Westliche Inhaltsstoffe:** Magnesium und Kalzium, Kalium, Phosphor und Eisen, Vitamin $B_1$

# 8.10 Grapefruit (Citrus paradis) 西柚 xīyòu

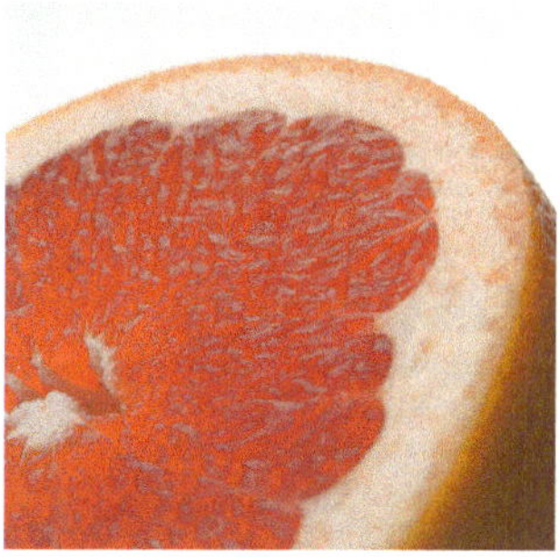

**Alternative Bezeichnung:** Pomelo, Pampelmuse
**Verwendeter Pflanzenteil:** Fruchtfleisch und Schale
**Familie:** Rutaceae
**Temperatur:** kühl-kalt
**Geschmack:** bitter, sauer, süß
**Organkreiswirkung:** Le, Ma, Di

**Funktion**
- kühlt Magen-Feuer
- senkt Magen-Qi ab
- tonisiert Säfte
- löst Schleim
- löst Nahrungsstagnation
- tonisiert Yin

**Indikation**
- Völlegefühl
- Nahrungsstau, Blähungen
- Übelkeit, Brechreiz
- bronchiale Verschleimung, Auswurf
- Trockenheit der Lunge und Schleimhäute
- Hypertonie, Arteriosklerose

**Kontraindikation**
- Magen-Yin-Mangel
- Wind-Kälte

**Rezept I:** frische Grapefruit
**Rezept II:** Grapefruitsaft
**Rezept III:** Obstsalat mit Grapefruit und Orangen

**Bemerkung:** Das Fruchtfleisch ist nährender, die Schale regulierender. Daher bei Nahrungsstagnation und Schleimblockaden ganze Pomelo mit der Schale 20 Min. kochen.

**Westliche Inhaltsstoffe:** viel Vitamin C, Biotin, Kalium, Kalzium, Fruchtsäuren, geringe Mengen an Lycopin. Lycopin: gehört zu den Karotinoiden und ist ein Antioxidans und schützt vor freien Radikalen, wirkt daher präventiv gegen Herz-Kreislauf-Erkrankungen und bestimmte Krebsarten

## 8.11 Heidelbeere (Vaccinium myrtillus) 歐洲越橘 ōuzhōuyuèjú

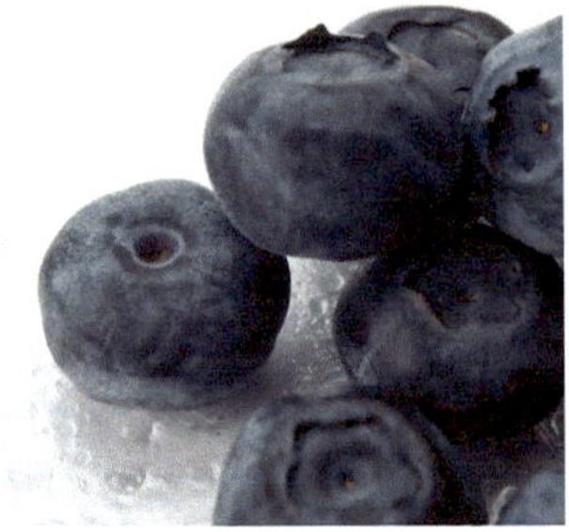

**Alternative Bezeichnung:** Blaubeere
**Verwendeter Pflanzenteil:** Frucht
**Familie:** Ericaceae
**Temperatur:** neutral-kühl
**Geschmack:** süß, sauer, leicht bitter
**Organkreiswirkung:** Le, Di, Ni

**Funktion**

- klärt Leber- und Blut (Xue)-Hitze
- befeuchtet den Darm
- tonisiert Blut (Xue) und nährt Yin
- leitet Hitze aus
- leitet Nässe aus
- adstringiert
- bewegt Blut
- eliminiert Parasiten

**Indikation**

- Schwangerschaft
- Lichtempfindlichkeit
- Nachtblindheit
- Obstipation, Hämorrhoiden
- Diarrhöe
- Appetitlosigkeit
- Harnwegsinfekt
- übermäßiges Schwitzen, Blutungen
- allgemeine Schwäche
- Durchblutungsstörungen, Varikosis
- Wurmbefall, Askariden

**Kontraindikation:** keine

**Rezept I:** Heidelbeerkompott
**Rezept II:** getrocknete Heidelbeeren bei Diarrhöe
**Rezept III:** Heidelbeerkuchen

**Westliche Inhaltsstoffe:** Catechin, Flavon, Glykoside; antioxidative Wirkung

## 8.12 Himbeere (Rubus idaeus) 树莓 shùméi

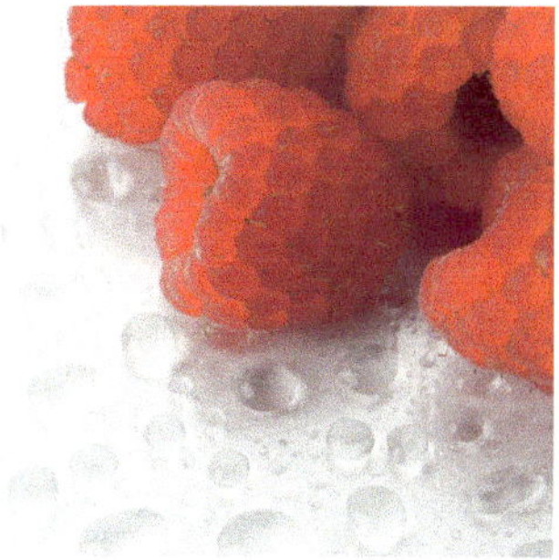

**Verwendeter Pflanzenteil:** Frucht
**Familie:** Rosaceae
**Temperatur:** neutral-kühl
**Geschmack:** süß, sauer
**Organkreiswirkung:** Bl, Ni, Le

**Funktion**

- tonisiert Leber- und Nieren-Yin
- tonisiert Blut (Xue)
- tonisiert Jing
- leitet Nässe-Hitze aus Blase aus
- leitet Hitze und Toxine aus
- entgiftend

**Indikation**

- vermehrte Harnausscheidung
- Bettnässen, ausgeprägte Nykturie
- Jing-Verluste, vorzeitiger Samenerguss, Inkontinenz, häufiges Wasserlassen
- Obstipation
- Amenorrhöe, Blutmangel, Anämie, Sehschwäche

**Kontraindikation:** keine

**Rezept I:** heiße Himbeeren
**Rezept II:** Himbeersauce
**Rezept III:** Himbeerkuchen

**Westliche Inhaltsstoffe:** Vitamin C, Kalium, Eisen, Magnesium, Pektin, Gerbstoffe, Anthocyane und Rutin. Rutin ist ein sekundärer Pflanzenstoff aus der Gruppe der Flavonoide. Es hat eine gefäßstärkende Wirkung bei Venenerkrankungen, zudem antitumorale Eigenschaften und ist außerdem schwach bakterizid und virozid.

## 8.13 Holunderbeere (Sambucus nigra) 西洋接骨木 xīyángjiēgǔmù

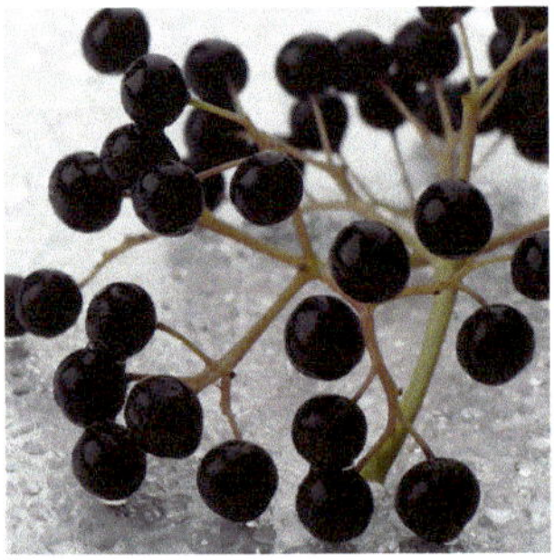

**Verwendeter Pflanzenteil:** Frucht
**Familie:** Caprifoliaceae
**Temperatur:** kühl
**Geschmack:** süß, sauer, bitter
**Organkreiswirkung:** Ni, Le, Mi, Lu

**Funktion**
- tonisiert Leber-Blut (Xue)
- tonisiert Nieren-Qi und Nieren-Yin
- löst Schleim auf
- eliminiert Hitze

**Indikation**
- Obstipation
- allgemeiner Blutmangel, Anämie, Erschöpfung
- Halsinfektion, Bronchitis, beginnende Pneumonie
- Husten, schleimiger, eitriger Auswurf
- Infektneigung
- Obstipation, harter Stuhl

**Kontraindikation**
- Diarrhöe
- nicht roh essen, wegen Giftstoffen (z. B. Sambunigrin), die erst beim Kochen zerstört werden

**Rezept I:** Holunderbeerenkompott
**Rezept II:** Holundermarmelade
**Rezept III:** Holundersaft

**Westliche Inhaltsstoffe:** Vitamin C, Glykoside, ätherisches Öl, Flavonoide, Cholin, Schleimstoffe, Gerbstoffe, Gerbsäure

## 8.14 Honigmelone (Cucumis melo) 蜜瓜 mìguā

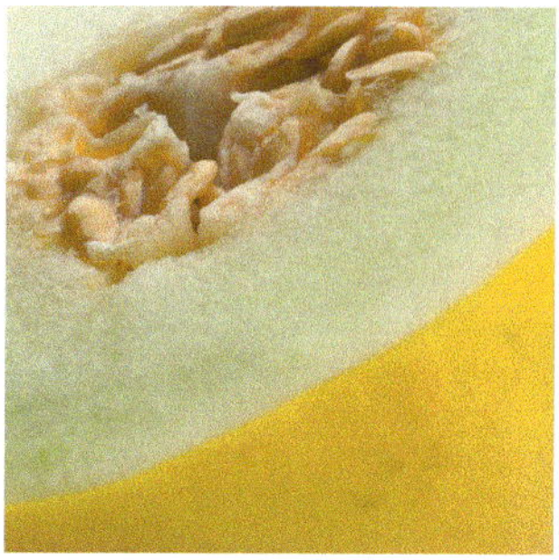

**Verwendeter Pflanzenteil:** Frucht
**Familie:** Cucurbitaceae
**Temperatur:** kühl
**Geschmack:** süß
**Organkreiswirkung:** Mi, Ma, He, Lu

**Funktion**
- klärt Magen- und Dünndarm-Feuer
- tonisiert Säfte
- leitet Hitze und Toxine aus
- beruhigt Shen
- tonisiert Lungen-Yin
- vertreibt Sommer-Hitze

**Indikation**
- trockene Obstipation
- trockener Husten
- Durst
- Unruhe, Nervosität
- trockene Haut
- Gastritis

**Kontraindikation:** innere Kälte

**Rezept I:** Honigmelone mit Prosciutto
**Rezept II:** Obstsalat mit Honigmelone
**Rezept III:** Honigmelone mit Datteln

**Westliche Inhaltsstoffe:** Vitamin C, Beta-Karotin, Kalzium, Eisen, Natrium, Biotin

## 8.15 Johannisbeere (Ribes rubrum) 红穗醋栗 hóngsucùlì

**Alternative Bezeichnung:** Ribisel
**Verwendeter Pflanzenteil:** Frucht
**Familie:** Grossulariaceae
**Temperatur:** kühl
**Geschmack:** süß, sauer
**Organkreiswirkung:** Le, Ni, Di

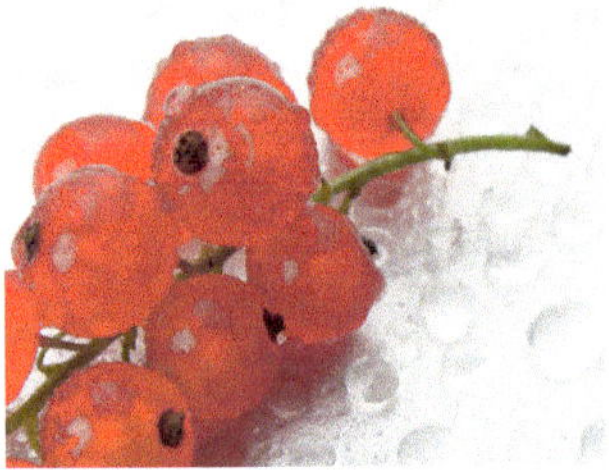

**Funktion**

- tonisiert Qi
- tonisiert und bewahrt Säfte und Yin
- leitet Nässe-Hitze aus
- tonisiert Essenz
- je dunkler desto mehr Blut (Xue) tonisierend
- adstringierend
- entgiftet, blutreinigend

**Indikation**

- Erschöpfung, Rekonvaleszens, Appetitmangel
- Durst, Säftemangel, trockener Hals, Reizhusten
- Sommer-Hitze
- Entzündungen in der Mundhöhle, Paradontose
- chronische Diarrhöe

**Kontraindikation:** Milz-Nässe-Kälte

**Rezept I:** Johannisbeersaft
**Rezept II:** Obstsalat
**Rezept III:** Johannisbeermarmelade

**Westliche Inhaltsstoffe:** Kalzium, Eisen, Natrium, Vitamin A, C, Anthocyane, Flavonoide

## 8.16 Kirsche (Prunus avium) 樱桃 yīngtáo

**Verwendeter Pflanzenteil:** Frucht
**Familie:** Rosaceae
**Temperatur:** warm
**Geschmack:** süß, sauer
**Organkreiswirkung:** Mi, Le, He, Ni

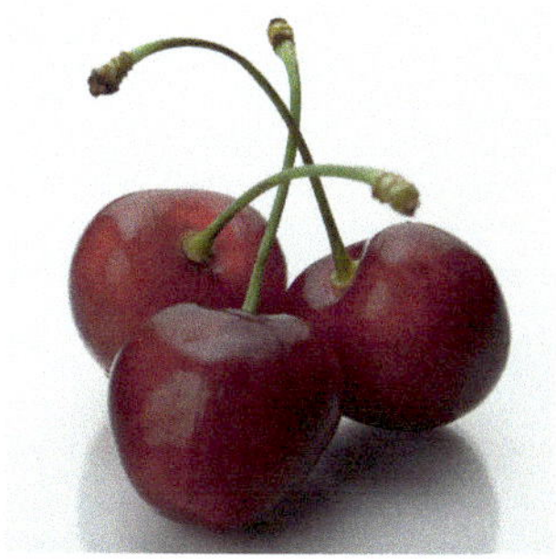

**Funktion**

- harmonisiert die Mitte
- tonisiert und nährt Blut (Xue)
- tonisiert Qi und Jing
- befeuchtet Leber und Mitte
- nährt Leber- und Herz-Blut (Xue)
- blutreinigend
- vertreibt Wind-Nässe

**Indikation**

- rheumatische Schmerzen
- Obstipation
- Anämie
- Schlaflosigkeit
- Schwindel
- trockene Schleimhäute, trockene Haut
- Gicht und Rheuma

**Kontraindikation:** Blut (Xue)-Hitze

**Rezept I:** Kirschenkompott
**Rezept II:** Kirschensaft
**Rezept III:** Kirschenmarmelade

**Westliche Inhaltsstoffe:** Kalium, Phosphor, Eisen, Vitamin $B_1$, $B_2$, $B_6$, C, Folsäure und Beta-Karotin, Kieselsäure, Quercetin

# 8.17 Kiwi (Actinidia chinensis) 猕猴桃 míhóutáo

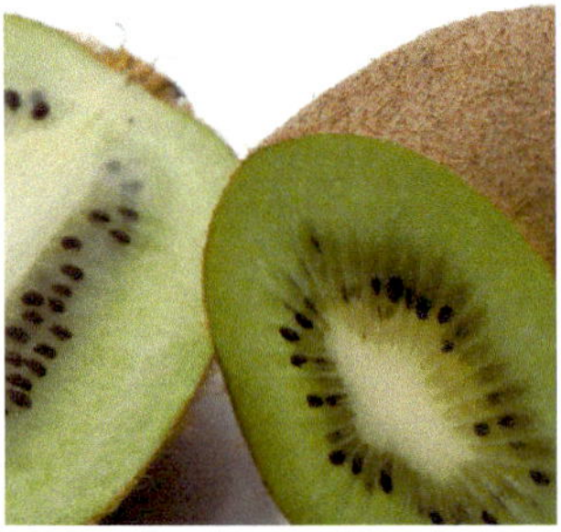

**Verwendeter Pflanzenteil:** Frucht
**Familie:** Actinidiaceae
**Temperatur:** kalt
**Geschmack:** sauer, süß
**Organkreiswirkung:** Le, Ma, Bl

**Funktion**

- tonisiert Magen-Yin
- löst Nahrungsstagnation auf
- harmonisiert den Magen
- klärt Magen-Feuer
- kühlt Hitze
- tonisiert Leber-Yin
- kühlt Leber-Feuer
- tonisiert die Säfte
- eliminiert feuchte Hitze

**Indikation**

- erhöhtes Cholesterin und Triglyceride, diabetische Stoffwechsellage
- Durst, Trockenheit
- Sommer-Hitze
- Sodbrennen
- Magenschmerzen
- Appetitverlust, Aufstoßen, Erbrechen
- Nahrungsstagnation, verzögerte Eiweißverdauung
- Unruhe
- schmerzende Miktion, Blut oder Grieß im Urin
- Hämorrhoiden

**Kontraindikation:** innere Kälte

**Rezept I:** Kiwi-Ingwer-Saft
**Rezept II:** frische Kiwi
**Rezept III:** Kiwi im Kompott mitkochen

**Westliche Inhaltsstoffe:** Vitamin C, eiweißspaltendes Enzym Actinidain, Kalium, Kalzium, Magnesium

## 8.18 Lychee (Litchi chinensis) 荔枝 lìzhī

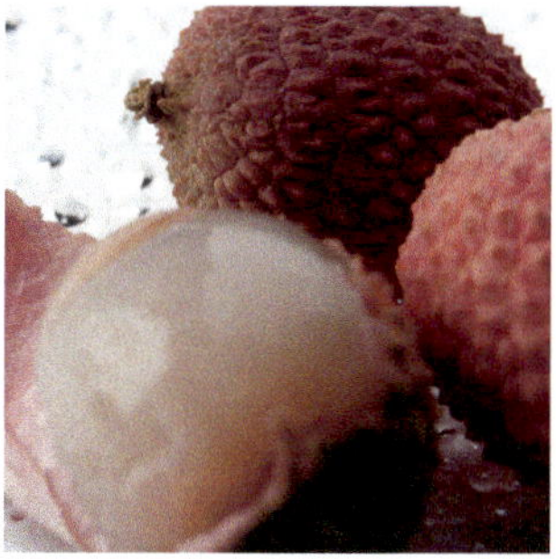

**Alternative Bezeichnung:** Litschi
**Verwendeter Pflanzenteil:** Frucht
**Familie:** Sapindaceae
**Temperatur:** kühl
**Geschmack:** süß, sauer
**Organkreiswirkung:** Mi, Le

**Funktion**

- tonisiert die Säfte und das Yin
- erfrischt Blut (Xue)
- tonisiert das Blut (Xue)
- reguliert den Qi-Fluß
- lindert Schmerzen

**Indikation**

- Durst
- Unruhe, Schwindel, Herzklopfen
- Sommer-Hitze
- innere Hitze
- trockene Schleimhäute
- Schwangerschaft
- Appetitverlust, Übelkeit, Erbrechen
- Magenschmerzen
- Schmerzen in der Mundhöhle

**Kontraindikation**

- innere Kälte
- Nässe-Problematik

**Rezept I:** frische Lychee
**Rezept II:** Lycheekompott
**Rezept III:** Lycheesaft

**Westliche Inhaltsstoffe:** Kalium, Kalzium, Magnesium, Eisen, Vitamine A, $B_1$, $B_2$, C

## 8.19 Mandarine (Citrus reticulata) 橘子 júzi

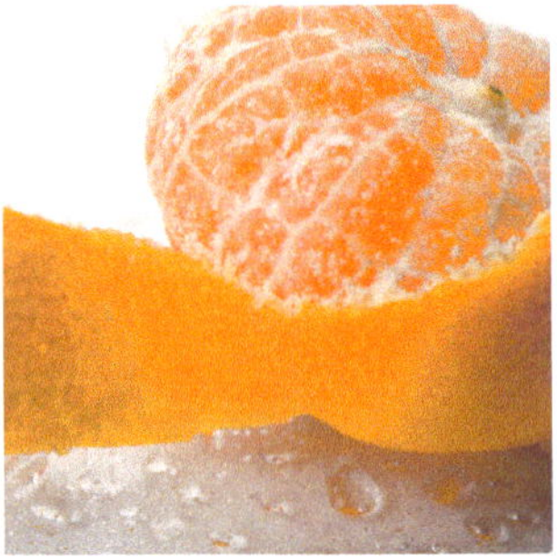

**Verwendeter Pflanzenteil:** Fruchtfleisch, Schale
**Familie:** Rutaceae
**Temperatur:** neutral-kühl
**Geschmack:** sauer, süß
**Organkreiswirkung:** Mi, Ma, Le, Lu

**Funktion**
- klärt Hitze und Magen-Hitze
- nährt Säfte (bes. Fruchtfleisch)
- tonisiert Lungen-Yin
- löst Leber-Qi-Stagnation
- reguliert Magen-Qi (bes. Schale)
- transformiert Schleim (bes. Schale)

**Indikation**
- Durst, Säftemangel
- Sommer-Hitze
- innere Anspannung, Blähungen
- Brechreiz, Völlegefühl und Druck im Oberbauch
- Trockenheit der Lunge, trockener Husten
- Hypertonie, Durchblutungsstörung

**Kontraindikation**
- Husten mit Schleimbildung (gilt für das Fruchtfleisch; die Schale ist stärker schleimtransformierend)
- Nässe-Ansammlung

**Rezept I:** frische Mandarine
**Rezept II:** Mandarinenkompott
**Rezept III:** Mandarinenschale, getrocknet oder gekocht

**Westliche Inhaltsstoffe:** reichlich Vitamin C, Fruchtzucker, Zitronensäure; Zitruspektine sind komplexe Polysaccharide

## 8.20 Mango (Mangifera indica) 芒果 mángguǒ

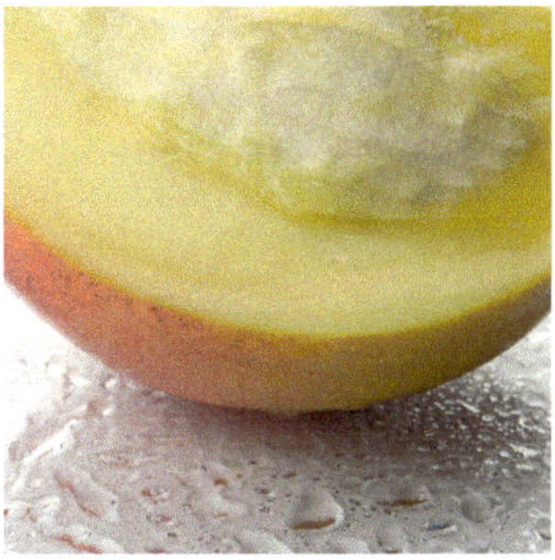

**Verwendeter Pflanzenteil:** Frucht
**Familie:** Anarcardiaceae
**Temperatur:** kühl
**Geschmack:** süß, sauer
**Organkreiswirkung:** Mi, Ma, Di

**Funktion**
- tonisiert die Säfte
- befeuchtet Magen- und Dickdarm-Trockenheit
- kühlt Sommer-Hitze
- tonisiert Milz-Qi und-Yin
- transformiert Schleim

**Indikation**
- Durst, Hitze, Mundtrockenheit
- Appetitlosigkeit, Übelkeit, Brechreiz
- Trockenheit der Schleimhäute
- Schwindel, Reisekrankheit
- Unruhe
- Husten, schleimiger Auswurf

**Kontraindikation**
- innere Kälte und Nässe
- Allergieneigung

**Rezept I:** frische Mango, Mangosaft
**Rezept II:** Mangokompott
**Rezept III:** Ente mit Mango

**Westliche Inhaltsstoffe:** Kalium, Kalzium, Magnesium, Eisen, Vitamin A, $B_1$, C und E, Folsäure, Lycopin, Flavonoide

## 8.21 Orange (Citrus sinensis) 柑橘 gānjú

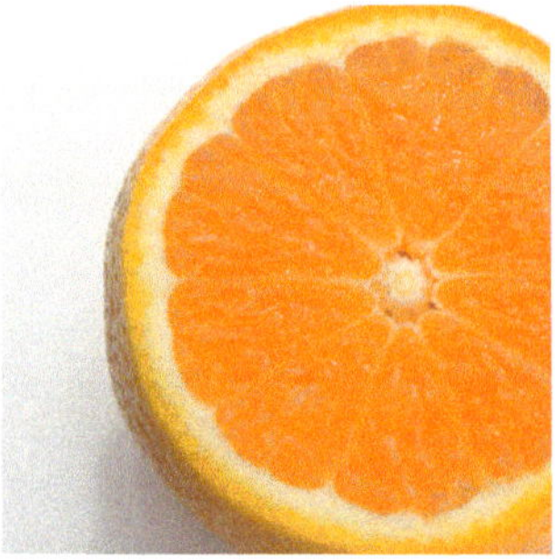

**Alternative Bezeichnung:** Apfelsine
**Verwendeter Pflanzenteil:** Frucht
**Familie:** Rutaceae
**Temperatur:** kühl
**Geschmack:** sauer, süß
**Organkreiswirkung:** Ma, Mi, Lu, Di, Le

**Funktion**
- tonisiert und bewahrt Säfte
- tonisiert Leber, Lungen-Yin
- klärt Yang
- tonisiert Yin
- klärt Hitze und Feuer
- reguliert Magen-Qi

**Indikation**
- Trockenheit, Schwitzen
- trockene Lungen, trockener Husten
- Brechreiz
- Unruhe
- Durst
- Krebs-Prophylaxe
- verminderter Appetit

**Kontraindikation**
- innere Kälte
- Schnupfen durch äußere Wind-Kälte
- empfindliche Magenschleimhaut

**Rezept I:** Orangensaft
**Rezept II:** Orangenmarmelade
**Rezept III:** Orangensauce

**Westliche Inhaltsstoffe:** reich an Vitamin C, Folsäure, Magnesium, Kalium, Zitronen- und Apfelsäure, Zitruspektine

## 8.22 Papaya (Carica papaya) 木瓜 mùguā

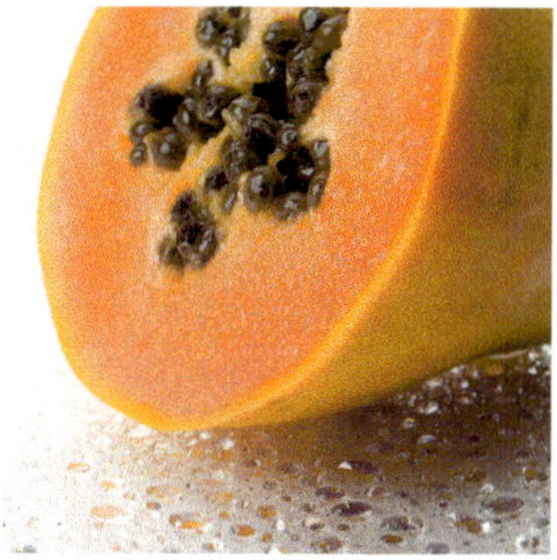

**Verwendeter Pflanzenteil:** Frucht
**Familie:** Caricaceae
**Temperatur:** neutral, kühl
**Geschmack:** süß, bitter
**Organkreisbezug:** Mi, Ma, Di

**Funktion**
- tonisiert Magen-Qi
- reguliert das Qi der Mitte
- tonisiert Magen-Yin
- klärt Hitze
- befeuchtet Säfte
- wandelt Nässe um
- löst Schleim auf

**Indikation**
- Magenschmerzen, Gastritis
- Obstipation, Verdauungsstörungen
- verzögerte Eiweißverdauung
- schlechte Wundheilung
- Entzündungen, infizierte Wunden
- Trockenheit, Durst, trockene Haut und Schleimhaut
- Ekzeme, Dermatitis

**Kontraindikation**
- Schwangerschaft
- Allergieneigung

**Rezept I:** Papayasalat
**Rezept II:** Lachsschinken-Papaya-Röllchen
**Rezept III:** Papayalassi

**Westliche Inhaltsstoffe:** Alkaloide, Amine, Karotinoide, Chymopapain, Lipase, Lysozym, Papain, Kalium, Kalzium, Magnesium, Natrium, Phosphor, Saponine, Eisen, Zink, Beta-Karotin, Folsäure, Vitamin $B_1$, $B_2$, $B_3$, $B_6$, C, E

## 8.23 Pfirsich (Prunus persica) 桃子 táozi

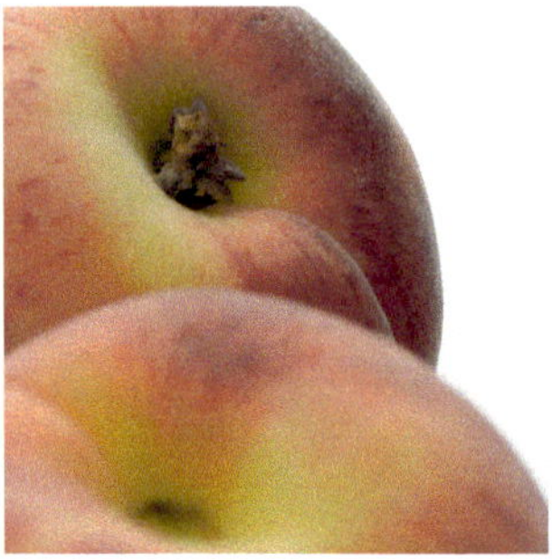

**Verwendeter Pflanzenteil:** Frucht
**Familie:** Rosaceae
**Temperatur:** warm
**Geschmack:** süß, sauer
**Organkreiswirkung:** Mi, Ma, Di, He

**Funktion**
- befeuchtet den Darm
- Stuhlgang abführend
- tonisiert Blut (Xue)
- tonisiert Milz-Qi
- tonisiert Yin
- löst Blut-Stase
- Langlebigkeitsfrucht

**Indikation**
- Obstipation, trockener, harter Stuhl
- Durst, trockener Hals, Mundtrockenheit
- Durchblutungsstörungen
- Menstruationsbeschwerden, Amenorrhöe

**Kontraindikation:** Hitze-Symptomatik

**Rezept I:** Pfirsichsaft
**Rezept II:** Pfirsichkompott
**Rezept III:** Pfirsichmarmelade

**Westliche Inhaltsstoffe:** Kalium, Magnesium, Eisen und Zink, Beta-Karotin und Flavonoide, Vitamin C. (Die Kerne enthalten Amygdalin, welches Blausäure freisetzt.)

## 8.24 Pflaume (Prunus domestica) 李子 lǐzi

**Alternative Bezeichnung:** Zwetschge
**Verwendeter Pflanzenteil:** Frucht
**Familie:** Rosaceae
**Temperatur:** neutral
**Geschmack:** sauer, süß
**Organkreiswirkung:** Ma, Di, Le

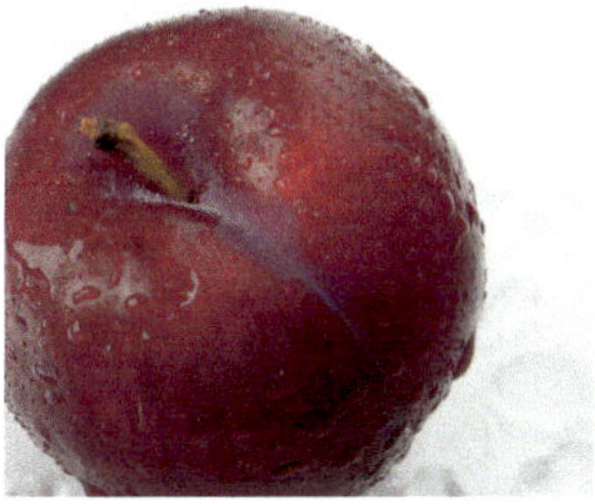

**Funktion**

- befeuchtet Dickdarm und Magen
- klärt Hitze und besonders Leere-Hitze
- tonisiert Yin
- bewegt Qi

**Indikation**

- Obstipation, träger Stuhlgang, harter Stuhl
- Durst, Mundtrockenheit
- Leber-Qi-Stagnation mit Reizbarkeit, emotionale Labilität
- Magen-Feuer
- Leber-Hitze durch Yin-Mangel
- Nachtschweiß, nächtliche Hitzewellen

**Kontraindikation**

- nicht für Kleinkinder geeignet
- Verdauungsschwäche
- innere Kälte
- Milz-Qi-Mangel

**Rezept I:** Pflaumenkompott
**Rezept II:** Pflaumenmarmelade
**Rezept III:** Pflaumenmus

**Westliche Inhaltsstoffe:** Karotin, Vitamine $B_1$, $B_2$, C, reichlich Eisen, Kupfer und Zink, Kalium, Natrium, Kalzium und Phosphor, Isoflavonoide, Anthocyane

## 8.25 Quitte (Cydonia oblonga) 榅桲 wēnpo

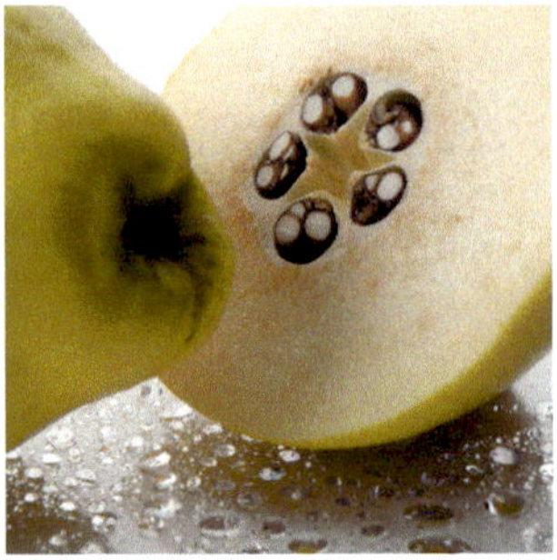

**Verwendeter Pflanzenteil:** Frucht
**Familie:** Rosaceae
**Temperatur:** kühl
**Geschmack:** sauer, adstringierend, bitter
**Organkreiswirkung:** Le, Ni, Mi, Ma, Di

**Funktion**
- tonisiert Nieren-Qi
- tonisiert Leber-Yin
- klärt Hitze und Feuer
- tonisiert Yin
- tonisiert Säfte
- entgiftet
- scheidet Schwermetalle aus

**Indikation**
- Inkontinenz, Harnverhalten
- Hitzegefühle, Gastritis, Zystitis
- Entzündungen im Darm, Divertikulitis, Hämorrhoiden, Dysenterie
- Verstopfung, trockener Darm
- Rachenentzündungen, Heiserkeit

**Kontraindikation:** innere Kälte

**Rezept I:** Quittenkompott
**Rezept II:** Quittenmarmelade
**Rezept III:** Quittenmus

**Westliche Inhaltsstoffe:** Vitamin C, Kalium, Natrium, Zink, Eisen, Kupfer, Mangan und Fluor, Tannine, Gerbsäure, organische Säuren, viel Pektin und Schleimstoffe

## 8.26 Rhabarber (Rheum rhabarbarum) 大黄 dàhuáng

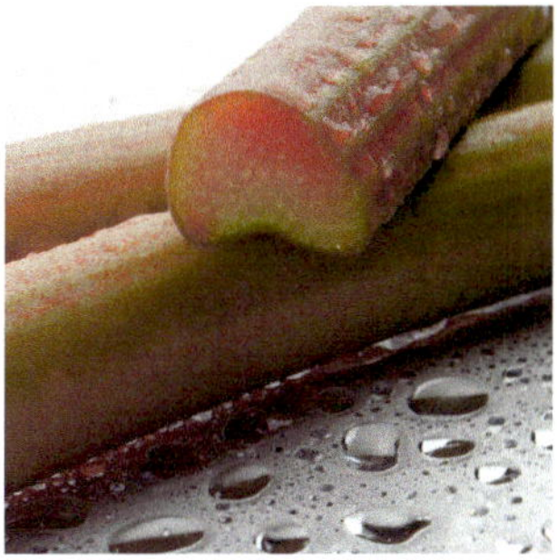

**Verwendeter Pflanzenteil:** Stängel
**Temperatur:** kalt
**Geschmack:** sauer, bitter
**Organkreiswirkung:** Le, Ni, Ma, Di

**Funktion**

- klärt Hitze in Yang Ming (Magen u. Dickdarm
- kühlt Blut (Xue)-Hitze
- beruhigt Leber- und Magen-Feuer
- senkt Magen-Qi ab

**Indikation**

- Entzündungen
- Hautausschläge
- Gastritis
- Colitis ulcerosa
- Unruhe
- erhöhter Blutdruck
- erhöhtes Cholesterin

**Kontraindikation**

- Schwäche der Mitte
- Milz-Qi-Mangel
- Nierensteine, da Oxalsäure

**Rezept I:** Rhabarberkompott
**Rezept II:** Rhabarbermarmelade
**Rezept III:** Rhabarberkuchen

**Westliche Inhaltsstoffe:** Kalzium, Magnesium, Eisen, Phosphor, Zitronen- und Apfelsäure, Glykoside, Gerbstoffe, Pektine, Oxalsäure, Anthrachinone wie Emodin und Rhein

# 8.27 Sauerkirsche (Prunus cerasus) 酸樱桃 suānyīngtáo

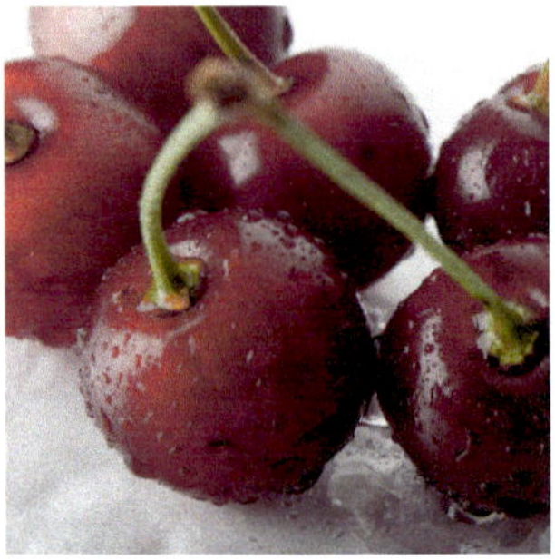

**Alternative Bezeichnung:** Weichsel
**Verwendeter Pflanzenteil:** Frucht
**Familie:** Rosaceae
**Temperatur:** kühl
**Geschmack:** sauer, süß
**Organkreiswirkung:** Le, Ni

**Funktion**
- tonisiert Yin
- tonisiert Leber-Blut (Xue)
- tonisiert Nieren-Yin
- kühlt Hitze

**Indikation**
- Unruhe, Schlafstörungen
- trockene Augen
- Lichtempfindlichkeit
- Durst
- Harnverhalten

**Kontraindikation:** Gastritis

**Rezept I:** Sauerkirschenkompott
**Rezept II:** Sauerkirschenmarmelade
**Rezept III:** Sauerkirschsaft

**Westliche Inhaltsstoffe:** Vitamin C, K, Anthocyane, Kupfer, Kalium, Phosphor, Eisen, Folsäure und Beta-Karotin

# 8.28 Traube, rot (Vitis vinifera) 红葡萄 hóngpútáo

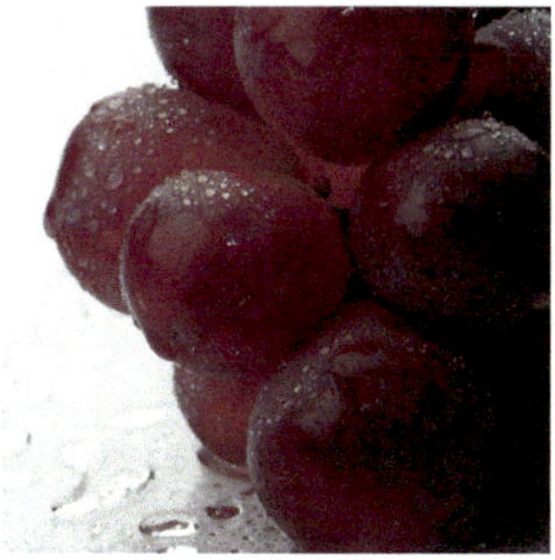

**Alternative Bezeichnung:** Weintraube
**Verwendeter Pflanzenteil:** Frucht
**Familie:** Vitaceae
**Temperatur:** neutral-warm
**Geschmack:** sauer, süß
**Organkreiswirkung:** Le, Mi, Lu, Ni

**Funktion**
- tonisiert Nieren-Energie
- tonisiert Leber-Blut (Xue)
- tonisiert Säfte
- tonisiert Lungen- und Dickdarm-Yin
- bewegt Blut
- leitet Nässe aus

**Indikation**
- Schwäche oder Schmerz in LWS, Hüfte und Knie
- ausgeprägte Erschöpfbarkeit, Nachtschweiße
- Schwindel, Herzklopfen, mentale Erschöpfung
- trockene Obstipation
- trockener Hals
- Schwangerschaft
- trockener Husten
- Arteriosklerose
- Hämorrhoiden
- erhöhte Harnsäure
- Ödeme, Miktionsstörung, Gelenkschwellung oder -schmerz

**Kontraindikation**
- Diarrhöe
- Schleim im Stuhl
- Diabetes

**Rezept I:** roter Traubensaft
**Rezept II:** Obstsalat mit roten Trauben
**Rezept III:** Müsli mit rotem Traubensaft

**Westliche Inhaltsstoffe:** Vitamin C, Beta-Karotin, Niacin, Kalium, Kalzium, Eisen, Traubenzucker, Aminosäuren, Gerbstoffe, Terpene, Anthocyane; Antioxidans Resveratrol ist ein Phytoalexin und vor allem in der Schale vorhanden; dies scheint Tumorentstehung und Entzündungsprozessen vorbeugend entgegenzuwirken.

# 8.29 Traube, weiß (Vitis vinifera) 白葡萄 báipútao

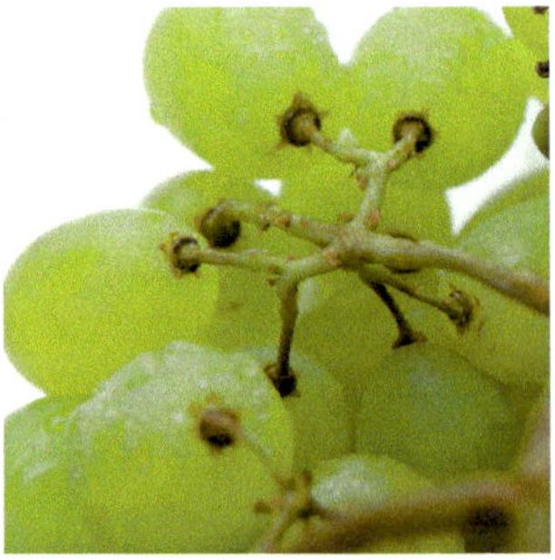

**Verwendeter Pflanzenteil:** Frucht
**Familie:** Vitaceae
**Temperatur:** kühl
**Geschmack:** sauer, süß
**Organkreiswirkung:** Lu, Di, Mi

**Funktion**
- tonisiert Säfte und Yin
- erfrischt Blut (Xue)
- tonisiert Lungen-Yin
- tonisiert Dickdarm-Yin

**Indikation**
- trockene Obstipation
- trockener Husten
- Unruhe
- Hitzegefühl
- Durst
- wenig Urin

**Kontraindikation**
- Diarrhöe
- Schnupfen
- Diabetes

**Rezept I:** Traubensaft
**Rezept II:** Obstsalat
**Rezept II:** Müsli mit Trauben

**Westliche Inhaltsstoffe:** Kalium, Kalzium, Phosphor und Eisen, Eiweiß, Fruchtsäuren, Aromastoffe Vitamin B und C, Resveratrol

# 8.30 Unreife Beere 生的 浆果 shēngde jiāngguǒ

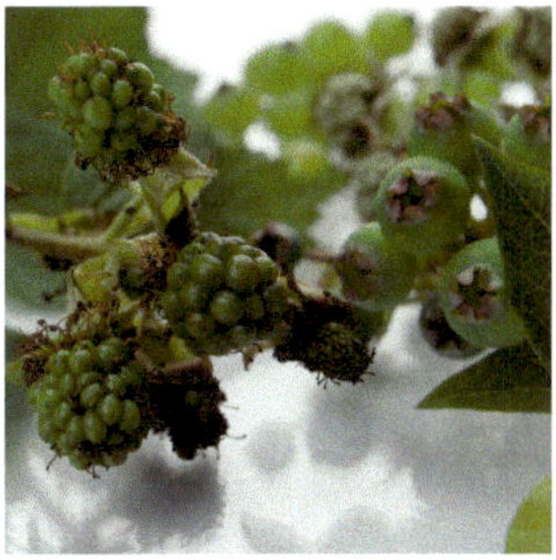

**Verwendeter Pflanzenteil:** Frucht
**Familie:** von verschiedenen Pflanzen
**Temperatur:** kühl
**Geschmack:** sauer, adstringierend
**Organkreiswirkung:** Lu, Le, Ni

**Funktion**

- befestigt Nieren-Qi
- tonisiert Nieren-Qi
- bewahrt Jing und Säfte
- verbessert das Sehen

**Indikation**

- Inkontinenz
- häufiges nächtliches Wasserlassen
- Bettnässen
- Diarrhöe
- Schwitzen
- vorzeitiger Samenerguss, Impotenz
- verschwommenes Sehen, Nachtblindheit

**Kontraindikation:** Nässe-Ansammlung

**Rezept:** als Tee

**Westliche Inhaltsstoffe:** Vitamin A, $B_1$, $B_2$, $B_6$, $B_9$, C, E, Kalzium, Eisen, Magnesium, Natrium, Phosphor, Kalium, Zink

## 8.31 Wassermelone (Citrullus lanatus) 西瓜 xīguā

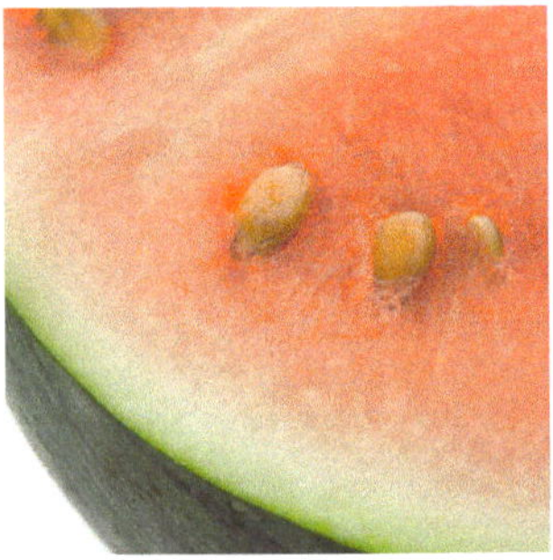

**Verwendeter Pflanzenteil:** Frucht
**Familie:** Cucurbitaceae
**Temperatur:** kalt
**Geschmack:** süß
**Organkreiswirkung:** Le, Ma, He, Dü, Bl, Ni

**Funktion**

- klärt Hitze
- lindert Sommer-Hitze
- klärt Herz-, Magen- und Dünndarm-Feuer
- leitet Nässe-Hitze aus Leber und Blase aus

**Indikation**

- Durst, bitterer Mundgeschmack
- Sonnenstich, Sommergrippe, Halsschmerzen
- Schlafstörungen, Unruhe
- Obstipation, trockener, harter Stuhl
- Desorientiertheit
- Mundgeschwüre, Aphthen, Heiserkeit
- Zystitis, Gelbsucht, Ikterus, Nephritis
- Hypertonie

**Kontraindikation**

- Diarrhöe
- innere Kälte
- Schwangerschaft

**Rezept I:** Wassermelonensaft
**Rezept II:** frische Wassermelone

**Westliche Inhaltsstoffe:** Vitamin C, Beta-Karotin, Biotin, Kalium, Kalzium, Phosphor, Eisen, geringe Mengen Lycopin: gehört zu den Karotinoiden und ist ein Antioxidans und schützt vor freien Radikalen, wirkt daher präventiv gegen Herz-Kreislauf-Erkrankungen und bestimmte Krebsarten.

# 8.32 Zitrone (Citrus limon) 柠檬 níngméng

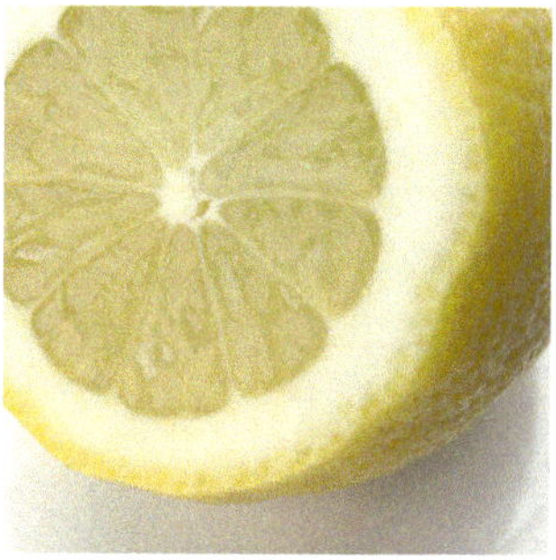

**Alternative Bezeichnung:** Limone
**Verwendeter Pflanzenteil:** Frucht
**Familie:** Rutaceae
**Temperatur:** kühl
**Geschmack:** sauer
**Organkreiswirkung:** Le, Ni, Ma, Lu

**Funktion**

- vermehrt und bewahrt Säfte und Yin
- entspannt Leber
- tonisiert Magen- und Nieren-Qi
- kühlt Hitze
- vertreibt Sommer-Hitze
- leitet Toxine aus
- tonisiert Wei-Qi

**Indikation**

- Trockenheit, allgemeiner Säftemangel
- Nervosität, Unruhe, Schlaflosigkeit
- Sommer-Hitze
- Bluthochdruck, Muskelkrämpfe
- Appetitmangel, Aufstoßen, Brechreiz
- Sonnenstich, Sonnenbrand
- Durst
- Fieber
- Entzündungen, Tonsillitis, Racheninfekt (auch lokal wirksam)
- Magen- und Darmentzündungen, anazide Gastritis, Übergewicht
- unruhiger Fetus
- Infektanfälligkeit

**Kontraindikation**

- innere Kälte
- vermehrte Magensäure

**Rezept I:** Zitronensaft, heiße Zitronenlimonade
**Rezept II:** Gemüse mit Zitrone beträufeln
**Rezept III:** Fisch und Zitrone

**Westliche Inhaltsstoffe:** reichlich Vitamin C, daneben Vitamin $B_1$, $B_2$, Kalzium, Kalium, Zitronensäure, Zitruspektine: Dies sind komplexe Polysaccharide.

# 9 Fleisch 肉 ròu

Fleisch stellt ein sehr hochwertiges und stark tonisierendes Lebensmittel dar. Das Muskelfleisch der meisten Geflügel- und Säugetierarten wirkt Qi- und Blut aufbauend und zeigt ein ausgewogenes, leicht warmes Temperaturverhalten und einen leicht süßlichen Geschmack. Es zielt häufig auf die Funktionskreise Milz und Magen und wird daher bei Mangel-Zuständen erfolgreich zum Aufbauen von Qi und Blut eingesetzt.

Ziegen-, Lamm- und Schaffleisch sind thermisch warm, werden als Yang-Tonikum eingesetzt und wirken auch auf den Nieren-Funktionskreis. Dies gilt auch für alle Wildfleischarten sowie für Pferdefleisch. Die Eingeweide verschiedener Haustiere haben Bezug zu dem jeweiligen Organ im menschlichen Organismus. So wirkt Rinderleber besonders nährend auf den Funktionskreis Leber und auf den Aufbau von Leber-Blut (Xue). Wild, z. B. Hirsch oder Reh, wirkt besonders stark auf die Nieren-Energie.

Wie alle sehr nahrhaften Nahrungsmittel kann auch Fleisch, im Übermaß genossen, die Mitte belasten und Nässe und Schleim, langfristig auch Schleim-Hitze und toxische Hitze, erzeugen. Daher wird traditionell auf mehrere Voraussetzungen besonderer Wert gelegt:

- Fleisch wird in der Chinesischen Diätetik möglichst in kleine Stücke zerkleinert gereicht („Geschnetzeltes“ – wie fast überall in Asien; kein großes Stück Fleisch wie das Steak à la Barbecue).
- Gekochtes Fleisch oder langsam im Ofen gegartes/geschmortes Fleisch ist wesentlich bekömmlicher als in Fett gebratenes Fleisch (kann eher Hitze und Schleim erzeugen).
- Da Fleisch, v. a. bei übermäßigem Konsum, Schleim und Hitze im Körper verursachen kann, wird es häufig mit „digestiven“ – verdauungsfördernden – Gewürzen oder auch mit Pilzen kombiniert, die diese Wirkung neutralisieren und die Verdauung fördern.
- Zu fettes Fleisch, v. a. vom Schwein, sollte gemieden werden, da dies Pathogene im Körper binden und damit Heilungsprozesse verzögern kann.

**Digestiva und „Verdauungshilfen“ für Fleisch:** Pfeffer, Zitrone, Rettich, Meerrettich, Wasabi (japanisch) oder Senf werden je nach Zubereitung traditionell mit Fleischgerichten kombiniert, um durch die Schärfe das Qi zu bewegen, Nässe und Schleim zu transformieren und so Nahrungsstagnationen in der Mitte zu verhindern.

**Westliche Ernährungswissenschaft:** Historisch wurde in China durchschnittlich vergleichsweise wenig Fleisch und tierisches Eiweiß konsumiert. Noch in den 1930er-Jahren ergaben statistische Erhebungen einen täglichen Fleischverzehr pro Kopf von 35 g (und 7,7 g Fisch). In den USA war es schon zu dieser Zeit ca. die fünffache Menge [59]. Auch heutzutage wird immer deutlicher, dass eher ein moderater Konsum hochwertigen tierischen Eiweißes, ergänzt mit pflanzlicher Kost wie Gemüse, gesundheitsfördernd ist.

Außerdem hat die naturnahe Aufzucht, Ernährung und Haltung der Tiere besonderen Einfluss auf die Qualität des Fleisches. Verwendung von Antibiotika, Mastfutter oder Hormoneinsatz (Kalbfleisch) können einen schädigenden Einfluss auf den menschlichen Organismus haben. Daher sollten Patienten dahingehend beraten werden, möglichst biologisches Fleisch zu essen.

Fleisch enthält viele Aminosäuren und wird damit zu den hochwertigen Eiweißlieferanten gezählt. Für die Größenentwicklung des menschlichen Gehirns in der Frühgeschichte könnte eine vermehrte Verfügbarkeit an tierischem Eiweiß durch verbesserte Jagdtechnik eine wichtige Rolle gespielt haben.

## 9.1 Ente (Anas spec.) 鸭肉 yāròu

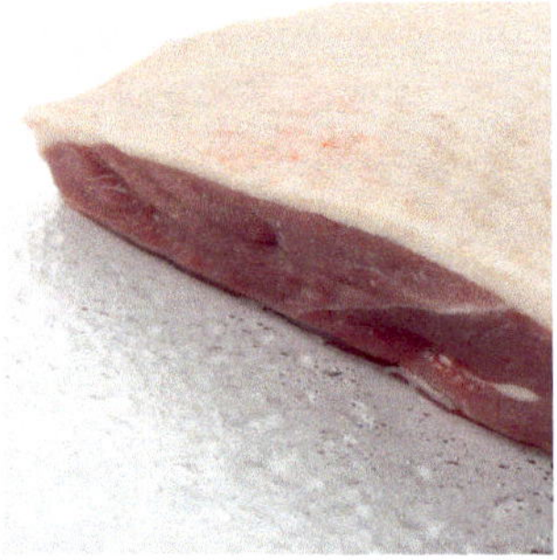

**Familie:** Anatidae
**Temperatur:** kühl
**Geschmack:** süß, salzig
**Organkreiswirkung:** Lu, Le, Ni, Ma

**Funktion**
- nährt Leber-, Lungen- und Nieren-Yin
- tonisiert Magen-Yin
- nährt Blut (Xue)
- löst Schleim-Hitze auf

**Indikation**
- Gewichtsverlust
- Hitzegefühl, Durst
- Nachtschweiß
- trockene Lungen
- Halstrockenheit
- Ödeme und Wasseransammlungen

**Kontraindikation**
- Milz-Qi und Milz-Yang-Mangel
- äußere Erkrankung mit Wind-Kälte-Invasion

**Rezept I:** Ente gebraten mit Ananas
**Rezept II:** Ente mit Bambus und Sojasprossen
**Rezept III:** Enten- und Hühnersuppe mit Petersilie und 50 g Algen

**Westliche Inhaltsstoffe:** Vitamin A, $B_1$, $B_2$, E, Natrium, Kalium, Kalzium, Magnesium, Phosphor, Eisen

## 9.2 Gans (Anserinae) 鹅肉 éròu

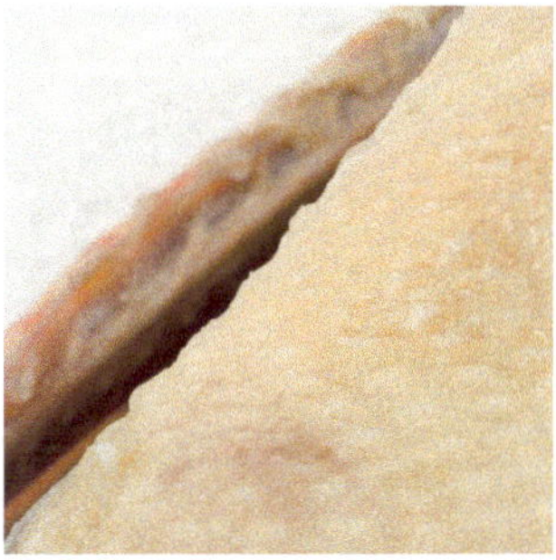

**Temperatur:** neutral-kühl
**Geschmack:** süß
**Organkreiswirkung:** Mi, Ma, Lu

**Funktion**
- tonisiert Milz-Qi
- harmonisiert Magen
- tonisiert Jing
- tonisiert Milz- und Magen-Yin
- tonisiert Lungen-Yin

**Indikation**
- Erschöpfung
- Appetitverlust
- trockener Stuhl
- trockener Hals
- Luftnot bei Belastung
- Unruhe, Schlaflosigkeit

**Kontraindikation:** Vorsicht bei Schleim-Problematik – Haut weglassen

**Rezept I:** Gans mit Rotkraut
**Rezept II:** gefüllte Gans
**Rezept III:** Gänsebraten

**Westliche Inhaltsstoffe:** hochwertiges Eiweiß, Niacin, Vitamine des B-Komplexes, Magnesium, Kalium und Eisen

## 9.3 Hase (Lepus europaeus) 兔肉 tùròu

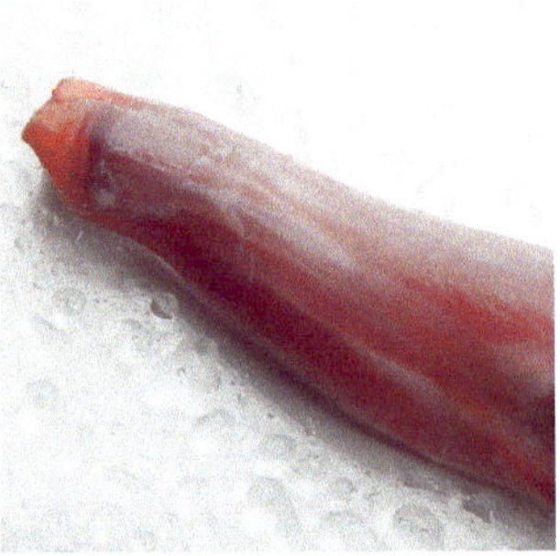

**Familie:** Lagomorpha
**Temperatur:** neutral-kühl
**Geschmack:** süß
**Organkreiswirkung:** Mi, Ma, Di, Le

**Funktion**

- stärkt die Mitte
- tonisiert Milz-Qi und Yin
- klärt Leere-Hitze
- kühlt Blut (Xue)-Hitze
- befeuchtet Dickdarm

**Indikation**

- Erschöpfung, Kraftlosigkeit
- Appetitverlust, Abmagerung
- Blut im Stuhl
- Hämorrhoiden
- Schwindel, verschwommene Sicht
- Nachtblindheit
- Obstipation

**Kontraindikation:** keine

**Rezept I:** Hasenbraten
**Rezept II:** Hase in Rotwein
**Rezept III:** gefüllter Hase

**Westliche Inhaltsstoffe:** Folsäure, Vitamin $B_1$, $B_2$, Nicotinamid, Pantothensäure, Niacin, Magnesium, Kalium und Eisen

## 9.4 Hirsch (Cervus elaphus) 鹿肉 lùròu

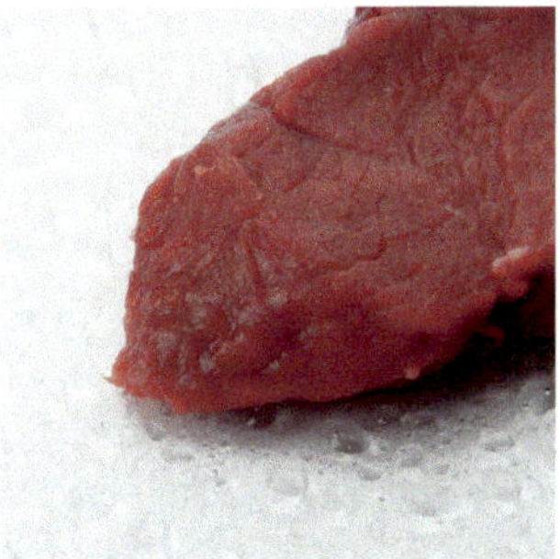

**Familie:** Cervidae
**Temperatur:** warm
**Geschmack:** süß, etwas scharf
**Organkreiswirkung:** Ni, Mi, Le

**Funktion**

- tonisiert Jing
- tonisiert Nieren-Qi und -Yang
- tonisiert Qi, Blut (Xue) und Yang
- befestigt Nieren-Qi

**Indikation**

- stärkt LWS
- Potenz fördernd bei Libidomangel
- Unfruchtbarkeit
- Kältegefühl, kalte Extremitäten
- Beinschwäche, Erschöpfung
- Müdigkeit, Anämie
- verminderte Milchbildung, Laktationsschwäche

**Kontraindikation:** Hitze-Fülle

**Rezept I:** Hirschgulasch
**Rezept II:** Hirschragout
**Rezept III:** Hirschbraten

**Westliche Inhaltsstoffe:** Vitamin $B_2$, Natrium, Kalium, Magnesium, Eisen, Zink, Phosphor

## 9.5 Huhn (Gallus gallus) 鸡肉 jīròu

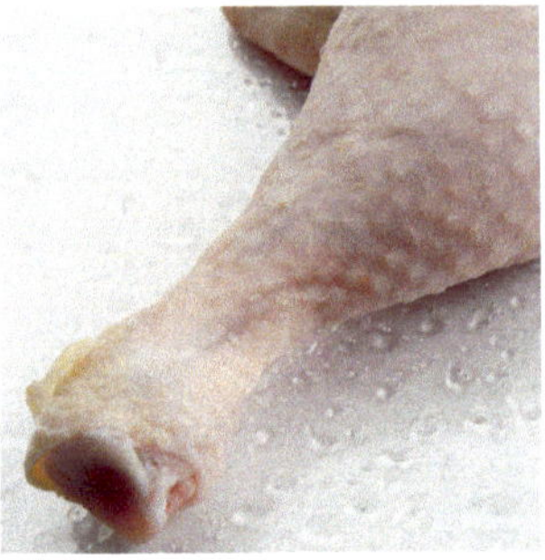

**Alternative Bezeichnung:** Poulet
**Familie:** Phasianidae
**Temperatur:** warm
**Geschmack:** süß, sauer
**Organkreiswirkung:** Le, Ni, Mi, Ma

**Funktion**
- tonisiert Milz-, Magen- und Nieren-Qi
- wärmt Nieren-Yang
- befestigt Nieren-Qi
- nährt Essenz
- tonisiert Leber-Blut (Xue)

**Indikation**
- stärkt Muskeln und Sehnen, baut auf, für Sportler und Wöchnerinnen
- Schwindel
- brüchige Nägel und Haarausfall
- Appetitlosigkeit
- Gewichtsverlust
- Ödeme
- Samenverlust

**Kontraindikation**
- beginnende Erkältung, zieht den pathogenen Faktor in den Körper hinein
- grippaler Infekt, bewahrt pathogenen Faktor

**Rezept I:** gebratenes Huhn mit Gemüse
**Rezept II:** Hühnersuppe mit Wurzelgemüse und Petersilie
**Rezept III:** Curryhuhn

**Westliche Inhaltsstoffe:** Vitamin $B_6$, Niacin, Eisen, Kalzium, Magnesium und Zink

## 9.6 Kalb (Bos primigenius) 小牛肉 xiǎoniúròu

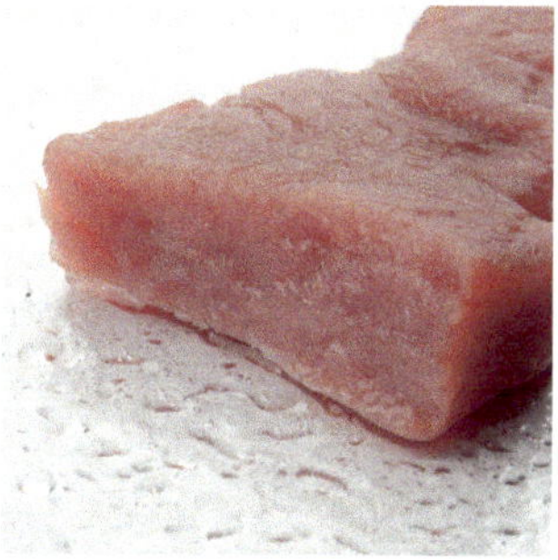

**Familie:** Bovidae
**Temperatur:** neutral-warm
**Geschmack:** süß
**Organkreiswirkung:** Mi, Ma, Ni

**Funktion**

- tonisiert Milz-, Magen- und Nieren-Qi
- tonisiert v. a. Mittleren Erwärmer
- tonisiert Yin
- beruhigt Shen

**Indikation**

- Erschöpfung
- Schwäche
- Spontanschwitzen
- Unruhe
- Palpitation
- Schwindel

**Kontraindikation:** keine

**Rezept I:** Kalbsknochensuppe
**Rezept II:** Kalb mit Gemüse
**Rezept III:** Kalbsbraten

**Westliche Inhaltsstoffe:** Vitamin $B_1$ und $B_{12}$, Kalzium, Eisen, Calciferol

# 9.7 Lamm (Capra spec.) 羔羊肉 gāoyángròu

**Familie:** Bovidae
**Temperatur:** heiß
**Geschmack:** süß, bitter, salzig
**Organkreiswirkung:** Ni, Le, Mi, Ma

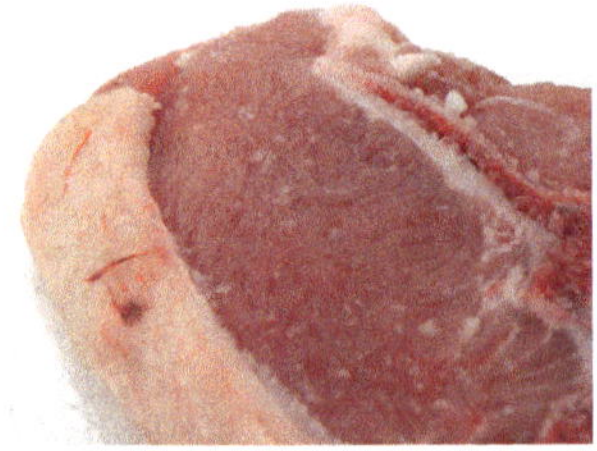

**Funktion**
- tonisiert Nieren-Qi und Nieren-Yang
- tonisiert Qi und Blut (Xue)
- tonisiert Milz-Qi
- nährt Leber-Blut (Xue)
- zerstreut Kälte

**Indikation**
- stärkt den Uterus
- regt Libido und Fruchtbarkeit an
- Leistenschmerzen
- stärkt Lendenwirbelsäule
- Rückenschmerzen
- Müdigkeit, Blutmangel
- mangelnde Milchbildung, Laktationsschwäche
- Impotenz
- Kältegefühl

**Kontraindikation**
- Fülle-Hitze
- Aufsteigendes Leber-Yang mit Bluthochdruck

**Rezept I:** Lammbraten mit Walnüssen
**Rezept II:** Lauch-Lamm-Suppe
**Rezept III:** geschnetzeltes Lamm mit Bohnen und Kartoffeln

**Westliche Inhaltsstoffe:** Vitamin A, C, Kalzium, Eisen, Kalium und Zink

## 9.8 Pute (Meleagris gallopavo Linnaeus f. domestica) 火鸡肉 huǒjīròu

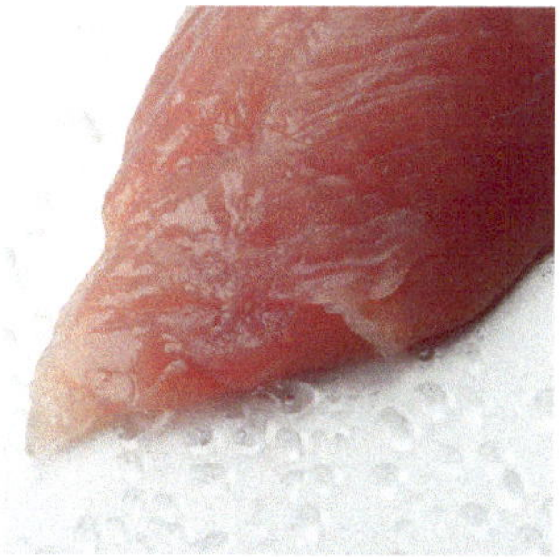

**Familie:** Phasianidae
**Temperatur:** neutral
**Geschmack:** süß
**Organkreiswirkung:** Mi, Ma

**Funktion**
- tonisiert Milz- und Magen-Qi
- nährt Blut
- leitet Nässe aus

**Indikation**
- Appetitlosigkeit
- Schwindel, Herzklopfen
- Haarausfall, brüchige Nägel
- mangelnde Milchbildung
- Ödeme
- Muskelschwäche
- Yang-Typen, mit viel Hitze, die nicht auf Fleisch verzichten wollen

**Kontraindikation:** keine

**Rezept I:** Putenstreifen auf Blattsalat
**Rezept II:** Pute mit Curry und Cashewnüssen
**Rezept III:** Putenschnitzel natur mit Gemüse

**Westliche Inhaltsstoffe:** Eisen, Magnesium, Zink

## 9.9 Rind (Bos primigenius) 牛肉 niúròu

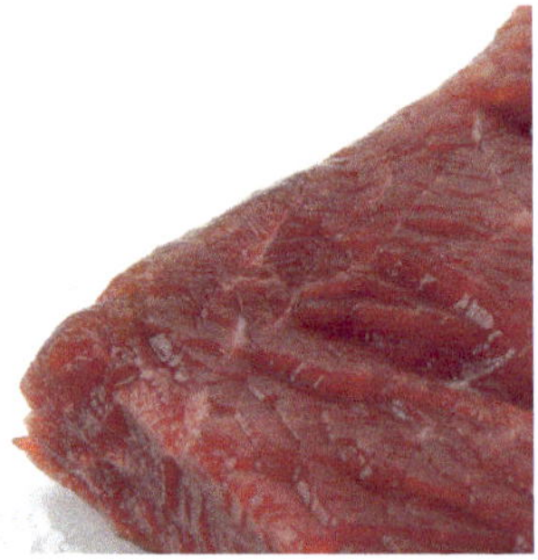

**Familie:** Bovidae
**Temperatur:** warm
**Geschmack:** süß
**Organkreiswirkung:** Mi, Ma, Ni

**Funktion**
- tonisiert Qi und Blut (Xue)
- tonisiert Milz- und Nieren-Qi
- tonisiert Milz- und Nieren-Yang
- tonisiert Leber-Blut
- stärkt Abwehr-Qi

**Indikation**
- Erschöpfung
- Müdigkeit
- Ödeme
- Kraftlosigkeit
- Muskelschwäche
- Rückenschmerzen
- Lichtempfindlichkeit

**Kontraindikation**
- Schleim-Hitze-Konstitutionen
- Hautkrankheiten

**Rezept I:** Tafelspitz (gekochtes Rindfleisch)
**Rezept II:** Rindssuppe mit Wurzelgemüse
**Rezept III:** Rindsrouladen

**Westliche Inhaltsstoffe:** Vitamin $B_1$, $B_2$, $B_{12}$, Niacin, Eisen, Kalium, Selen und Zink

## 9.10 Schwein (Sus scrofa) 猪肉 zhūròu

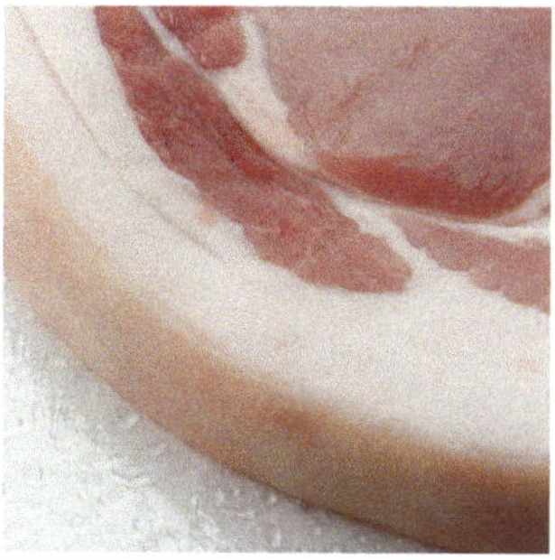

**Familie:** Suidae
**Temperatur:** neutral
**Geschmack:** süß, salzig
**Organkreiswirkung:** Mi, Ma, Ni, He

**Funktion**

- tonisiert Nieren-Yin und Knochenmark
- beruhigt Leere-Hitze
- tonisiert Herz-Yin
- befeuchtet Trockenheit
- ergänzt Blut (Xue)

**Indikation**

- Gewichtsverlust
- Schmerz oder Schwäche im LWS-Bereich oder des Knies
- Schlaflosigkeit
- Nachtschweiß
- Palpitation
- verschwommene Sicht
- Trockenheit von Lunge und Dickdarm
- Hauttrockenheit
- trockener Husten mit wenig Schleim
- Obstipation

**Kontraindikation**

- äußere Pathogene wie Wind-Kälte-Invasion
- Geschwüre
- Hautausschläge
- Arteriosklerose
- Fettleibigkeit
- Gicht
- Rheuma

**Rezept I:** Schweinebraten
**Rezept II:** Schweinesuppe
**Rezept III:** Klachelsuppe (Vorderhufe)

**Westliche Inhaltsstoffe:** Vitamin $B_1$, $B_6$, $B_{12}$, Eisen, Magnesium, Kalzium, Zink

# 9.11 Wachtel (Coturnix coturnix) 鹑肉 chúnròu

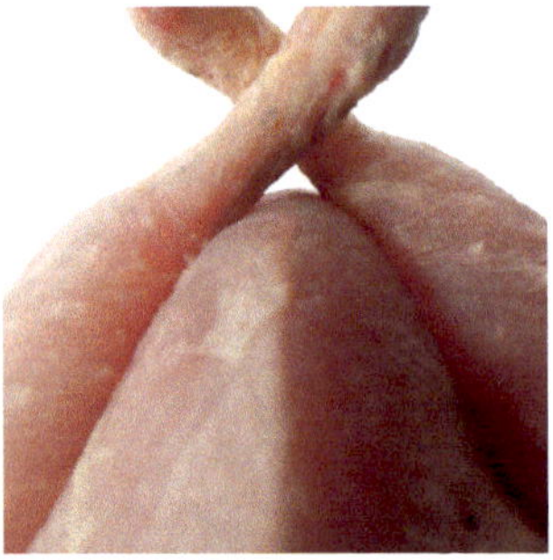

**Familie:** Phasianidae
**Temperatur:** warm
**Geschmack:** süß
**Organkreiswirkung:** Mi, Ma, Lu, Ni, Le

**Funktion**
- tonisiert Qi, Blut (Xue) und Jing
- tonisiert Milz-, Lungen- und Nieren-Qi und Leber-Blut (Xue)
- nährt Leber-Blut (Xue)
- stärkt Sehnen und Knochen

**Indikation**
- Antriebslosigkeit, Müdigkeit
- Appetitlosigkeit
- Schwindel
- niedriger Blutdruck
- Kältegefühl
- Schmerz und Schwäche der LWS, Hüfte oder Knie
- Muskelschwäche

**Kontraindikation**
- innere Hitze
- Unruhe

**Rezept I:** Wachtelsuppe, lang gekocht
**Rezept II:** gefüllte Wachteln
**Rezept III:** gebratene Wachteln mit Gemüse

**Westliche Inhaltsstoffe:** Vitamin $B_1$, $B_2$, $B_6$, Nicotinamid, Folsäure, Natrium, Kalium, Magnesium, Kalzium, Eisen, Phosphor, Kupfer, Zink

# 9.12 Wildschwein (Sus scrofa) 野猪肉 yězhūròu

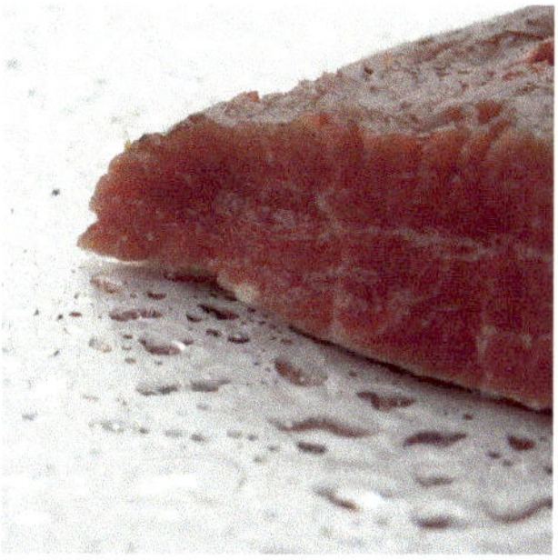

**Familie:** Suidae
**Temperatur:** warm
**Geschmack:** süß
**Organkreiswirkung:** Mi, He, Le, Ni, Lu

**Funktion**
- tonisiert Qi aller Yin-Organe
- tonisiert Jing
- tonisiert Yin aller Organe
- nährt Blut

**Indikation**
- Schwäche, zum Aufbau nach Krankheit
- zum Muskelaufbau
- Erschöpfung
- Schwindel
- Impotenz
- Gewichtsverlust
- Kältegefühl

**Kontraindikation**
- Aufsteigendes Leber-Yang bei Yin-Mangel
- Fülle-Hitze-Prozesse

**Rezept I:** Wildschweinsuppe
**Rezept II:** gebratenes Wildschwein
**Rezept III:** Wildschweingulasch

**Westliche Inhaltsstoffe:** Vitamin $B_1$, $B_2$, Eisen, Phosphor, Zink

## 9.13 Ziege (Capra spec.) 羊 肉 yángròu

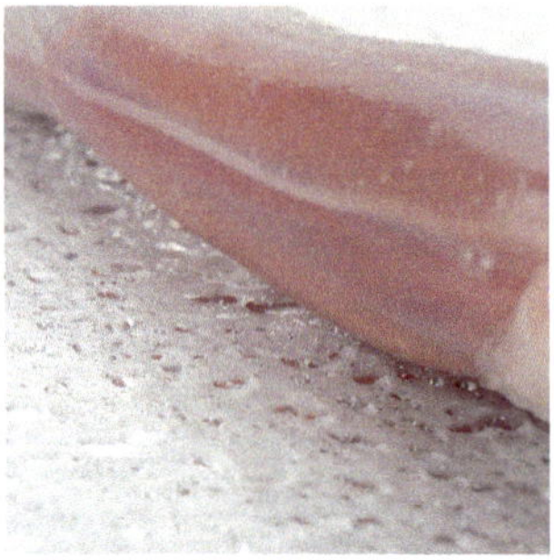

**Familie:** Hornträger (Bovidae)
**Temperatur:** heiß
**Geschmack:** süß, bitter, salzig
**Organkreiswirkung:** Le, Ni, Mi

**Funktion**

- tonisiert Leber-Blut (Xue)
- tonisiert Nieren-Qi und Yang
- tonisiert Milz-Yang
- bewegt Blut
- stärkt den Rücken

**Indikation**

- Potenzmittel
- baut auf bei drohender Fehlgeburt
- LWS-Schwäche, Lumbago
- Appetitlosigkeit
- Schwäche
- Erschöpfung
- Lichtempfindlichkeit
- niedriger Blutdruck

**Kontraindikation:** innere Hitze

**Rezept I:** Ziegenbraten
**Rezept II:** Ziegengulasch
**Rezept III:** Ziegengeschnetzeltes mit Gemüse

**Westliche Inhaltsstoffe:** Eisen, Zink, Vitamin $B_1$, $B_2$, $B_6$, $B_{12}$, Niacin, Carnithin

# 10 Fisch 鱼 yú

Fisch zählt, ähnlich wie Fleisch, zu den ausgeprägt tonisierenden und nährenden Nahrungsmitteln. Fische weisen im Allgemeinen einen süßen Geschmack und tendenziell ein neutrales Temperaturverhalten auf. Sie tonisieren Qi und Blut und wirken besonders auf die Funktionskreise Milz und Magen, z. T. auch auf den Nieren-Funktionskreis und das Yin, Forelle auch auf das Nieren-Yang. Viele Fischarten leiten zudem auch Nässe aus; Aal ist darüber hinaus Wind eliminierend.

Meeresfrüchte sind v. a. eher salzig und thermisch kühler bis kalt. Sie wirken auf den Nieren- und Leber-Funktionskreis und nähren z. T. das Yin. Einige Meeresfrüchte (z. B. Austern) können bei Leere-Hitze mit Nachtschweißen eingesetzt werden. Durch die Zubereitung werden Meeresfrüchte thermisch wärmer.

Hummer, Garnelen und Forelle können durch ihr warmes Temperaturverhalten das Yang kräftigen, z. T. aber auch v. a. durch Braten oder Grillen und scharfe Gewürze sogar pathogene Hitze begünstigen. Von einigen thermisch warmen Meeresfrüchten wird daher bei Hauterkrankungen, z. B. bei chronischen Ekzemen, abgeraten (Hummer, Garnelen und Shrimps).

Unterschieden wird zwischen Süßwasserfischen und Salzwasserfischen aufgrund ihres Lebensraums. Manche Fischarten wie der Aal können in beiden Bereichen vorkommen.

Wie beim Fleisch ist auch beim Fisch ein moderater Verzehr günstig, ein Übermaß kann Nahrungsstagnation begünstigen. Zur Unterstützung der Eiweiß- und Fettverdauung werden traditionell „digestive“ Gewürze hinzugefügt. Je nach Zubereitung können das sein: Zitrone, Pfeffer, Chili oder Ingwer. In Japan werden als Verdauungshilfe bei rohem Fisch wärmender und scharfer Wasabi gereicht und leicht warme Schwarznesselblätter, die darüber hinaus auch noch gegen Fischvergiftungen als Antidot fungieren.

**Westliche Ernährungswissenschaft:** Fisch gilt als hochwertiger Eiweißlieferant. Außerdem gelten Meeresfische als wertvoll wegen ihres Gehaltes an Omega-3-Fettsäuren. Diese wirken antioxidativ und schützen gegen Arteriosklerose und Entzündungsprozesse. Früher wurde in China vergleichsweise wenig tierisches Eiweiß wie Fisch und Fleisch konsumiert. Noch in den 1930er-Jahren ergaben statistische Erhebungen einen täglichen Verzehr von 7,7 g Fisch pro Kopf. In den USA war es schon zu dieser Zeit ca. die fünffache Menge [15, 59]. Heute wird Fisch häufig in Agrarfischkulturen gezüchtet, da unsere Weltmeere und Flüsse bereits stark verschmutzt oder leergefischt sind. Offenbar haben Lachse aus Zuchtbeständen deutlich weniger Omega-3-Fettsäuren und gefäßwandschützende Wirkstoffe als Lachse aus natürlichen Beständen. Ebenso werden Garnelen in z. T. die tropischen Mangrovenwälder belastenden, künstlich angelegten Uferrandzonen industriell herangezogen und kultiviert. Daher wäre auch hier eine möglichst naturbelassene Qualität empfehlenswert.

## 10.1 Aal (Cyema) 鳗鲡 mánlí

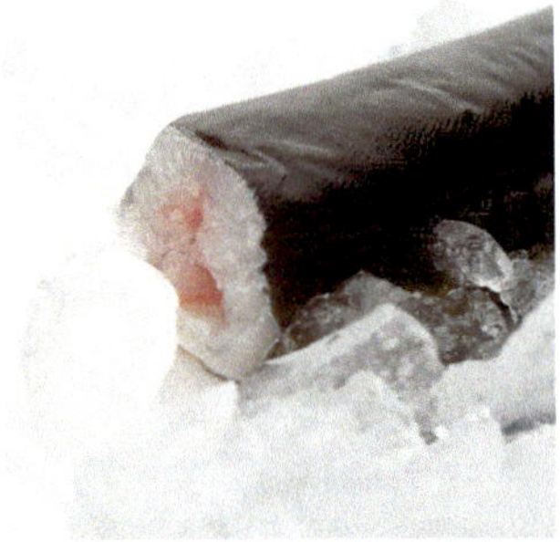

**Familie:** Cyemidae (Anguillidae)
**Temperatur:** warm
**Geschmack:** salzig, süß
**Organkreiswirkung:** Ni, Mi, Le

**Funktion**
- tonisiert Nieren-Qi
- wärmt Nieren-Yang
- nährt Leber-Blut (Xue)
- tonisiert Milz-Qi
- vertreibt Wind-Nässe-Kälte
- eliminiert Nässe-Hitze im Unteren Erwärmer
- harntreibend

**Indikation**
- Rheuma
- Ödeme, Gedunsenheit
- Potenzmittel
- Ausfluss
- Appetitlosigkeit
- Unruhe
- Lichtempfindlichkeit
- Menstruationsschmerzen

**Kontraindikation**
- Schleim-Erkrankungen
- Diarrhöe

**Rezept I:** gebratener Aal
**Rezept II:** Aalsuppe
**Rezept III:** geräucherter Aal

**Westliche Inhaltsstoffe:** Omega-3-Fettsäure, Vitamin A, $B_2$, $B_{12}$ und D, Kalzium, Eisen

## 10.2 Auster (Ostrae edulis) 牡蛎 mǔlì

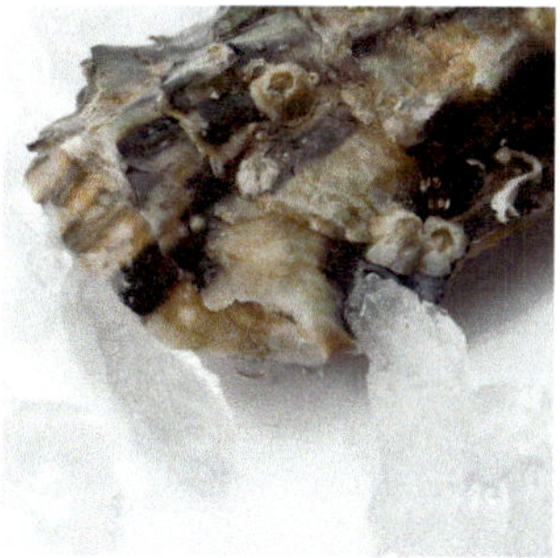

**Familie:** Pinnoideae
**Temperatur:** kühl-kalt
**Geschmack:** salzig, süß
**Organkreiswirkung:** Ni, Le

**Funktion**

- tonisiert Nieren-Yin
- klärt Leere-Hitze
- löst Schleim-Ansammlung auf
- tonisiert Leber-Yin

**Indikation**

- Schlafstörungen, Nervosität
- Säftemangel
- Nachtschweiß
- Erschöpfung
- Hitzegefühl
- Hypertonie
- Kopfschmerzen

**Kontraindikation**

- Hauterkrankungen
- Muscheltierallergie
- übermäßiger Verzehr führt zu Nahrungsstagnation

**Rezept I:** Austern roh, kalt mit Zitrone
**Rezept II:** Austern gebacken
**Rezept III:** gratinierte Austern

**Westliche Inhaltsstoffe:** Vitamin A, $B_1$, $B_2$, $B_{12}$, D, E, Eisen, Kalium, Kalzium, Kupfer, Magnesium, Natrium, Phosphor, Zink

## 10.3 Barsch (Perca fluviatilis) 鲈鱼 lúyú

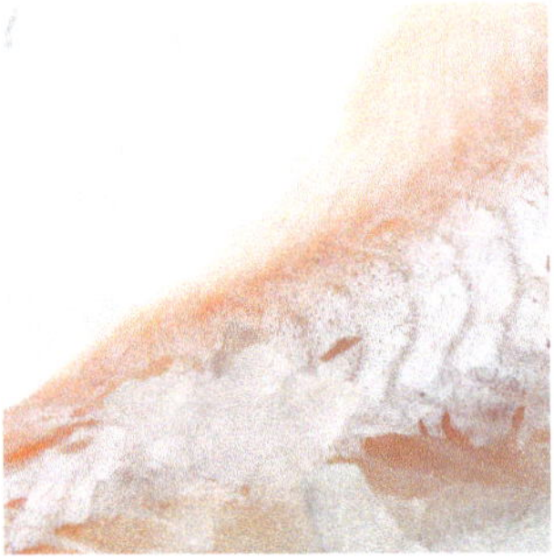

**Alternative Bezeichnung:** Egli
**Familie:** Percidae
**Temperatur:** neutral-warm
**Geschmack:** süß, salzig
**Organkreiswirkung:** Ni, Mi, Ma, Le

**Funktion**
- tonisiert Nieren-Qi und -Yin
- stärkt Milz-Qi
- nährt Blut
- eliminiert Nässe

**Indikation**
- Schwäche
- Appetitlosigkeit
- Diarrhöe
- Blähungen
- Knochenschwund
- Müdigkeit
- Ödeme

**Kontraindikation**
- Hautausschläge
- Verkühlung

**Rezept I:** Barsch gebraten mit Gemüse
**Rezept II:** Barsch gedünstet in Limettensaft
**Rezept III:** Barschsuppe

**Westliche Inhaltsstoffe:** Vitamine A, D, $B_1$, $B_2$, $B_6$, $B_{12}$, Niacin, Biotin und Panthothensäure, Kalium, Phosphor, Eisen, Magnesium, Jod und Omega-3-Fettsäuren. Nahrungseiweißbaustein Tryptophan ist eine Vorstufe des Serotonins, das für die Stimmungslage verantwortlich ist; Nahrungseiweißbaustein Tyrosin hat die Eigenschaft, die körperliche seelische und mentale Leistungsfähigkeit des Menschen zu stärken.

## 10.4 Forelle (Salmo gaiderii fario) 鳟鱼 zùnyú

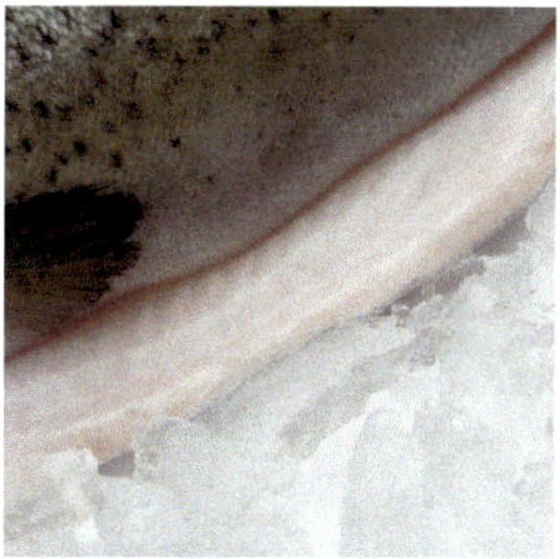

**Familie:** Salmonidae
**Temperatur:** warm
**Geschmack:** süß, salzig
**Organkreiswirkung:** Ni, Mi, Ma

**Funktion**
- tonisiert Nieren-Qi und Nieren-Yang
- tonisiert Qi der Mitte
- tonisiert Yang
- löst Nässe auf

**Indikation**
- Appetitlosigkeit, allgemeine Schwäche
- Kältegefühl
- Gedunsenheit
- Arteriosklerose
- weicher Stuhlgang

**Kontraindikation**
- Wind-Hitze
- Hautausschläge

**Rezept I:** Forelle im Ofen mit Gemüse
**Rezept II:** Forelle gebraten
**Rezept III:** Forelle Müllerin

**Westliche Inhaltsstoffe:** Vitamine A, D, $B_1$, $B_2$, $B_6$, $B_{12}$, Niacin, Biotin und Panthothensäure, Kalium, Phosphor, Eisen, Magnesium, Jod und Omega-3-Fettsäuren; Nahrungseiweißbausteine Tryptophan und Tyrosin

# 10.5 Garnelen (Litopenaeus vannamei) 大虾 dàxiā, Shrimps (Penaeus spp) 小虾 xiǎoxiā, Languste (Palinuridae) 龙虾 lóngxiā

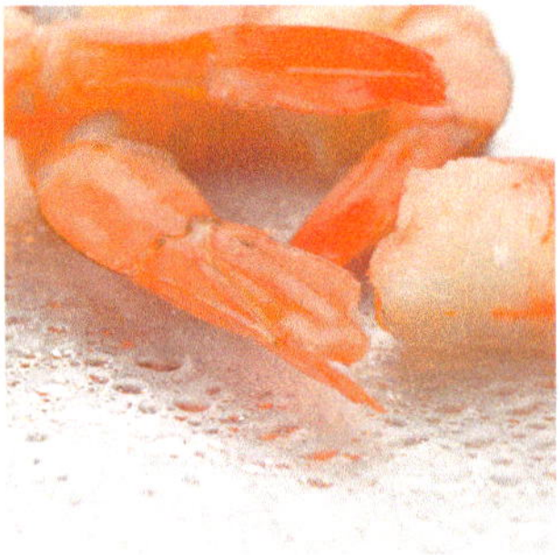

**Alternative Bezeichnung:** Krabben, Gambas, Crevetten
**Familie:** Penaeideae
**Temperatur:** warm
**Geschmack:** salzig, süß
**Organkreiswirkung:** Ni, Le

**Funktion**
- nährt Leber-Blut (Xue)
- tonisiert Nieren-Qi und -Yang

**Indikation**
- verminderte Milchbildung
- Impotenz
- Heißhunger
- Kraftlosigkeit
- Rückenschmerzen

**Kontraindikation**
- Gelenkschmerzen
- Akne, Hauterkrankungen
- übermäßiger Verzehr führt zur Nahrungsstagnation

**Rezept I:** Garnelen gebraten auf Salat
**Rezept II:** Tempuragarnelen
**Rezept III:** Languste gekocht

**Westliche Inhaltsstoffe:** hoher Puringehalt (Vorsicht bei Gicht), Jod und Omega-3-Fettsäuren, Vitamin $B_{12}$, Niacin, Kalium, Kalzium, Phosphor, Eisen, Magnesium

# 10.6 Hering (Chupea harengus) 鲱鱼 fēiyú

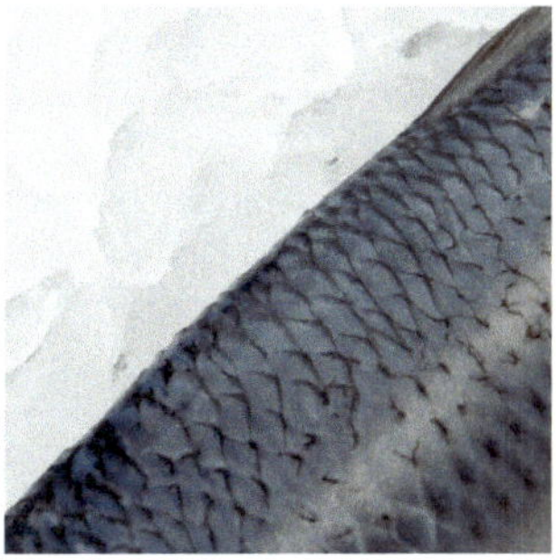

**Familie:** Clupeidae
**Temperatur:** neutral
**Geschmack:** süß, salzig
**Organkreiswirkung:** Lu, Mi, Ma, He

**Funktion**

- tonisiert Qi und Blut (Xue)
- befeuchtet Trockenheit
- tonisiert Milz-Qi
- tonisiert Lungen-Qi
- tonisiert Herz-Qi

**Indikation**

- Erschöpfung
- Appetitlosigkeit
- Übelkeit
- Verdauungsstörungen
- Schwitzen
- Kurzatmigkeit
- Trockenheit
- Sehschwäche
- Anämie

**Kontraindikation:** Hautausschlag

**Rezept I:** Heringsalat
**Rezept II:** gebratene Heringe
**Rezept III:** Heringe im Ofen mit Limetten gedünstet

**Westliche Inhaltsstoffe:** Vitamin $B_{12}$, D, Niacin, Pantothensäure, Jod, Selen, Omega-3-Fettsäuren: sind mehrfach ungesättigte Fettsäuren und stellen Energiespeicher, aber auch wichtige Bausteine der Zellmembran dar und haben antioxidative und antientzündliche Effekte.

## 10.7 Hummer (Homarus) 龙虾 lóngxiā

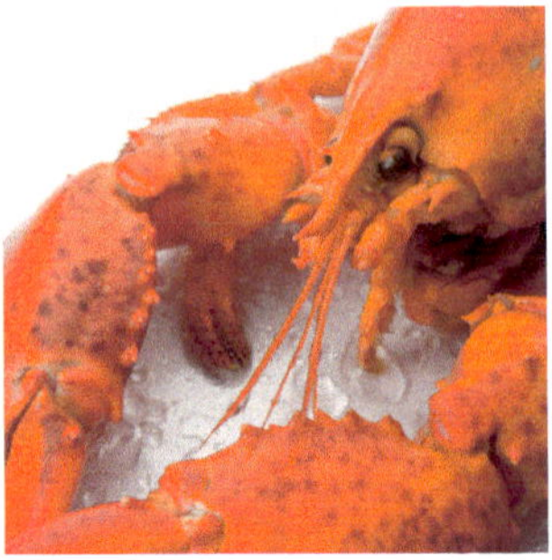

**Familie:** Palununaea
**Temperatur:** warm
**Geschmack:** süß, salzig
**Organkreiswirkung:** Ni, Mi

**Funktion**

- tonisiert Nieren-Qi und Nieren-Yang
- tonisiert Qi der Mitte

**Indikation**

- Impotenz
- Erschöpfung
- Rückenschmerzen
- Harninkontinenz
- Appetitlosigkeit
- allgemeine Schwäche

**Kontraindikation**

- Blut (Xue)-Hitze, z. B. bei manchen chronischen Ekzemen
- Akne
- Schwangerschaft

**Rezept I:** Hummersalat
**Rezept II:** gekochter Hummer
**Rezept III:** Fischterrine mit Hummer

**Westliche Inhaltsstoffe:** Vitamin $B_6$, Kalzium, Zink

## 10.8 Karpfen (Cyprinus carpio) 鲤鱼 lǐyú

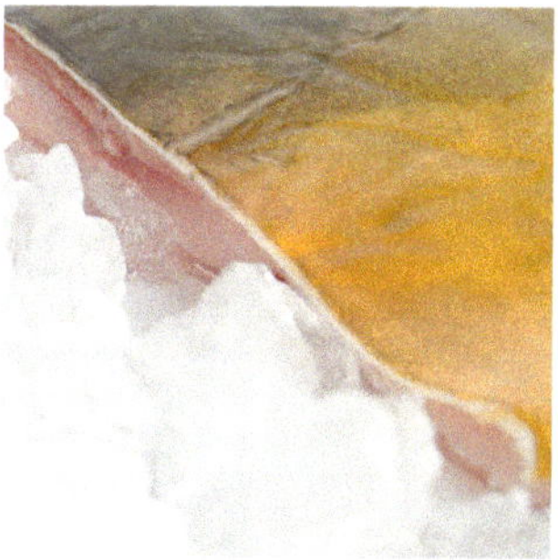

**Familie:** Cyprinidae
**Temperatur:** neutral-warm
**Geschmack:** süß, salzig
**Organkreiswirkung:** Mi, Ni, Lu

**Funktion**
- leitet Nässe aus
- tonisiert Milz-Qi und entfeuchtet
- tonisiert Qi und Yin
- allgemeines Yin-Tonikum
- tonisiert Nieren-Yin

**Indikation**
- Ödeme
- Schwellungen
- Unruhe
- Harnverhalten
- trockener Husten
- mangelnde Milchbildung

**Kontraindikation:** Hautausschläge

**Rezept I:** Karpfensuppe
**Rezept II:** gedünsteter Karpfen
**Rezept III:** gebackener Karpfen

**Westliche Inhaltsstoffe:** Vitamin A, $B_6$, C, E, Natrium, Kalium, Kalzium, Magnesium, Phosphor und Jod

## 10.9 Kaviar (Huso huso) 鱼子酱 yúzǐjiàng

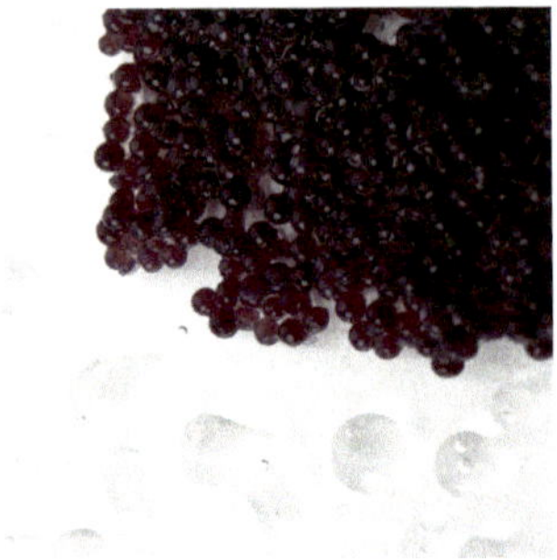

**Familie:** Cyclopteridae
**Temperatur:** kalt
**Geschmack:** salzig
**Organkreiswirkung:** Ni, Le

**Funktion**
- tonisiert Jing
- nährt Niere, Leber-Yin
- tonisiert Leber-Blut (Xue)

**Indikation**
- Schwäche
- graue und brüchige Haare
- Impotenz
- Unfruchtbarkeit
- Fehlgeburt
- Nachtblindheit
- Lichtempfindlichkeit
- Sehschwäche
- Unruhe, Schlaflosigkeit

**Kontraindikation:** keine

**Rezept I:** Kaviar auf Salat
**Rezept II:** Kaviar auf Buttertoast
**Rezept III:** Kaviar auf Hühnerei

**Westliche Inhaltsstoffe:** hoher Anteil an Eiweiß, Aminosäuren, Vitamin D, E, $B_{12}$, Niacin, Jod, Natrium, hoher Gehalt an Cholesterin

## 10.10 Krebse (Crustacea) 蟹 xiè

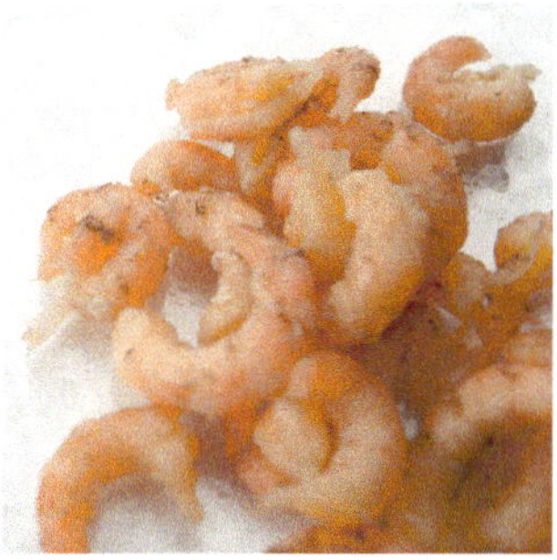

**Familie:** Crustacea Reptantia
**Temperatur:** kühl-kalt
**Geschmack:** salzig
**Organkreiswirkung:** Ni, Le, Mi, Ma

**Funktion**
- tonisiert Nieren-Yin
- kühlt Hitze
- stärkt Muskeln, Sehnen und Knochen
- bewegt Blut

**Indikation**
- Schlafstörungen, Unruhe
- Hitzewallungen
- Nachtschweiß

**Kontraindikation**
- Schwangerschaft
- Hauterkrankungen
- äußere Wind-Kälte-Affektion

**Rezept I:** Krabben auf Salat
**Rezept II:** Krabben gegrillt
**Rezept III:** Krabbensuppe

**Westliche Inhaltsstoffe:** Eiweiß, Kalzium, Zink

## 10.11 Kabeljau (Gadus morhua) 鳕鱼 xuěyú

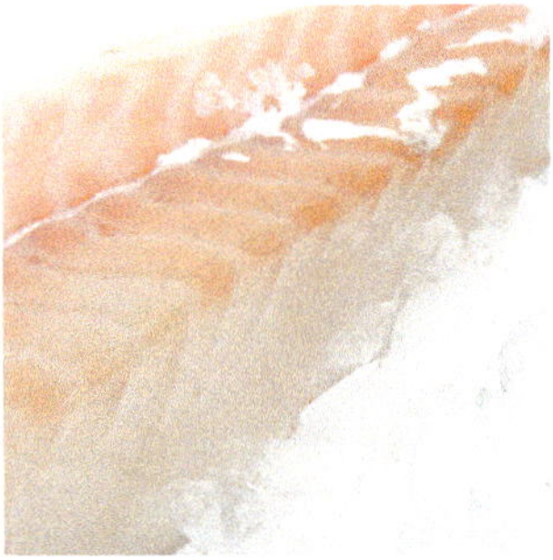

**Familie:** Dorsche
**Temperatur:** warm
**Geschmack:** salzig
**Organkreiswirkung:** Ni, Mi, Ma

**Funktion**
- tonisiert Essenz
- tonisiert Nieren-Qi
- tonisiert Yang und Yin

**Indikation**
- Erschöpfung
- Unruhe
- Harnverhalten
- Appetitlosigkeit
- Diarrhöe
- Konzentrationsschwäche
- Schwindel
- Schwäche

**Kontraindikation:** grippale Infekte

**Rezept I:** Kabeljau gebraten
**Rezept II:** Kabeljau gebacken
**Rezept III:** Kabeljau gedünstet mit Gemüse

**Westliche Inhaltsstoffe:** Zink, Jod und Omega-3-Fettsäuren, Nahrungseiweißbausteine Tryptophan und Tyrosin, Vitamine A, D, $B_1$, $B_2$, $B_6$, $B_{12}$, Niacin, Biotin und Panthothensäure, Kalium, Phosphor, Eisen, Selen

## 10.12 Lachs (Salmo salar) 鲑鱼 guīyú

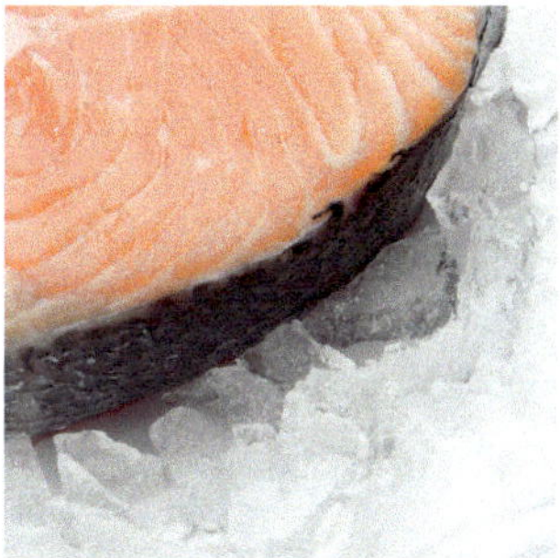

**Familie:** Salmonidae
**Temperatur:** warm
**Geschmack:** salzig, süß
**Organkreiswirkung:** Ni, Le, Mi

**Funktion**
- tonisiert Nieren-Qi und -Yang
- nährt Leber-Blut (Xue)
- tonisiert Milz-Qi
- fördert Darmpassage

**Indikation**
- stärkt, z. B. Erschöpfung
- Menstruationsprobleme
- brüchige und trockene Haare
- Wechseljahrbeschwerden
- Müdigkeit
- fördert die Zellregeneration, Rekonvaleszenz

**Kontraindikation:** akute Wind-Kälte-Invasion

**Rezept I:** Lachs gebraten mit Gemüse
**Rezept II:** Lachs gedünstet im Ofen
**Rezept III:** geräucherter Lachs

**Westliche Inhaltsstoffe:** Vitamin A, $B_2$ $B_{12}$, Jod und Omega-3-Fettsäuren: sind mehrfach ungesättigte Fettsäuren und stellen Energiespeicher, aber auch wichtige Bausteine der Zellmembran dar und haben antioxidative und antientzündliche Effekte; Vitamin D oder Calciferol (diese gehören zur Gruppe der fettlöslichen Vitamine)

## 10.13 Miesmuschel (Mytilis edulis) 蓝贝 lánbèi

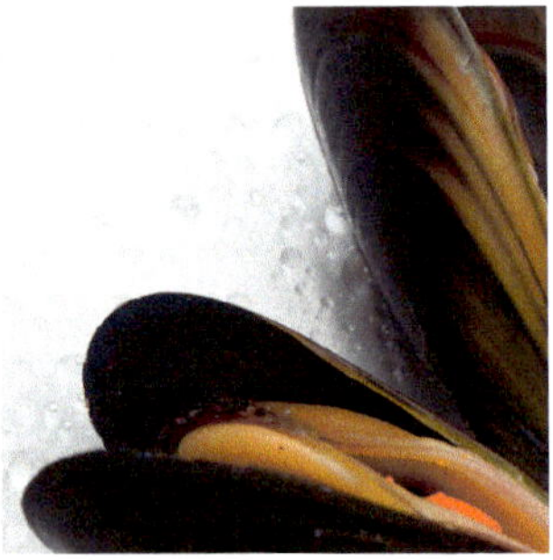

**Familie:** Veneridae
**Temperatur:** warm
**Geschmack:** salzig
**Organkreiswirkung:** Ni, Le

**Funktion**
- tonisiert Nieren-Qi, Nieren-Yang
- nährt Jing und Blut (Xue)
- tonisiert Nieren-Yin, Leber-Yin und Leber-Blut (Xue)

**Indikation**
- Lumbago
- Ausfluss
- Impotenz
- Schwindel

**Kontraindikation**
- Hautprobleme und -ausschläge
- Schwangerschaft
- Diabetes
- Allergien

**Rezept I:** Miesmuscheln in Wasser gekocht mit Knoblauch
**Rezept II:** überbackene Miesmuscheln
**Rezept III:** Miesmuscheln mit Safran gekocht

**Westliche Inhaltsstoffe:** Vitamine A, D, Niacin, Biotin und Panthothensäure, Kalium, Phosphor, Eisen, Magnesium

# 10.14 Sardelle (Engraulis encrasicolus) 鳀鱼 tíyú

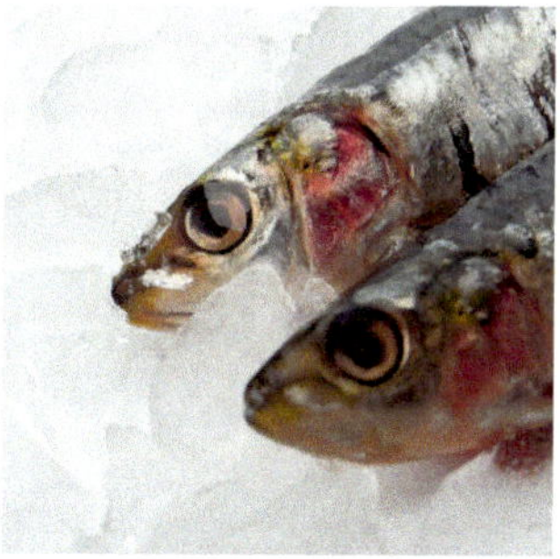

**Alternative Bezeichnung:** Anchovi
**Familie:** Engraulidae
**Temperatur:** neutral-warm
**Geschmack:** süß
**Organkreiswirkung:** Ma, Mi, Le

**Funktion**
- tonisiert Qi und Blut (Xue)
- tonisiert Yang
- vertreibt Kälte
- appetitanregend

**Indikation**
- Appetitlosigkeit
- allgemeine Schwäche
- Verdauungsstörungen

**Kontraindikation:** Hauterkrankungen mit Hitze

**Rezept I:** Sardellensalat
**Rezept II:** frittierte Sardellen
**Rezept III:** Sardellen in Essig eingelegt

**Westliche Inhaltsstoffe:** Jod und Omega-3-Fettsäuren, Vitamine A, D, $B_1$, $B_2$, $B_{12}$, Niacin, Biotin und Panthothensäure, Kalium, Phosphor, Eisen, Magnesium

## 10.15 Sardine (Sardina pilchardus) 沙丁鱼 shādīngyú

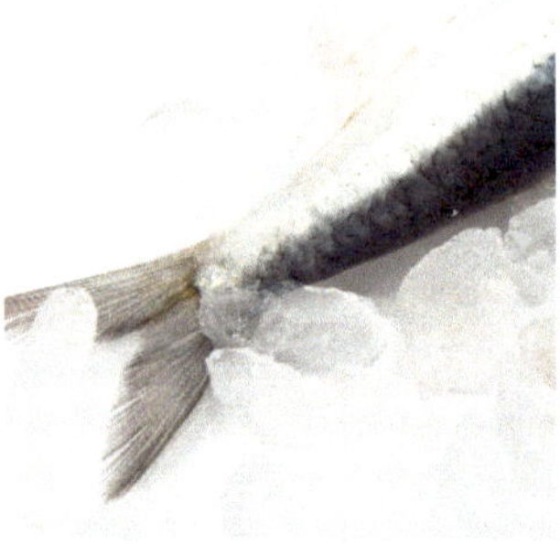

**Familie:** Clupeidae
**Temperatur:** neutral-warm
**Geschmack:** süß-salzig
**Organkreiswirkung:** Mi, Ma, Ni, He

**Funktion**
- tonisiert Qi, Yang und Blut (Xue)
- wärmt Milz und Magen
- tonisiert Herz-Qi
- tonisiert Nieren-Qi

**Indikation**
- Schwäche allgemein und im Rücken
- Kraftlosigkeit
- erhöhte Cholesterinwerte
- Harnverhalten, schmerzhaftes Urinieren
- Trockenheit
- Ödeme

**Kontraindikation**
- Hauterkrankungen
- Feuchte-Hitze-Prozesse

**Rezept I:** gebratene Sardinen
**Rezept II:** marinierte Sardinen
**Rezept III:** Sardinen auf Endiviensalat

**Westliche Inhaltsstoffe:** Zink, Jod und Omega-3-Fettsäuren, Vitamine A, D, $B_1$, $B_2$, $B_{12}$, Niacin, Biotin und Panthothensäure, Kalium, Phosphor

## 10.16 Thunfisch (Thunnus spec.) 鲔鱼 wěiyú

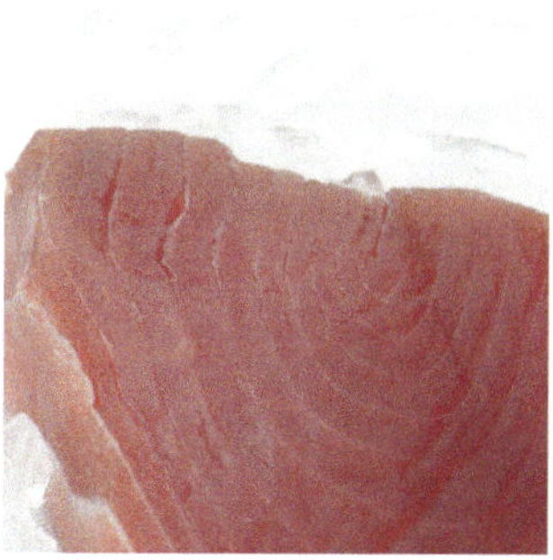

**Alternative Bezeichnung:** Tuna
**Familie:** Scombridae
**Temperatur:** neutral
**Geschmack:** süß, salzig
**Organkreiswirkung:** Ma, Mi, Le, Ni

**Funktion**

- tonisiert Qi und Blut (Xue)
- wandelt Nässe um
- tonisiert Milz- und Magen-Qi
- tonisiert Nieren-Yin
- tonisiert Leber-Blut und -Yin

**Indikation**

- Appetitlosigkeit
- Kraftlosigkeit
- Verdauungsstörungen
- Ödeme
- Schwellungen
- Trockenheit
- brüchige Nägel und Haare

**Kontraindikation:** Hautausschläge

**Rezept I:** Thunfischsteak
**Rezept II:** Thunfischsushi
**Rezept III:** Thunfisch gedünstet mit Gemüse und Reis

**Westliche Inhaltsstoffe:** Zink, Jod und Omega-3-Fettsäuren, Vitamine A, D, $B_1$, $B_2$, $B_6$, $B_{12}$, Niacin, Biotin und Panthothensäure, Kalium, Phosphor, Eisen

# 10.17 Tintenfisch (Sepia officinalis) 墨鱼 mòyú

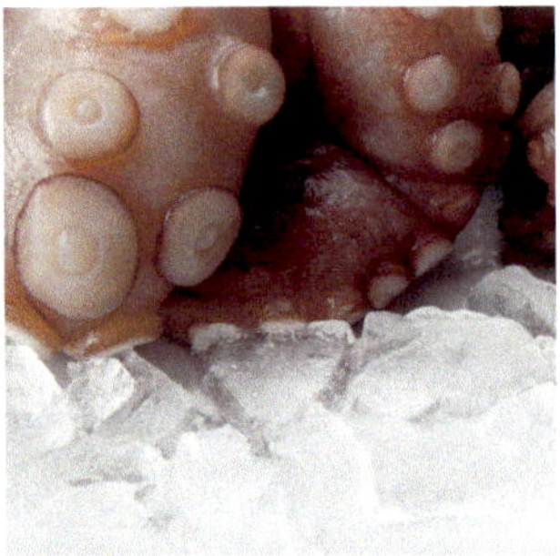

**Alternative Bezeichnung:** Kalmar, Pulpo
**Familie:** Coloidae
**Temperatur:** kühl-kalt
**Geschmack:** salzig, süß
**Organkreiswirkung:** Ni, Le

**Funktion**

- tonisiert Nieren-Yin
- nährt Leber-Blut (Xue)
- tonisiert Qi und Blut (Xue)
- unterstützt Milchbildung

**Indikation**

- Ohrrauschen
- Schwindel
- mangelnde Milchbildung
- Tinnitus
- Trockenheit

**Kontraindikation**

- Verdauungsschwäche
- Nahrungsallergie

**Rezept I:** Tintenfischsalat
**Rezept II:** gebratener Tintenfisch
**Rezept III:** gefüllter Tintenfisch

**Westliche Inhaltsstoffe:** Jod und Omega-3-Fettsäuren, Nahrungseiweißbausteine Tryptophan und Tyrosin, Vitamine A, D, $B_1$, $B_2$, $B_6$, $B_{12}$, Niacin, Biotin und Panthothensäure, Kalium, Phosphor, Eisen, Magnesium

# 11 Gewürze 作料 zuòliào

Gewürze wurden in allen Kulturen verwendet, um Speisen bekömmlicher zu machen und geschmacklich zu verbessern. Es gibt viele Gewürze, die Nässe umwandeln und von ihrer Thermik warm sind. Die scharfen Gewürze sind meistens heiß, machen durchgängig und zirkulieren Blut (Xue) und Qi. Viele Gewürze unterstützen die Verdauungskraft der Mitte, lösen Nahrungsstagnation und wandeln Nässe um.

# 11.1 Anis (Pimpinella anisum) 茴芹 huíqín

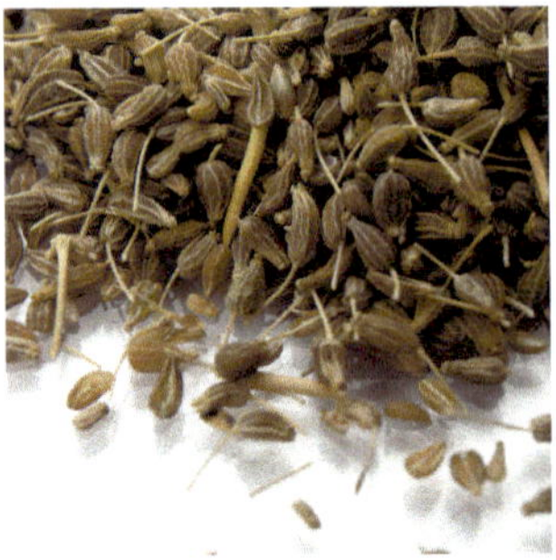

**Verwendeter Pflanzenteil:** Samen
**Temperatur:** warm
**Geschmack:** scharf, süß
**Organkreiswirkung:** Mi, Ma, Le, Ni

**Funktion**
- wandelt Nässe um
- fördert die Verdauung
- reguliert Qi
- wärmt Niere, Milz, Leber
- tonisiert Yang

**Indikation**
- Blähungen
- Diarrhöe
- Müdigkeit
- träge Verdauung
- Kältegefühl
- Durchblutungsstörungen

**Kontraindikation**
- Hyperaktivität
- Schlaflosigkeit durch Yin-Mangel
- Unruhe
- Nervosität

**Rezept I:** zum Backen (Aniskekse, Lebkuchen)
**Rezept II:** Anistee
**Rezept III:** Ouzo, Pernod, Raki

**Westliche Inhaltsstoffe:** ätherisches Öl, Anethol (Dianethol), Anisaldehyd (Dianisoin); Glyzeride der Ölsäure, Flavonoide darunter Glykoside und Glykosyle des Quercetins, Luteolins und Apigenins, Phenolcarbonsäuren

# 11.2 Basilikum (Ocimum basilicum) 罗勒 luólè

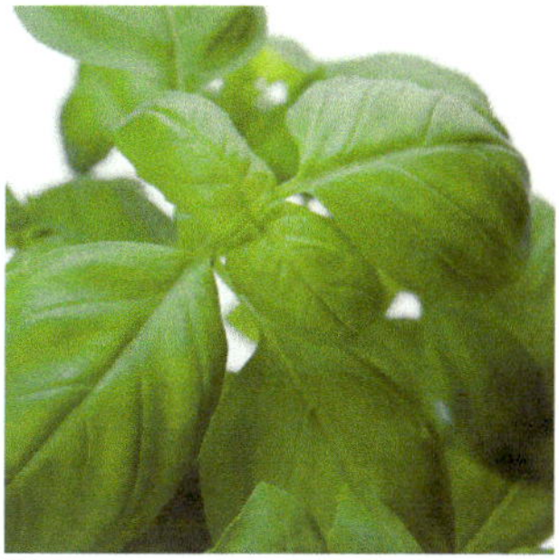

**Verwendeter Pflanzenteil:** Blätter
**Temperatur:** neutral-kühl
**Geschmack:** scharf, bitter, süß
**Organkreiswirkung:** Le, Lu, Mi, Ma

**Funktion**

- bewegt Qi von Leber, Lunge, Milz, Magen
- entfernt Schleim aus dem 3-Erwärmer
- entspannt Leber
- tonisiert Milz- und Magen-Qi

**Indikation**

- Blähungen
- Blutarmut
- Darminfektionen
- Heuschnupfen
- Krämpfe
- Menstruationsbeschwerden

**Kontraindikation**

- Schwangerschaft
- Trockenheit

**Rezept I:** als Tee
**Rezept II:** Tomatensauce mit Basilikum
**Rezept III:** Kräuterbutter

**Westliche Inhaltsstoffe:** ätherische Öle: Linalool, Estragol, Eugenol, andere Monoterpene wie Ocimen und Cineol, Sesquiterpene und Phenylpropane, Gerbstoffe, Flavonoide, Kaffeesäure und Äsculosid

# 11.3 Bohnenkraut (Satureja hortensis) 豆草 dòucǎo

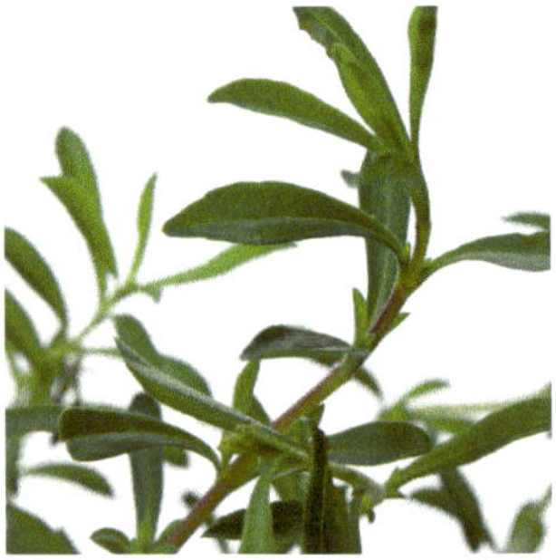

**Verwendeter Pflanzenteil:** Blätter
**Temperatur:** warm
**Geschmack:** scharf, bitter
**Organkreiswirkung:** Ni, Mi, Ma

**Funktion**
- tonisiert Nieren-Yang
- tonisiert Milz- und Magen-Qi
- tonisiert Nieren-Qi
- wärmt die Mitte
- fördert die Verdauung
- löst Schleim

**Indikation**
- Blähungen
- Völlegefühl
- Verdauungsschwäche
- Kältegefühl
- Appetitlosigkeit

**Kontraindikation**
- innere Hitze
- Blut (Xue)-Hitze

**Rezept I:** mit Bohnen kochen
**Rezept II:** als Tee
**Rezept III:** Suppen

**Westliche Inhaltsstoffe:** ätherisches Öl aus Carvacrol, p-Cymol, Thymol, Phenolen, Dipenten, Gerbstoffe, Schleim, Bitterstoffe, Beta-Sitosterol und Ursolsäure

# 11.4 Chili (Capsicum frutescens) 辣椒 làjiāo

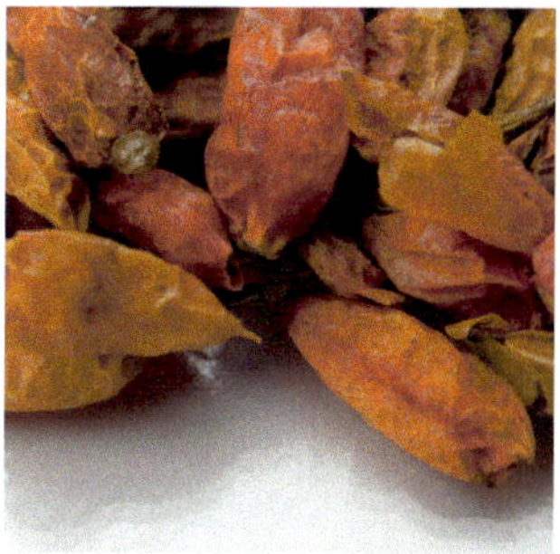

**Verwendeter Pflanzenteil:** Schoten
**Temperatur:** heiß
**Geschmack:** scharf
**Organkreiswirkung:** Mi, Ma, Lu, Le, Ni

**Funktion**
- tonisiert Yang
- bewegt Blut (Xue)
- öffnet Oberfläche
- eliminiert Schleim-Kälte und innere Kälte
- macht durchgängig
- löst Verdauungsblockaden

**Indikation**
- Durchblutungsstörungen
- Erkältung
- Dauerschnupfen
- Kältegefühl
- beseitigt Darmbakterien

**Kontraindikation**
- Leber-Feuer
- Herz-Feuer
- Wind-Erkrankungen
- Kopfschmerzen
- hoher Blutdruck
- übermäßiges Schwitzen

**Rezept I:** Chili con Carne
**Rezept II:** Chilisuppe mit Gemüse
**Rezept III:** Chili für Gemüse und Fleischgerichte

**Westliche Inhaltsstoffe:** Vitamin C, Capsaicin, Karotinoide, ätherisches Öl

## 11.5 Curcuma (Curcuma longa) 姜黄 jiānghuáng

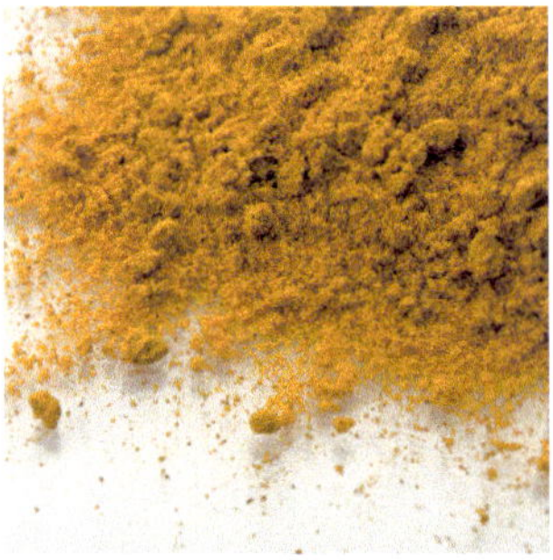

**Verwendeter Pflanzenteil:** Wurzelstock
**Temperatur:** neutral-kühl
**Geschmack:** bitter, süß, scharf
**Organkreiswirkung:** He, Le, Mi, Ma

**Funktion**
- bewegt Blut (Xue)
- kühlt Blut (Xue)
- leitet Kreislauf-Hitze aus
- trocknet Nässe
- transformiert Schleim

**Indikation**
- Tumoren
- Entzündungen
- Arteriosklerose
- Diabetes
- Verdauungsprobleme
- Arthritis
- Fettstoffwechselstörungen
- Magensaftproduktion anregend, mangelnde Magensäfte

**Kontraindikation:** keine

**Rezept I:** Curryhuhn
**Rezept II:** Curcumareis
**Rezept III:** als Tee

**Westliche Inhaltsstoffe:** ätherisches Öl aus Sesquiterpenen (besonders Turmeron und Zingiberen), Curcumin, Curcuminoide

# 11.6 Dill (Anethum graveolens) 莳萝 shíluó

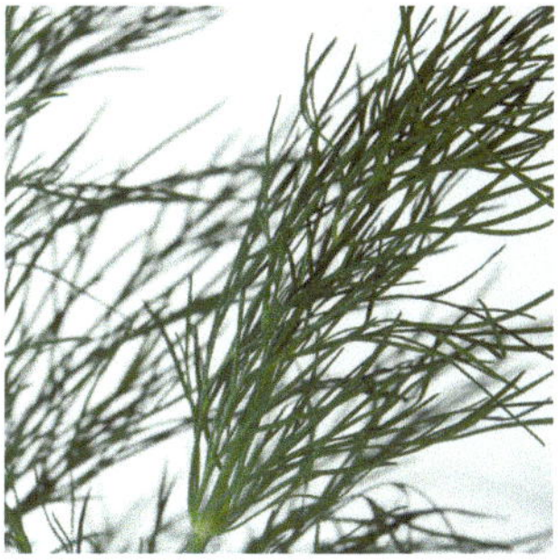

**Verwendeter Pflanzenteil:** Samen
**Temperatur:** warm
**Geschmack:** scharf
**Organkreiswirkung:** Ni, Ma, Le

**Funktion**
- löst Blut (Xue)-Stagnation
- tonisiert Yang
- durchblutungsfördernd
- tonisiert Nieren-Yang
- wärmt den Magen
- bewegt Leber-Qi

**Indikation**
- Kälte
- Angespanntheit
- Kältegefühl
- Durchblutungsstörungen
- Magenschmerzen
- Appetitlosigkeit

**Kontraindikation:** Hautausschläge

**Rezept I:** Dillkartoffeln
**Rezept II:** für Joghurt, Quark
**Rezept III:** Suppe, zum Garen

**Westliche Inhaltsstoffe:** ätherisches Öl, Kalium, Kalzium, Natrium, Limonen, Alpha- und Beta-Phellandren, Terpinen, Apiol, p-Cymen, Alpha-Pinen, Hexahydro-Benzofuran-Derivat

# 11.7 Estragon (Artemisia dracunculus) 龙蒿 lónghāo

**Verwendeter Pflanzenteil:** Blätter
**Temperatur:** warm
**Geschmack:** bitter, scharf, süß
**Organkreiswirkung:** Mi, Ma, Le

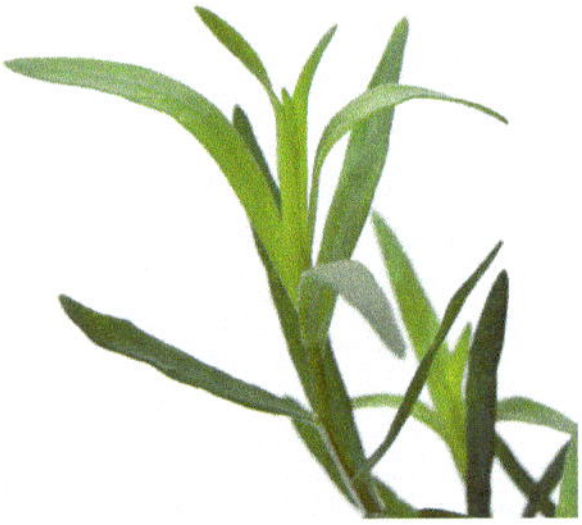

**Funktion**
- tonisiert Milz-Qi und Magen-Qi
- entspannt Leber-Qi
- zerstreut Blut (Xue)-Kälte
- durchblutungsfördernd
- wandelt Nässe um
- unterstützt die Verdauung

**Indikation**
- Zysten
- Harnstein
- Karies
- Verdauungsträgheit
- Muskelkrämpfe

**Kontraindikation :** Magen-Feuer

**Rezept I:** zu Fleisch
**Rezept II:** zu Fisch
**Rezept III:** für Essig

**Westliche Inhaltsstoffe:** Kalium, Natrium, ätherisches Öl (Estragol, Phellandren, Ocimen), Flavonoide, Gerbstoffe, Bitterstoffe

## 11.8 Fenchelsamen (Semen Foeniculum vulgare) 茴香 huíxiāng

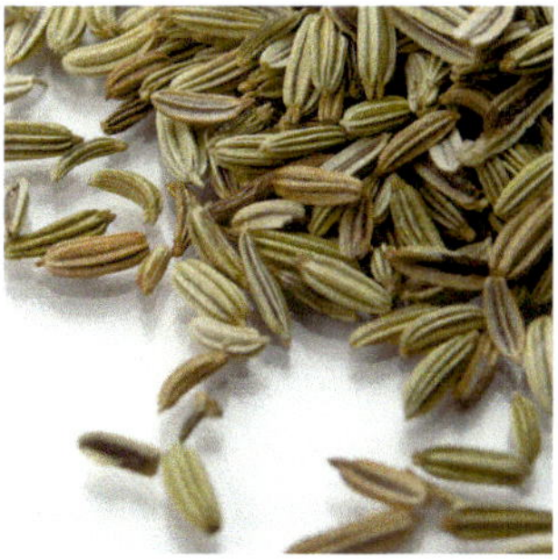

**Verwendeter Pflanzenteil:** Samen
**Temperatur:** warm
**Geschmack:** süß, scharf, sauer
**Organkreiswirkung:** Ma, Le, Ni

**Funktion**
- tonisiert Nieren-Yang
- wärmt den Magen
- reguliert das Qi der Mitte
- löst Nahrungsstagnation
- wärmt den Unteren Erwärmer
- wandelt Nässe um
- wärmt Leber

**Indikation**
- Zysten
- Kälte im Unterleib
- Erschöpfung
- Appetitlosigkeit
- Nahrungsstagnation, Blähungen
- schmerzhafte Menses
- Magenschmerzen aus Kälte
- Rückenschmerzen
- Harnverhalten

**Kontraindikation**
- Leber-Feuer
- Hyperaktivität

**Rezept I:** Fencheltee
**Rezept II:** zu fetten Speisen
**Rezept III:** Fisch, Fleisch, Kohlspeisen

**Westliche Inhaltsstoffe:** ätherische Öle, Kieselsäure, Mineralsalze, Vitamin A, B, C, Karotinoide

## 11.9 Galangawurzel (Alpinia officinarum Hance) 高良姜 gāoliángjiāng

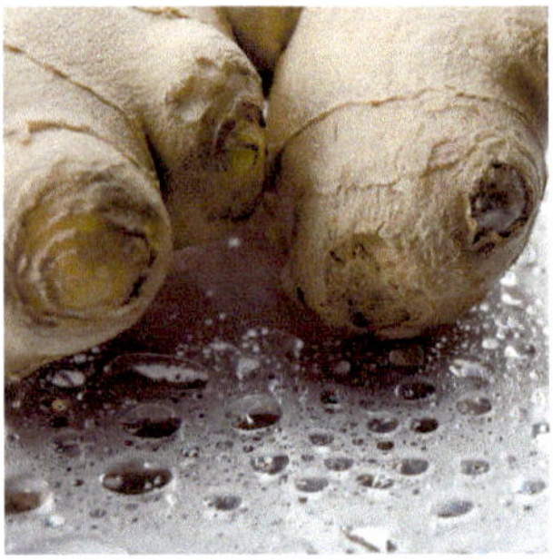

**Verwendeter Pflanzenteil:** Wurzelstock
**Familie:** Zingiberaceae
**Temperatur:** warm
**Geschmack:** scharf
**Organkreiswirkung:** Lu, Mi, Ma

**Funktion**
- tonisiert Lunge
- tonisiert Milz-Qi und -Yang
- wärmt den Magen
- wärmt die Mitte
- wandelt Nässe und Schleim-Kälte um

**Indikation**
- Appetitlosigkeit
- Magen- und Darmbeschwerden
- Kältegefühl
- Schleim-Ansammlung in der Milz und Lunge
- Erkältungsanfälligkeit
- Schnupfen
- Blähungen

**Kontraindikation:** Yin-Mangel

**Rezept I:** Obstsalat mit Galgant
**Rezept II:** Müsli mit Galgant
**Rezept III:** Kokossuppe mit Huhn und Galgant

**Westliche Inhaltsstoffe:** ätherische Öle, Flavonoide, Stärke, Monoterpene

# 11.10 Ingwer, frisch (Zingiberis recens) 生姜 shēngjiāng

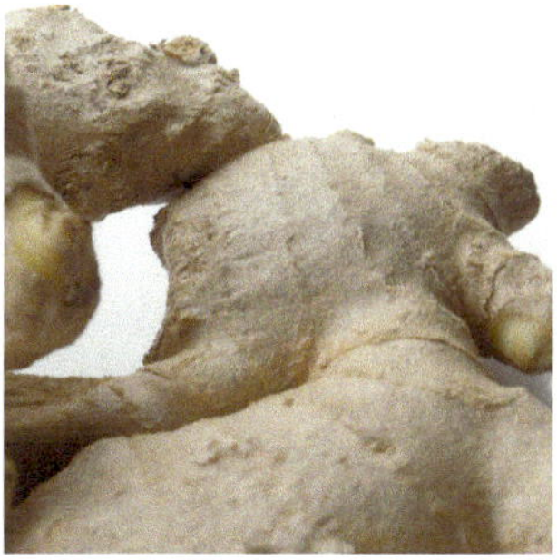

**Verwendeter Pflanzenteil:** Wurzelstock
**Familie:** Zingiberaceae
**Temperatur:** warm
**Geschmack:** scharf
**Organkreiswirkung:** Lu, Mi, Ma

**Funktion**

- tonisiert Lunge, Milz-Qi
- wärmt die Mitte, regt den Appetit an
- wandelt Nässe um
- löst Stagnation
- öffnet mild die Oberfläche und vertreibt Wind-Kälte

**Indikation**

- Völlegefühl, Übelkeit
- Schwangerschaftserbrechen (Hyperemesis)
- Appetitverlust (auch bei Tumorpatienten unter Chemotherapie)
- bei akuten Erkältungen und Virusinfekten
- unterstützt die Nahrungstransformation (im Rahmen einer Gewichtsreduktion hilfreich)
- Fisch- oder Fleischvergiftung

**Kontraindikation:** Magen-Yin-Mangel

**Rezept I:** Ingwertee mit Honig
**Rezept II:** für Fisch- und Fleischgerichte
**Rezept III:** für Gemüsegerichte

**Westliche Inhaltsstoffe:** organische Säuren, Fette und Saccharide sowie Schleimstoffe, ätherische Öle und lipophile Scharfstoffe (z. B. Gingerol). Gingerol hat antibakterielle und entzündungshemmende Wirkungen und hemmt z. B. Wachstum von Helicobacter pylori.

## 11.11 Kardamom (Elettaria cardamomum) 小豆寇 xiǎodòukòu

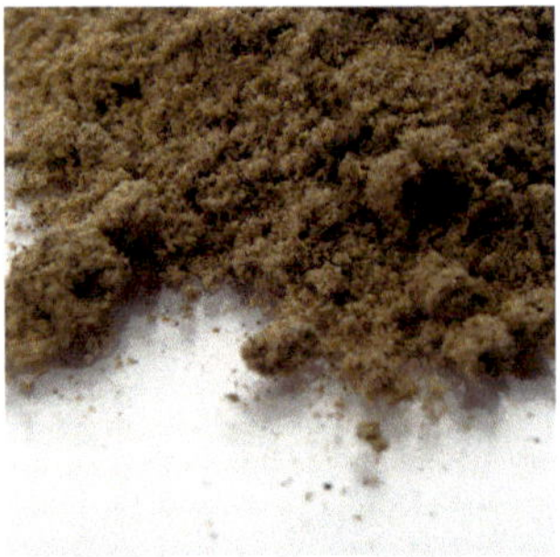

**Verwendeter Pflanzenteil:** Samen
**Familie:** Zingiberaceae
**Temperatur:** warm
**Geschmack:** scharf, süß, aromatisch
**Organkreiswirkung:** Mi, Ma, Lu

**Funktion**

- wandelt Nässe-Kälte in Milz und Magen um
- wandelt Nässe um
- reguliert und senkt Magen-Qi ab
- harmonisiert Mitte
- tonisiert Milz- und Magen-Qi
- tonisiert Lungen-Qi

**Indikation**

- Übelkeit, Appetitmangel
- Nahrungsstagnation
- Dauerschnupfen
- Brechreiz
- Blähungen
- verbessert die Verdaulichkeit vieler Speisen, auch bei manchen süßen Nachtischen einsetzbar

**Kontraindikation:** Magen- und Darmentzündungen, Morbus Crohn

**Rezept I:** Kaffee mit Kardamom
**Rezept II:** Kompott mit Kardamom
**Rezept III:** Gemüsegerichte, Kardamomöl

**Westliche Inhaltsstoffe:** ätherisches Öl (Cineol, Alpha-Terpineolacetat, Limonen, Sabinen, Linolensäure), Ölsäure, Palmitinsäure, Gummi, reichlich Mangan und Eisen

# 11.12 Knoblauch (Allium sativa) 大蒜 dàsuàn

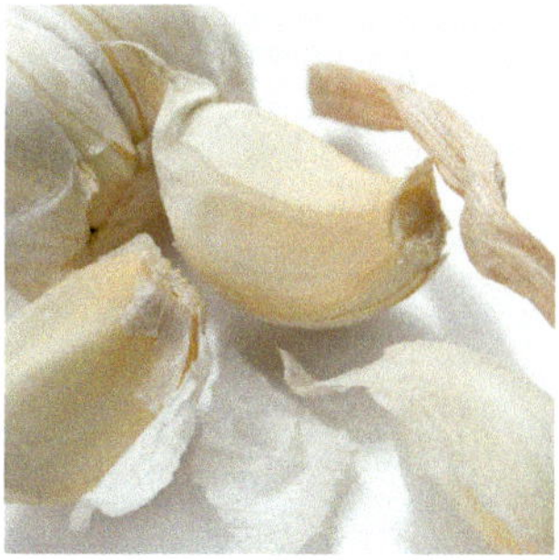

**Verwendeter Pflanzenteil:** Zwiebel
**Familie:** Liliaceae
**Temperatur:** warm-heiß
**Geschmack:** scharf
**Organkreiswirkung:** Mi, Ma, Lu, Di, Le

**Funktion**

- tonisiert Milz-Qi und -Yang
- löst Nahrungsstagnation auf
- tonsisiert Lungen-Qi
- wärmt den Dickdarm
- reguliert Qi
- kräftigt den Magen
- wandelt Schleim-Kälte um
- entgiftet, antiparasitisch, antibakteriell

**Indikation**

- Arteriosklerose
- Erkältung
- Dauerschnupfen
- Ausfluss
- langsame Verdauung (verbessert die Verdaulichkeit vieler Speisen)
- wirkt antibakteriell
- tötet Darmparasiten

**Kontraindikation**

- innere Hitze
- Schleim-Hitze

**Rezept I:** Knoblauch-Zitronen-Trunk
**Rezept II:** Knoblauch-Zwiebelbasis für Fleischgerichte
**Rezept III:** Spinat mit Knoblauch

**Westliche Inhaltsstoffe:** Rutin (s. bei Himbeere, S. 141) und Allicin (antioxidative, antibakterielle und antimykotische Wirkung, kann Blutdruck und Blutfette reduzieren und hat eine blutgerinnungshemmende Wirkung, daher effektiv gegen Arteriosklerose)

## 11.13 Koriandersamen (Coriandrum sativum) 芫荽 yánsuī

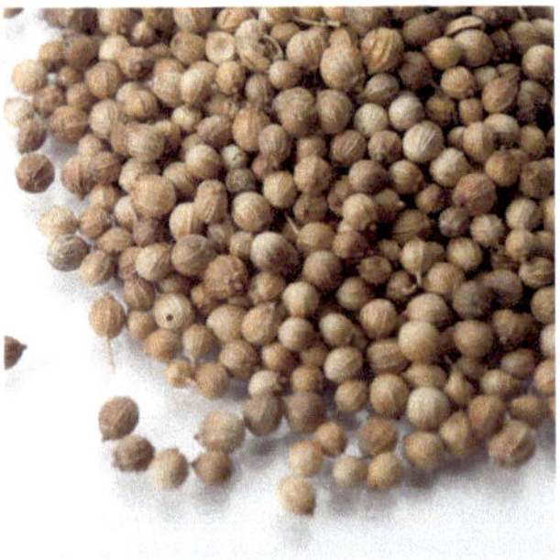

**Verwendeter Pflanzenteil:** Samen
**Temperatur:** warm
**Geschmack:** scharf, bitter
**Organkreiswirkung:** Le, Gb, Mi, Ma, Lu

**Funktion**
- löst Leber-Qi-Stagnation mit Blähungen
- löst Gallenblasen-Qi-Stagnation
- wandelt Nässe-Kälte um
- tonisiert Milz- und Magen-Qi
- wärmt die Mitte
- löst Nahrungsstagnation
- senkt das Qi ab

**Indikation**
- Verdauungsschwäche
- Bulemie, Anorexie
- Appetitlosigkeit
- Übelkeit, Schwäche, Müdigkeit
- Reizbarkeit
- Völlegefühl

**Kontraindikation:** keine

**Rezept I:** zu Fisch- und Fleischgerichten
**Rezept II:** zu Gemüsegerichten
**Rezept III:** als Tee

**Westliche Inhaltsstoffe:** ätherische Öle, Monoterpenole, Monoterpene, Ketone, Ester und Kumarine

## 11.14 Kreuzkümmel (Cuminum cyminum) 小茴香 xiǎohuíxiāng

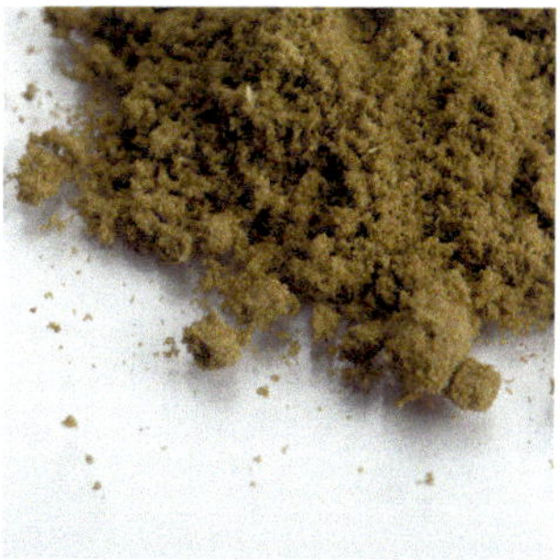

**Verwendeter Pflanzenteil:** Samen
**Temperatur:** warm
**Geschmack:** scharf, süß
**Organkreiswirkung:** Mi, Ma, Di, Lu

**Funktion**

- löst Qi-Stagnation im Mittleren Erwärmer
- reguliert Qi und Blut (Xue)
- tonisiert Qi der Mitte
- wärmt Dickdarm
- löst Nahrungsstagnation
- wandelt Schleim-Kälte um

**Indikation**

- Appetitmangel
- Blähungen
- Bronchitis
- Menstruationskrämpfe
- Völlegefühl
- Angespanntheit

**Kontraindikation:** Magenschwäche, Gastritis

**Rezept I:** im Currypulver für Fleischgerichte
**Rezept II:** Wurst- und Brotgewürz
**Rezept III:** Gemüsespeisen

**Westliche Inhaltsstoffe:** ätherische Öle (Cuminaldehyd) Monoterpene, Kumarine, Sesquiterpene und Monoterpenole

## 11.15 Kümmel (Carum carvi) 葛缕子 gélǔzi

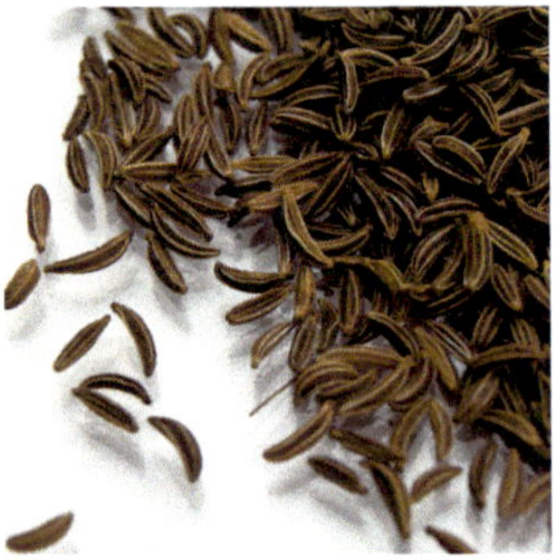

**Verwendeter Pflanzenteil:** Samen
**Temperatur:** warm
**Geschmack:** süß, scharf
**Organkreiswirkung:** Mi, Ma, Ni

**Funktion**

- Yang-Ming-Kraut
- tonisiert und wärmt Mittleren Erwärmer
- tonisiert Milz- und Magen-Qi
- wärmt Dickdarm
- löst Nahrungsstagnation

**Indikation**

- Blähungen, Darmkoliken, am besten für Säuglinge
- Mundgeruch
- Fettverdauungsprobleme
- entspannt den Verdauungstrakt
- Kältegefühl

**Kontraindikation:** keine

**Rezept I:** Fleischgerichte
**Rezept II:** in Brot
**Rezept III:** Getränke: Tee, Schnäpse wie Aquavit, Alasch

**Westliche Inhaltsstoffe:** ätherische Öle, Carvon und Limonen, Myrcen, Alpha-Phellandren, Beta-Cymol, Beta-Caryophyllen, cis- und trans-Carveol, cis- und trans-Dihydrocarvon, trans-Dihydrocarveol, Alpha- und Beta-Pinen, Fettsäuren, Gerbstoffe, Vitamin C

## 11.16 Lorbeer (Laurus nobilis) 月桂叶 yuèguìyè

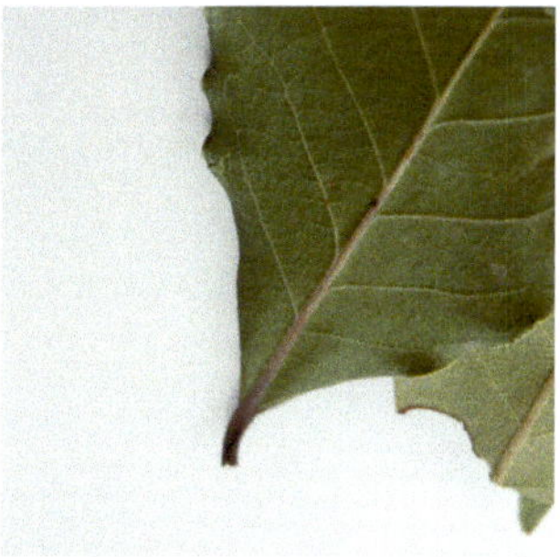

**Verwendeter Pflanzenteil:** Blätter
**Temperatur:** warm
**Geschmack:** bitter, scharf
**Organkreiswirkung:** Ma, Lu, Ni

**Funktion**

- löst Qi-Stagnation im Mittleren Erwärmer
- wandelt Nässe um
- senkt Magen-Qi ab
- senkt Lungen-Qi ab
- tonisiert Nieren-Qi

**Indikation**

- Blähungen, Völlegefühl
- Verdauungsschwäche
- Erschöpfung, Müdigkeit
- Dauerschnupfen
- Ausfluss
- Harnverhalten
- Reizbarkeit

**Kontraindikation:** keine

**Rezept I:** Linsen mit Lorbeer
**Rezept II:** zu Fleischgerichten
**Rezept III:** Suppen, Eintöpfe

**Westliche Inhaltsstoffe:** ätherische Öle (Ol. Lauri folii), Cineol, Terpene, Sesquiterpene, Methyleugenol und weitere Alpha- und Beta-Pinen, Phellandren, Linalool, Geraniol und Terpineol

## 11.17 Majoran (Origanum majorana) 马郁兰 mǎyùlán

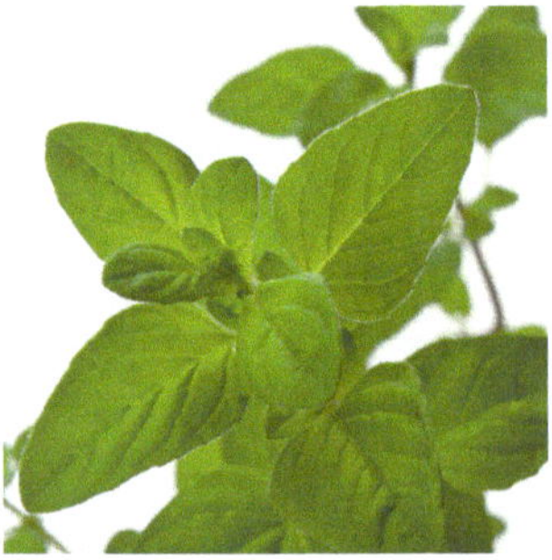

**Verwendeter Pflanzenteil:** Blätter
**Temperatur:** warm
**Geschmack:** bitter, scharf, süß
**Organkreiswirkung:** Mi, Ma, Lu, He

**Funktion**

- wandelt Nässe-Kälte und Schleim-Kälte um
- tonisiert Herz-Qi
- tonisiert Milz- und Magen Qi
- trocknet Lunge

**Indikation**

- Halsschmerzen
- Husten
- Blähungen
- Gastritis, Reizmagen
- Nervenschwäche
- Diarrhöe

**Kontraindikation:** Trockenheit

**Rezept I:** in Blut- und Leberwurst
**Rezept II:** zu Gulasch, Gegrilltem, Innereien
**Rezept III:** Knödel, Kartoffeln mit Majoran

**Westliche Inhaltsstoffe:** Oleanolsäure: gehört zu den Triterpenkaffeesäureester, entzündungshemmende und antivirale Wirkung

# 11.18 Muskat (Nuces moschatae) 肉豆蔻 ròudòukòu

**Verwendeter Pflanzenteil:** Samen
**Temperatur:** warm
**Geschmack:** scharf
**Organkreiswirkung:** Ma, Di, Mi

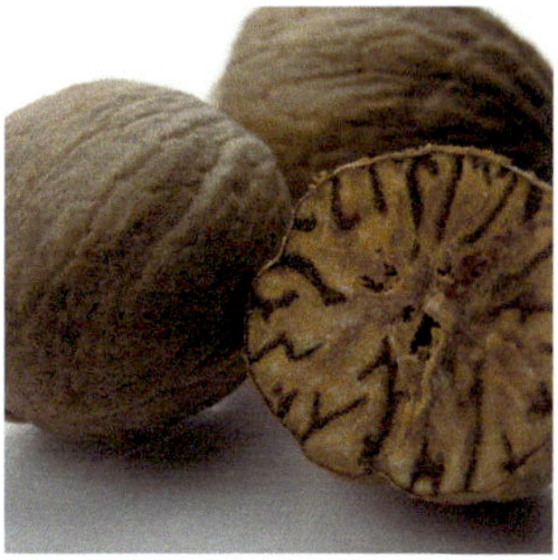

**Funktion**
- fördert die Verdauung
- löst Nahrungsstagnation
- senkt Magen-Qi ab
- wärmt Mittleren Erwärmer
- vertreibt Kälte und Nässe
- tonisiert Qi und Yang
- tonisiert Yang Ming

**Indikation**
- Druck und Spannung im Bauch
- Völlegefühl
- Durchfall
- Gelenkentzündungen
- rheumatische Erkrankungen
- Muskelzerrungen
- Verstauchungen

**Kontraindikation**
- toxisch – nicht viel verwenden
- Vorsicht bei feuchter Hitze

**Rezept I:** Kürbissuppe mit Muskat
**Rezept II:** Muskatmilch mit braunem Zucker und etwas Muskat
**Rezept III:** zu Kartoffeln, Weißkohl, Blumenkohl und Spinat

**Westliche Inhaltsstoffe:** ätherische Öle (Myristicin), Oleanolsäure, entzündungshemmende Wirkung

## 11.19 Nelke (Syzygium aromaticum) 丁子香 dīngzǐxiāng

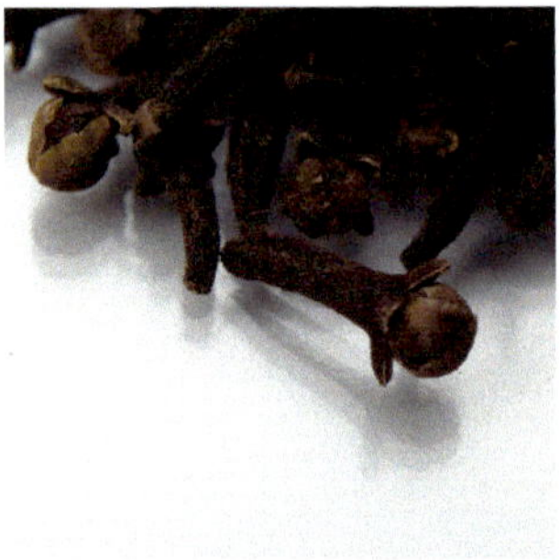

**Verwendeter Pflanzenteil:** Blüten
**Temperatur:** warm
**Geschmack:** scharf
**Organkreiswirkung:** Mi, Ma, Ni

**Funktion**
- tonisiert Qi von Milz, Magen und Niere
- verbindet Niere und Magen
- senkt rebellierendes Magen-Qi ab
- tonisiert Nieren-Yang
- wärmt Milz und Magen

**Indikation**
- Schluckauf
- Bauchschmerzen aus Kälte
- Blähungen
- Übelkeit
- kalte Füße
- Rückenschmerzen
- Harnverhalten
- äußerlich: Zahnfleischentzündung (ganze Nelke auflegen)

**Kontraindikation:** innere Hitze, Magen- bzw. Darmentzündungen

**Rezept I:** Apfelwaffeln mit Zimt und Nelke
**Rezept II:** Kekse mit Nelke
**Rezept III:** Huhn mit Knoblauch und Nelke

**Westliche Inhaltsstoffe:** ätherische Öle (Eugenol), Oleanolsäure, entzündungshemmende Wirkung

# 11.20 Oregano (Origanum vulgare) 牛至 niúzhì

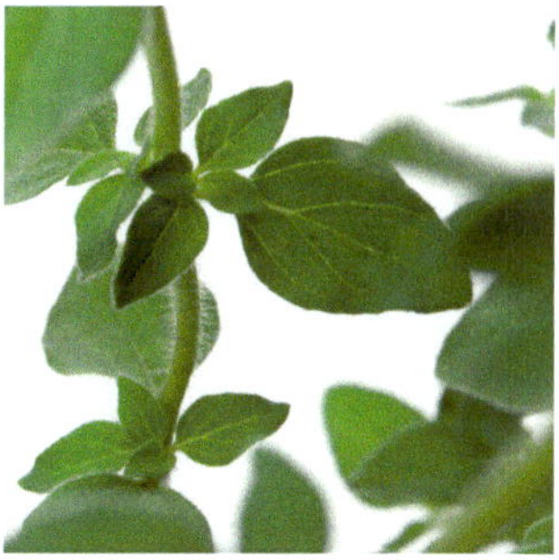

**Verwendeter Pflanzenteil:** Blätter
**Temperatur:** warm
**Geschmack:** bitter
**Organkreiswirkung:** Le, Lu, Ma

**Funktion**
- senkt Lungen-Qi ab
- senkt Magen-Qi ab
- entspannt Leber
- Schleim-Kälte in Lunge und Magen
- löst Nahrungsstagnation
- bewegt Qi und Blut

**Indikation**
- Asthma
- Krämpfe
- Entzündung
- Reizbarkeit
- Diarrhöe
- Schleim-Ansammlung
- Dauerschnupfen
- Ausfluss
- Aufstoßen, Sodbrennen
- Übelkeit

**Kontraindikation**
- Schwangerschaft
- Trockenheit

**Rezept I:** zu Fleischgerichten
**Rezept II:** für Eintöpfe
**Rezept III:** für Kartoffeln

**Westliche Inhaltsstoffe:** Phenole, ätherische Öle (Thymol und Carvacrol und Cymol), Gerb- und Bitterstoffe, Vitamin C

# 11.21 Paprikagewürz (Capsicum annuum) 柿子椒 shìzǐjiāo

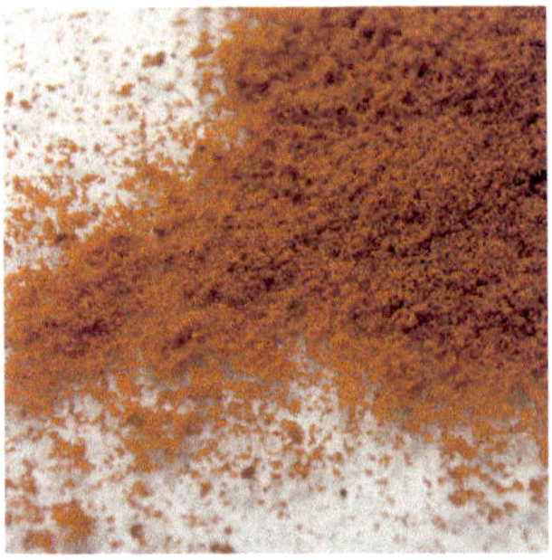

**Verwendeter Pflanzenteil:** Schoten
**Temperatur:** warm
**Geschmack:** scharf, süß
**Organkreiswirkung:** Mi, Ma

**Funktion**
- tonisiert Nieren- und Milz-Yang
- bewegt und tonisiert Qi
- Blut bewegend

**Indikation**
- Migräne
- Durchblutungsstörungen, Arteriosklerose
- erhöhtes Cholesterin
- kalte Extremitäten, Kältegefühl
- vertreibt Wind-Kälte

**Kontraindikation:** zu viel kann Verdauungsapparat reizen

**Rezept I:** Paprikahuhn
**Rezept II:** Kartoffelgulasch
**Rezept III:** Bratfisch

**Westliche Inhaltsstoffe:** Eisen, Zink, Kupfer, Mangan, Vitamin A, $B_1$, $B_2$, C, E

# 11.22 Petersilie (Petroselinum crispum) 欧芹 ōuqín

**Verwendeter Pflanzenteil:** Blätter
**Temperatur:** warm
**Geschmack:** scharf, bitter, salzig
**Organkreiswirkung:** Le, Ni, Mi

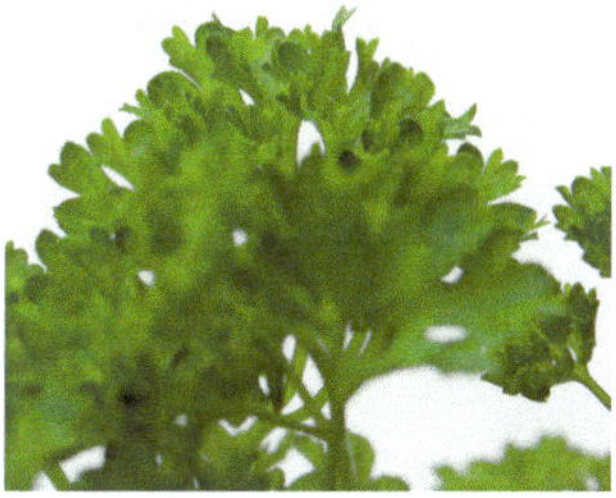

**Funktion**

- fördert die Verdauung
- bewegt Qi im Unteren Erwärmer
- tonisiert Nieren-Qi und Yang
- löst Leber-Qi-Stagnation
- tonisiert Leber-Blut
- fördert Wasserausscheidung
- Appetitverlust
- Nahrungsstagnation

**Indikation**

- Eisenmangel
- Rückenschmerzen
- Menstruationsschmerzen
- Ausfluss
- Zysten

**Kontraindikation:** Schwangerschaft

**Rezept I:** Petersilientee
**Rezept II:** Petersilie in die Suppe
**Rezept III:** Petersilienkartoffeln

**Westliche Inhaltsstoffe:** Eisen, Kalzium, Natrium, Vitamin C, ätherische Öle: Limonen, Mono- und Sesquiterpene

## 11.23 Pfeffer, rot (Piper ruber) 红胡椒 hónghújiāo

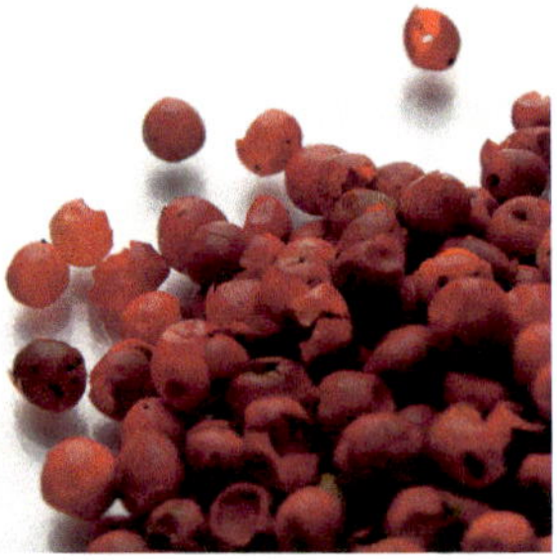

**Verwendeter Pflanzenteil:** Samen
**Temperatur:** warm-heiß
**Geschmack:** scharf
**Organkreiswirkung:** Mi, Ma, He

**Funktion**
- bewegt Blut (Xue)
- zerstreut Kälte
- löst Stagnation
- macht durchgängig
- tonisiert Milz- und Herz-Yang
- wärmt den Magen

**Indikation**
- Durchblutungsstörungen
- Verdauungsschwäche
- Kältegefühl, kalte Extremitäten
- fördert Blutzirkulation

**Kontraindikation**
- Augenentzündungen
- Blut (Xue)-Hitze

**Rezept I:** zu Fleisch- und Fischgerichten
**Rezept II:** für Eintöpfe
**Rezept III:** für Suppen

**Westliche Inhaltsstoffe:** Piperin, Piperettin, Piperylin, ätherisches Öl, Beta-Caryophyllen, 3-Caren, Limonen

## 11.24 Pfeffer, schwarz (Piper nigrum) 黑胡椒 hēihújiāo

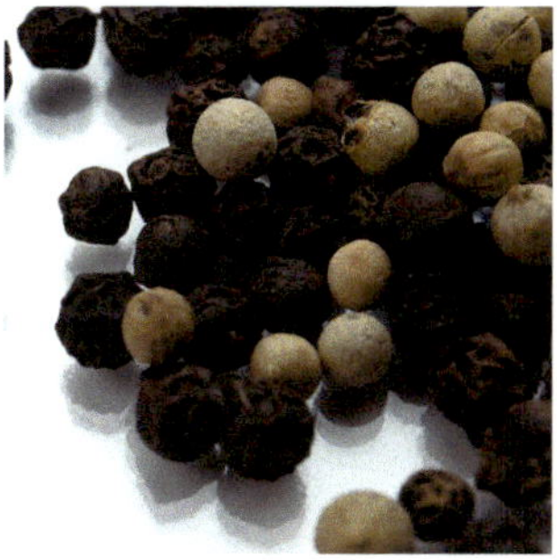

**Verwendeter Pflanzenteil:** Samen
**Temperatur:** warm-heiß
**Geschmack:** scharf
**Organkreiswirkung:** Mi, Ma, Di

**Funktion**
- tonisiert Milz, Magen- und Dickdarm-Yang
- wärmt die Mitte
- senkt das Qi ab
- bei Schleim-Kälte-Ansammlung
- macht durchgängig
- trocknet Nässe

**Indikation**
- Verdauungsschwäche, Blähungen
- Diarrhöe
- mangelnder Appetit
- Aufstoßen, Übelkeit, Brechreiz
- Dauerschnupfen
- Kältegefühl

**Kontraindikation**
- Magen-Hitze
- Augenentzündungen
- Halsentzündungen
- Unruhe
- Schlafstörungen

**Rezept I:** für Fleisch
**Rezept II:** für Eintöpfe
**Rezept III:** für Suppen

**Westliche Inhaltsstoffe:** ätherisches Öl, Flavonoide, Kampferol, Rhamnetin und Quercetin

## 11.25 Pfefferminze (Mentha x piperita) 薄荷 bòhé

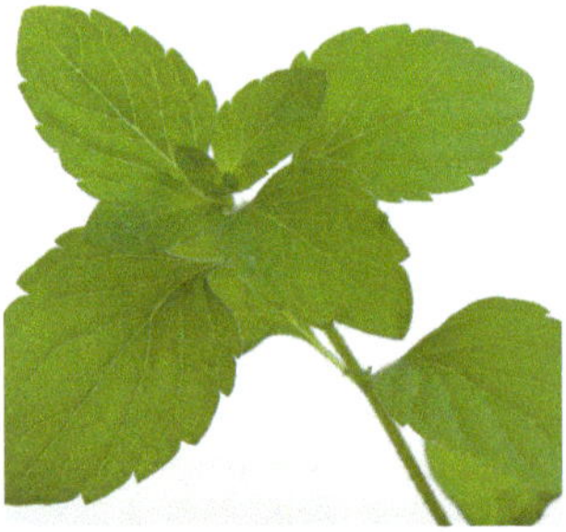

**Verwendeter Pflanzenteil:** Blätter
**Temperatur:** kühl
**Geschmack:** scharf, süß
**Organkreiswirkung:** Lu, Ma, Le

**Funktion**
- vertreibt Wind-Hitze
- löst Leber-Qi-Stagnation
- kühlt Sommer-Hitze
- löst Nahrungsstagnation
- kühlt die Oberfläche
- verteilt Lungen-Qi

**Indikation**
- Augenentzündungen
- äußere Sommer-Hitze
- Halsentzündung
- Hautausschläge
- Sonnenbrand
- Verdauungsstörungen, Blähungen

**Kontraindikation:** Schwangerschaft

**Rezept I:** Pfefferminztee
**Rezept II:** Couscous mit Tomaten und Pfefferminze
**Rezept III:** Fleischgerichte und Saucen

**Westliche Inhaltsstoffe:** ätherische Öle (Menthol), Gerbstoffe, Rutin, ein sekundärer Pflanzenstoff aus der Gruppe der Flavonoide, hat eine gefäßstärkende Wirkung bei Venenerkrankungen, außerdem schwach bakterizid (bakterienabtötend) und virozid (virenabtötend), antitumorale Eigenschaften

## 11.26 Rosmarin (Rosmarinus officinalis) 迷迭香 mídiéxiāng

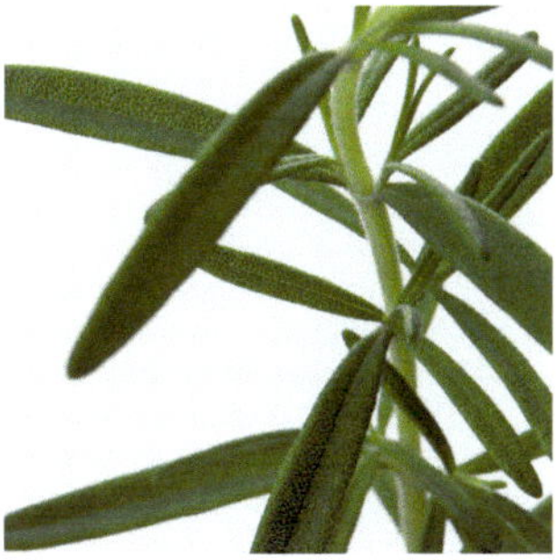

**Verwendeter Pflanzenteil:** Blätter
**Temperatur:** warm-heiß
**Geschmack:** bitter
**Organkreiswirkung:** Mi, He, Ni

**Funktion**
- tonisiert Herz, Niere, Milz-Qi
- regt Kreislauf an
- wandelt Nässe-Kälte um
- tonisiert Herz-Blut
- regt Gallenfluss an

**Indikation**
- niedriger Blutdruck
- Müdigkeit, Erschöpfung
- Angina pectoris
- Herzschwäche

**Kontraindikation:** Hypertonie

**Rezept I:** zu Fisch, Nudeln, Tomaten
**Rezept II:** zu Pilzgerichten
**Rezept III:** Rosmarinwein, Rosmarinhonig

**Westliche Inhaltsstoffe:** ätherische Öle, Gerbstoffe, Flavonoide

## 11.27 Safran (Crocus sativus L.) 藏紅花 zànghónghuā

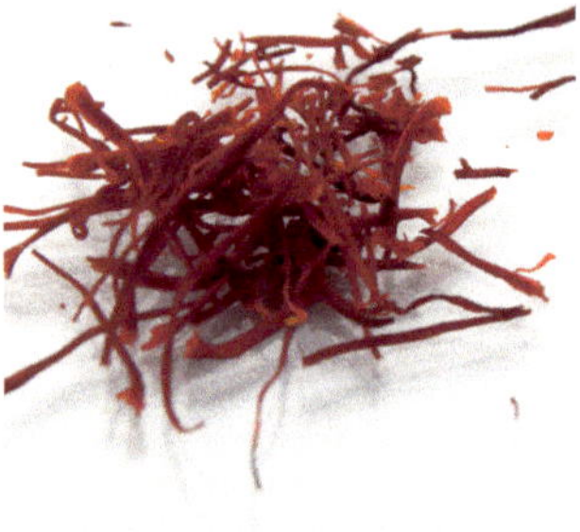

**Verwendeter Pflanzenteil:** Safran-Narben, auch als Safranfäden bezeichnet (mittlerer Teil der Blüte)
**Temperatur:** kühl
**Geschmack:** bitter, süß
**Organkreiswirkung:** He, Le

**Funktion**
- löst Qi-Stagnation in Herz und Leber
- bewegt Qi und Blut (Xue)
- tonisiert Herz- und Leber-Qi
- tonisiert Herz- und Leber-Blut

**Indikation**
- Haarschuppen
- Lichtempfindlichkeit
- Magenträgheit
- Verdauungsprobleme
- Unruhe
- Angespanntheit
- Reizbarkeit, Nervosität
- Depression

**Kontraindikation**
- toxisch, nur wenig verwenden
- Fehlgeburten bei mehr als 5 g des Gewürzes

**Rezept I:** Safranreis
**Rezept II:** Safranmilch
**Rezept III:** zu Fisch, Lamm, Gemüse

**Westliche Inhaltsstoffe:** Crocin, ätherische Öle, Safrane, Bitterstoff Picrocrocin

## 11.28 Salz (Sal) 盐 yán

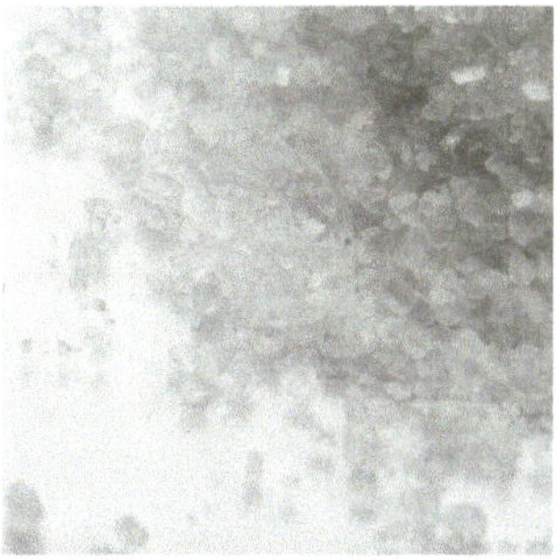

**Temperatur:** kalt
**Geschmack:** salzig
**Organkreiswirkung:** Ni, Ma, Dü, Di

**Funktion**

- vertreibt Hitze
- kühlt Blut
- leitet toxische Hitze aus
- erweichend und Schleim umwandelnd
- nährt und vermehrt Yin
- tonisiert Nieren-Qi und Yin

**Indikation**

- Kurzatmigkeit
- niedriger Blutdruck
- schwaches Nervensystem
- träger oder harter Stuhlgang
- Knochenaufbau
- Eiterungen
- Dauerschnupfen
- Knoten und Schwellungen

**Kontraindikation**

- Alkoholismus
- hoher Blutdruck
- Wassereinlagerungen, Ödeme

**Verwendung:** In China werden Reis und zum Teil auch Gemüse nicht gesalzen. Beim Kochen werden zum Salzen eher salzhaltige Sojasaucen verwendet. Salz wurde und wird zum Haltbarmachen von Fleisch, Fisch und Gemüse eingesetzt.

**Rezept I:** Salzkartoffeln
**Rezept II:** Fisch in der Salzkruste im Ofen gebacken
**Rezept III:** für viele Speisen

**Westliche Inhaltsstoffe:** Natrium, Chlorid, bei Meersalz Jodid und andere Spurenelemente

## 11.29 Schnittlauch (Allium schoenoprasum) 细香葱 xìxiāngcōng

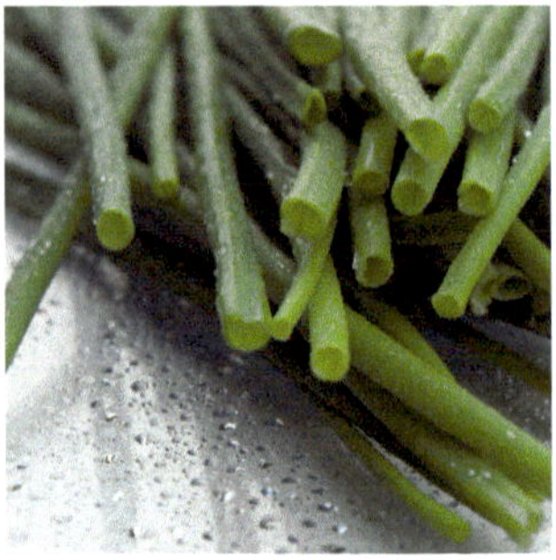

**Verwendeter Pflanzenteil:** Blätter
**Temperatur:** warm
**Geschmack:** scharf
**Organkreiswirkung:** He, Mi, Ma

**Funktion**
- löst Herz-Qi-Stagnation
- löst Nahrungsstagnation
- tonisiert Milz-Qi und -Yang
- wärmt den Magen und die MItte
- bewegt Qi und Blut
- löst Schleim-Kälte
- vertreibt Wind-Kälte

**Indikation**
- Durchblutungsstörungen
- Arteriosklerose
- Völlegefühl
- Depression
- Kältegefühl, kalte Extremitäten
- Angina pectoris
- Brustschmerzen

**Kontraindikation:** Blut (Xue)-Hitze

**Rezept I:** Schnittlauchbrot
**Rezept II:** Schnittlauch im Joghurt
**Rezept III:** für Suppen und Eintöpfe

**Westliche Inhaltsstoffe:** Vitamin C, Vitamin A, Folsäure, Kalzium, verschiedene Sulfide: Dipropyldisulfid, Methylpentyldisulfid, Pentylhydrosulfid

# 11.30 Senfkörner (Granum sinapis) 芥子粕 jièzǐpò

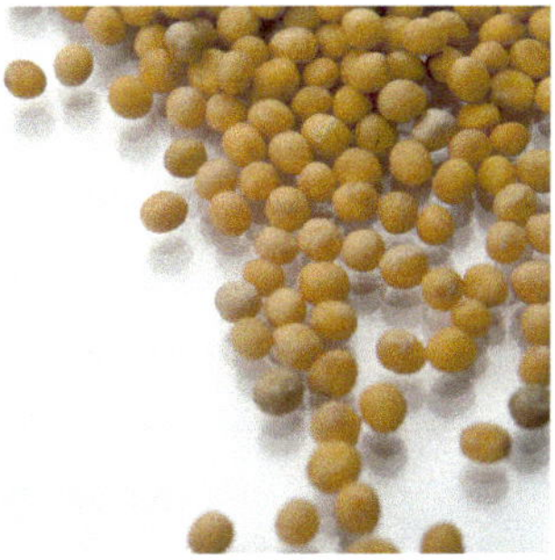

**Verwendeter Pflanzenteil:** Samen
**Temperatur:** warm
**Geschmack:** scharf
**Organkreiswirkung:** Lu, Mi, Ma

**Funktion**
- wärmt Lunge
- tonisiert Lungen-Qi
- bewegt Schleim-Kälte in der Lunge
- löst Lungen-Qi-Stagnation
- tonisiert Milz- und Magen-Qi
- löst Nahrungsansammlung
- bewegt Qi, Blut und Nässe

**Indikation**
- Dauerschnupfen
- vertreibt Wind-Kälte
- Kältegefühl, kalte Extremitäten
- Magenschmerzen aus Kälte
- Völlegefühl
- Blähungen, langsame Verdauung

**Kontraindikation**
- Augenentzündungen
- Gallenblasenentzündungen
- Magen-Yin-Mangel

**Rezept I:** für Fleisch
**Rezept II:** für Eintöpfe
**Rezept III:** für Suppen

**Westliche Inhaltsstoffe:** Senföl, Enzyme Myrosinase, Glykoside (Sinalbin)

# 11.31 Sternanis (Illicium verum) 八角 bājiǎo

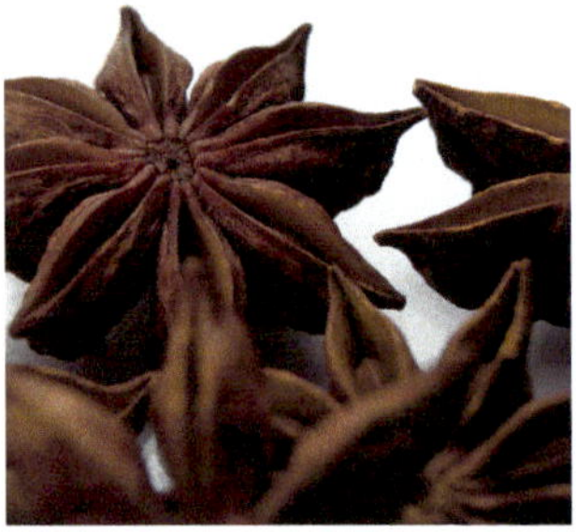

**Verwendeter Pflanzenteil:** Samen
**Temperatur:** heiß
**Geschmack:** scharf, süß
**Organkreiswirkung:** Lu, Mi, Ni

**Funktion**
- tonisiert Nieren-Yang
- vertreibt Wind- und Leber-Kälte
- bewegt Lungen-Qi
- tonisiert Milz-Yang
- wärmt die 3-Erwärmer-Leitbahn

**Indikation**
- Zysten
- Ausfluss
- Rückenschmerzen
- vermehrter Harndrang
- Kältegefühl, kalte Extremitäten
- Diarrhöe
- Erkältungsanfälligkeit
- Dauerschnupfen
- Appetitlosigkeit

**Kontraindikation**
- innere Hitze
- Blut (Xue)-Hitze

**Rezept I:** Ente mit Sternanissud (für Fleischgerichte)
**Rezept II:** Pflaumenkompott mit Zimt und Sternanis
**Rezept III:** Gewürztee mit Sternanis

**Westliche Inhaltsstoffe:** ätherisches Öl, Monoterpenkohlenwasserstoffe: Limonen, Alpha-Pinen, Linalool, Gerbstoffe

# 11.32 Thymian (Thymus vulgaris) 百里香 bǎilǐxiāng

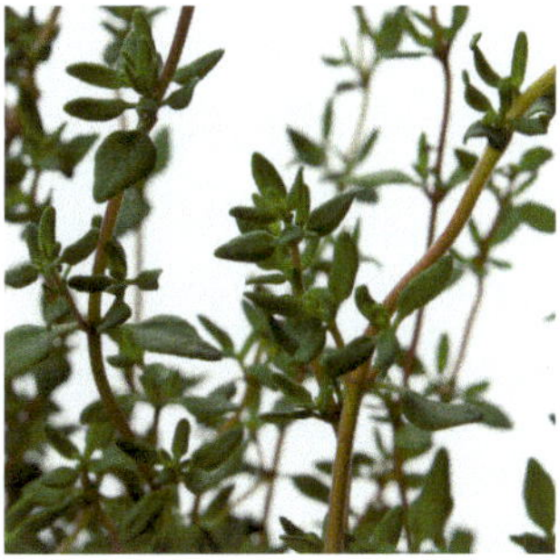

**Verwendeter Pflanzenteil:** Blätter
**Temperatur:** warm
**Geschmack:** bitter, scharf
**Organkreiswirkung:** Lu, Ma, Mi, He

**Funktion**
- wandelt Schleim-Kälte um
- tonisiert Qi
- senkt Lungen-Qi ab
- wandelt Nässe-Kälte um
- tonisiert Magen-Qi
- tonisiert Herz-Qi

**Indikation**
- Schnupfen mit weißem Sekret
- Asthma
- Bronchitis
- Darmentzündungen
- Antriebslosigkeit
- Völlegefühl
- Blähungen

**Kontraindikation:** Lungen-Trockenheit

**Rezept I:** Thymiantee mit Honig
**Rezept II:** Thymianlikör
**Rezept III:** Bohnen, Tomaten, Kartoffelsuppe

**Westliche Inhaltsstoffe:** ätherisches Öl, Thymol, Kampfer, Carvacrol, Zineol, Geraniol, Limonen, Linalool, Menthon, Terpine, Bitterstoff, Gerbstoff, Flavonoide, Cumarine, Harz, Saponin, Salicylate, Pentosane, Stigmasterol, Beta-Sitosterol, Zink

## 11.33 Vanille (Vanilla planifolia) 香草 xiāngcǎo

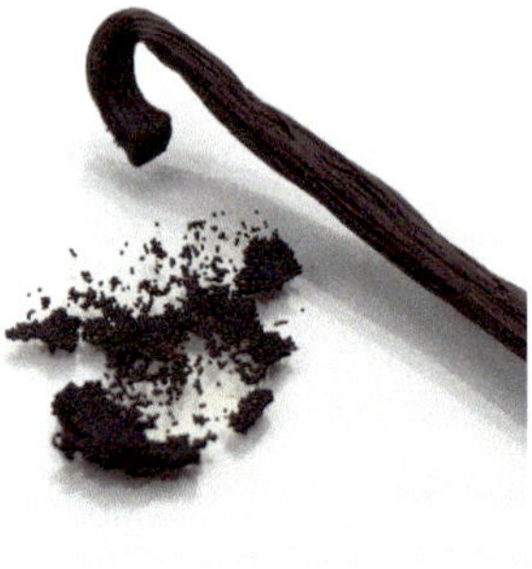

**Verwendeter Pflanzenteil:** Schoten
**Temperatur:** warm
**Geschmack:** süß
**Organkreiswirkung:** Mi, Ma

**Funktion**
- beruhigt Wind
- entspannt Leber-Qi
- tonisiert Milz- und Magen-Qi
- regt Appetit an

**Indikation**
- bei Nervosität
- Unruhe
- Heißhunger
- Zittern

**Kontraindikation:** keine

**Rezept I:** Kompott mit Vanille
**Rezept II:** Vanille mit Fleisch
**Rezept III:** Vanille zum Backen

**Westliche Inhaltsstoffe:** Vanillin, Geranylacetat

# 11.34 Zimt (Cinnamomum verum) 肉桂 ròuguì

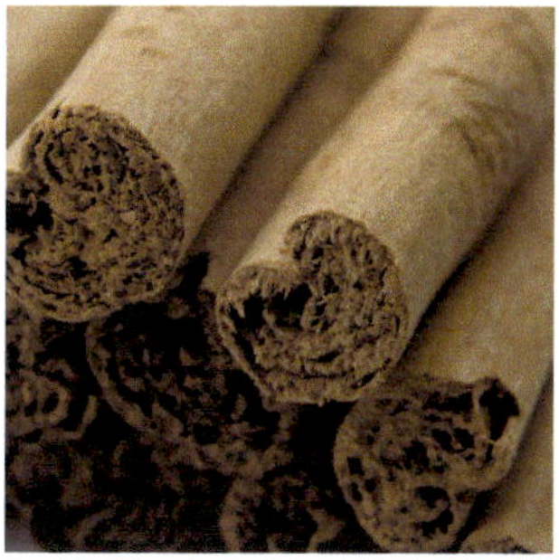

**Verwendeter Pflanzenteil:** Baumrinde
**Temperatur:** warm-heiß
**Geschmack:** scharf, süß
**Organkreiswirkung:** Ni, Mi, Ma

**Funktion**
- tonisiert Nieren und Milz-Yang
- vertreibt Wind-Kälte-Nässe
- wärmt die Mitte
- wärmt den Unteren Erwärmer

**Indikation**
- niedriger Blutdruck
- Verdauungsträgheit
- Darminfektionen
- Kältegefühl, kalte Extremitäten
- Rückenschmerzen
- vermehrter Harnfluss, ständiger Harndrang
- Ausfluss
- Gelenkbeschwerden

**Kontraindikation**
- innere Hitze
- Blut (Xue)-Hitze

**Rezept I:** Kompott mit Zimt
**Rezept II:** zum Backen
**Rezept III:** für Lamm und Fisch

**Westliche Inhaltsstoffe:** ätherische Öle, Cumarin, Zimtöl, Zimtaldehyd, Terpene, Gerbstoffe, Eugenol

# 12 Nüsse 坚果 jiānguǒ und Samen 种子 zhǒngzi

Nüsse und Samen sind sog. Essenz-Medizin. Alles, woraus Leben entstehen kann, nährt auch die Essenz, tonisiert das Blut (Xue) und Yin. Viele haben daher Bezug zu dem Funktionskreis Niere und unterstützen und nähren die materielle Basis des Körpers und seiner Gewebe. Durch ihre ölige Natur wirken sie befeuchtend auf den Funktionskreis Dickdarm und leicht laxierend und unterstützen somit die Verdauung. Westlich betrachtet enthalten Nüsse und Samen oft natürliche und hochwertige Öle und mehrfach ungesättigte Fettsäuren, die der Körper nicht selbst herstellen kann und die daher auch „essenzielle" Fettsäuren genannt werden. Diese wertvollen Nahrungsstoffe werden für Zellmembranen, Immunsystem und Vorgänge im Nervensystem benötigt. Große Studien legen die Vermutung nahe, dass ihr Verzehr das Herzinfarktrisiko mindern kann.

Nüsse sollte man Kindern unter 6 Jahren nicht zum Naschen geben, da Erstickungsgefahr drohen könnte (besser nur in gemahlener Form oder als Mus: Sesam- oder Mandelmus).

# 12.1 Cashewnuss (Semen Anacardium occidentale) 腰果 yāoguǒ

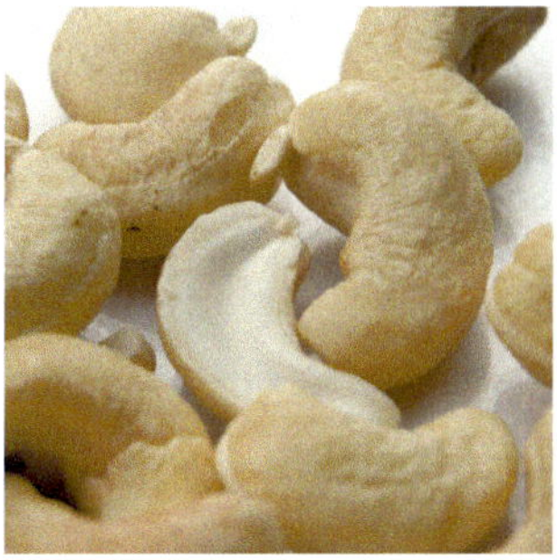

**Verwendeter Pflanzenteil:** Frucht
**Familie:** Ancardiaceae
**Temperatur:** warm
**Geschmack:** süß
**Organkreiswirkung:** Mi, Ma, Ni, He

**Funktion**

- tonisiert Yin
- tonisiert Nieren-Yin
- tonisiert Milz-Qi und -Yin
- beruhigt Shen
- beruhigt inneren Wind
- transformiert Nässe

**Indikation**

- Aufbau bei Erschöpfung
- Zittern, Muskelkrämpfe
- Koliken
- Menstruationskrämpfe
- Nervosität, Unruhe, Schlaflosigkeit
- Appetitlosigkeit
- Reizbarkeit
- Arteriosklerose

**Kontraindikation:** Übergewicht

**Rezept I:** Curryhuhn mit Cashewnüssen
**Rezept II:** Gemüsecurry mit Cashewnüssen
**Rezept III:** Linsen mit Cashewnüssen

**Westliche Inhaltsstoffe:** Vitamin $B_1$, ungesättigte Fettsäuren, Wasser, hochwertige pflanzliche Eiweiße, Fette, verwertbare Kohlenhydrate, Ballaststoffe, Natrium, Kalium, Kalzium, Phosphor und Niacin

## 12.2 Erdnuss (Arachis hypogaae) 花生 huāshēng

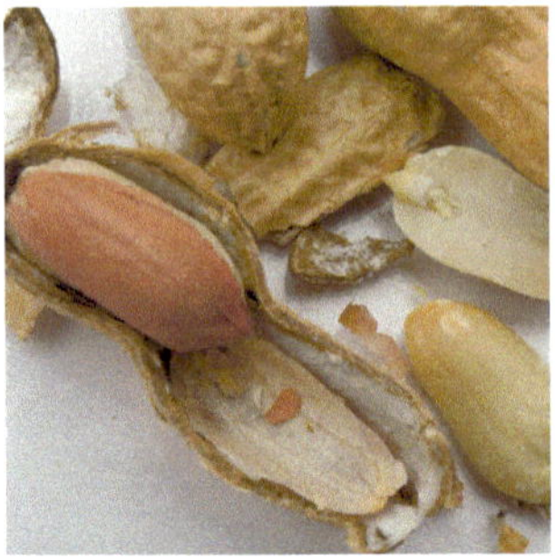

**Verwendeter Pflanzenteil:** Samen
**Familie:** Fabaceae
**Temperatur:** neutral-warm
**Geschmack:** süß
**Organkreiswirkung:** He, Mi, Ma, Lu

**Funktion**

- tonisiert Yin
- tonisiert Qi und Blut (Xue)
- rote Schale ist Blut (Xue) tonisierend und bewegend, nährt Herz-Blut (Xue), tonisiert Milz- und Lungen-Qi

**Indikation**

- innere Unruhe, Nervosität, Schlafstörungen
- Appetitlosigkeit, Gewichtsverlust
- Schwäche, Erschöpfung
- Lungentrockenheit
- Hauttrockenheit

**Kontraindikation**

- Nässe- und Schleim-Ansammlung
- Allergie
- Vorsicht in der Schwangerschaft

**Rezept I:** geröstete Erdnüsse
**Rezept II:** Erdnussmus
**Rezept III:** Erdnuss mit Gemüse gekocht

**Westliche Inhaltsstoffe:** Kalium, Phosphor, Magnesium, Kalzium, Natrium, Zink, Eisen, Niacin, Vitamine E, $B_1$, $B_6$, $B_2$, Lezithin und essenzielle Fettsäuren

## 12.3 Haselnuss (Corylus avellana) 榛子 zhēnzi

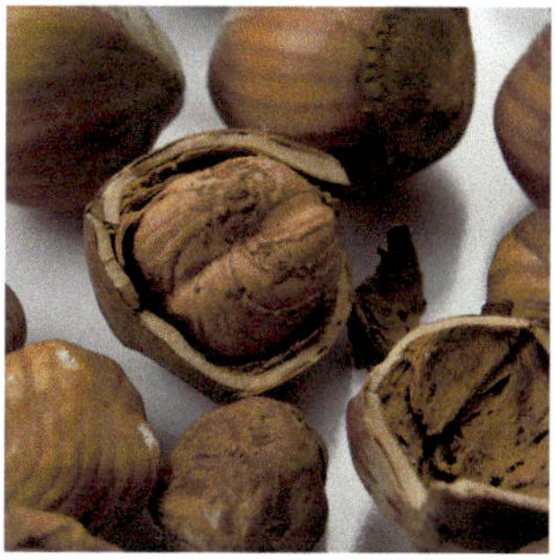

**Verwendeter Pflanzenteil:** Samen
**Familie:** Betulaceae
**Temperatur:** neutral
**Geschmack:** süß
**Organkreiswirkung:** Mi, Ma, Ni, Le

**Funktion**
- tonisiert Milz- und Magen-Qi
- tonisiert Nieren-Qi
- tonisiert Leber-Blut
- löst Nässe auf

**Indikation**
- Nervosität, Unruhe, Schlafstörungen
- Diarrhöe
- Appetitlosigkeit
- Sehschwäche
- Haarausfall
- erhöhtes Cholesterin

**Kontraindikation:** Allergie

**Rezept I:** Haselnuss gerieben
**Rezept II:** Haselnussmus
**Rezept III:** Haselnusskuchen

**Westliche Inhaltsstoffe:** Kalzium, Eisen, Niacin, Vitamin E (zählt zu den Tocopherolen und wirkt als Antioxidans). Untersuchungen legen eine Anti-Tumor-Wirkung nahe.

## 12.4 Kastanie (Castanea sativa) 栗子 lìzi

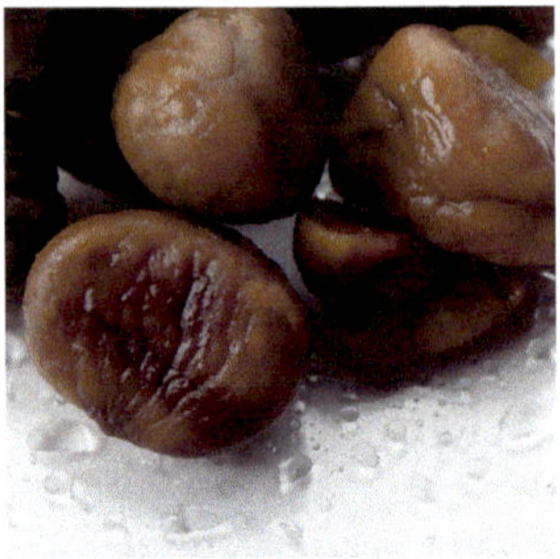

**Alternative Bezeichnung:** Maronen, Esskastanien, Maroni
**Verwendeter Pflanzenteil:** Samen
**Familie:** Fagaceae
**Temperatur:** warm
**Geschmack:** süß
**Organkreiswirkung:** Mi, Ma, Ni, Lu

**Funktion**

- tonisiert Qi und Blut (Xue)
- tonisiert Nieren-Qi und Yang
- tonisiert Milz- und Magen-Qi
- stärkt Lungen-Qi und Abwehr-Qi
- nährt Milz-Yin

**Indikation**

- Erschöpfung, Müdigkeit
- Untergewicht
- Appetitlosigkeit
- Rückenschwäche
- Beinschwäche
- regeneriert die Darmflora
- Sehnenschwäche
- Diarrhöe
- Wachstumsstörungen

**Kontraindikation**

- übermäßiger Verzehr führt zu Völle-, Spannungsgefühl und Übelkeit
- Nässe im Magen

**Rezept I:** Maronenpüree
**Rezept II:** Maronen gebraten
**Rezept III:** Fleisch und Maronen gekocht

**Westliche Inhaltsstoffe:** hoher Gehalt an Stärke, Eisen, Natrium, Kalzium, Vitamin B, C

**Beachte** *Maronen sind glutenfrei und damit eine willkommene Abwechslung im Rahmen einer glutenfreien Kohlenhydratzufuhr bei Zöliakie-Patienten.*

## 12.5 Kokosnuss (Cocos nuciferae) 椰子 yēzi

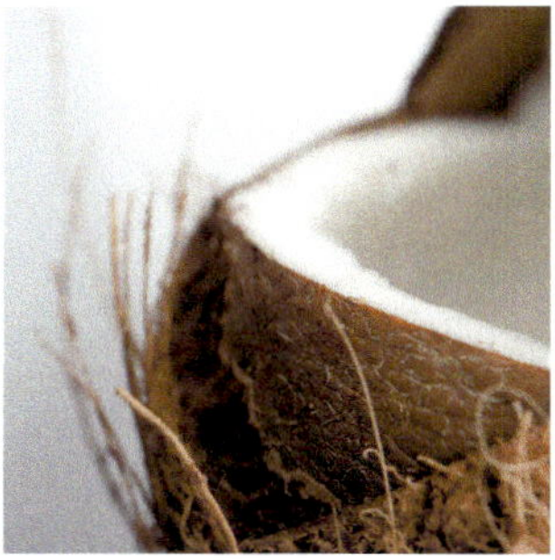

**Familie:** Arecaceae
**Temperatur:** neutral
**Geschmack:** süß
**Organkreiswirkung:** He, Mi, Ma, Le

**Funktion**
- tonisiert Milz- und Magen-Qi
- tonisiert Yin und Herz-Yin
- tonisiert Lungen-Qi und -Yin
- beruhigt Wind
- Kokosfett ist milchbildend
- tonisiert Blut
- stärkt Knochen und Zähne

**Indikation**
- trockene Schleimhäute
- trockene Obstipation
- Erschöpfung
- Laktationsstörungen
- brüchige Haare und Nägel
- Osteoporose
- Knochenschwund
- schlechte Zähne
- Reizbarkeit, Nervosität

**Kontraindikation:** Nässe-Ansammlung

**Rezept I:** Kokosnussmilchsuppe
**Rezept II:** Tapioka in Kokosmilch
**Rezept III:** Huhn im Wok mit Kokosmilch

**Westliche Inhaltsstoffe:** Capryl-, Laurin- und Myristinsäure, Caprin-, Palmitin-, Stearin- und Ölsäure, Kalium, Vitamin B

## 12.6 Kürbiskern (Cucurbitae pepo) 南瓜子 nánguāzǐ

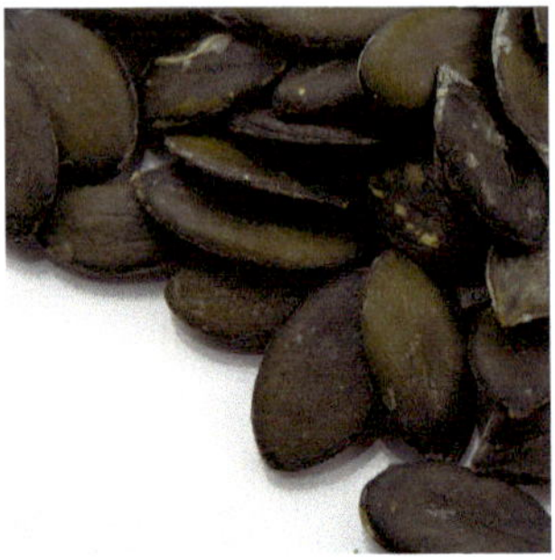

**Verwendeter Pflanzenteil:** Samen
**Familie:** Cucurbitaceae
**Temperatur:** warm
**Geschmack:** süß
**Organkreiswirkung:** Le, Bl, Mi, Ni

**Funktion**
- tonisiert Leber-Blut (Xue)
- tonisiert Milz-Qi
- leitet Nässe aus dem Unteren Erwärmer
- fördert Diurese
- bewegt Qi

**Indikation**
- Menopause
- Prostatavergrößerung
- erschwertes Urinieren, Harntröpfeln
- Inkontinenz

**Kontraindikation:** Übelkeit

**Rezept I:** Kürbiskerne
**Rezept II:** Kürbiskernöl
**Rezept III:** Kürbiskernpanade

**Westliche Inhaltsstoffe:** Vitamine E, $B_1$, $B_2$, $B_6$, C, A, D, Beta-Karotin, Magnesium, Eisen, Zink und Selen, Phytosterine

## 12.7 Leinsamen (Linum usitatissimum) 亚麻子 yàmázǐ

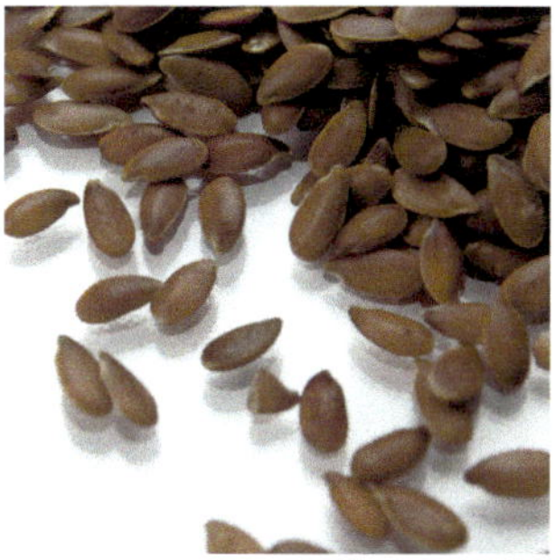

**Verwendeter Pflanzenteil:** Samen
**Familie:** Linaceae
**Temperatur:** neutral-warm
**Geschmack:** süß
**Organkreiswirkung:** He, Di, Le, Ni

**Funktion**

- tonisiert Dickdarm-Yin
- tonisiert Milz und Magen-Qi
- beseitigt Leere-Hitze
- tonisiert Leber-Yin
- tonisiert Herz-Yin
- tonisiert Nieren-Yin

**Indikation**

- Verstopfung
- Krämpfe
- Obstipation
- Entzündungen
- Sodbrennen
- Gastritis
- Darmentzündungen
- Zyklusschwankungen
- Wechseljahrbeschwerden

**Kontraindikation:** Vorsicht bei Diarrhöeneigung

**Rezept I:** Leinsamen zerstoßen mit Joghurt
**Rezept II:** Leinsamenbrot
**Rezept III:** Leinsamen zerstoßen ins Müsli

**Westliche Inhaltsstoffe:** ca. 35 % Leinöl, das einen sehr hohen Anteil an ungesättigten Fettsäuren hat (u. a. Linolen, sog. Omega-3-Fettsäuren), zudem Lignan (auch in Getreide). Beiden Substanzen werden antientzündliche und antitumorale Wirkungen zugeschrieben.

## 12.8 Mandel (Prunus dulcis) 杏仁 xìngrén

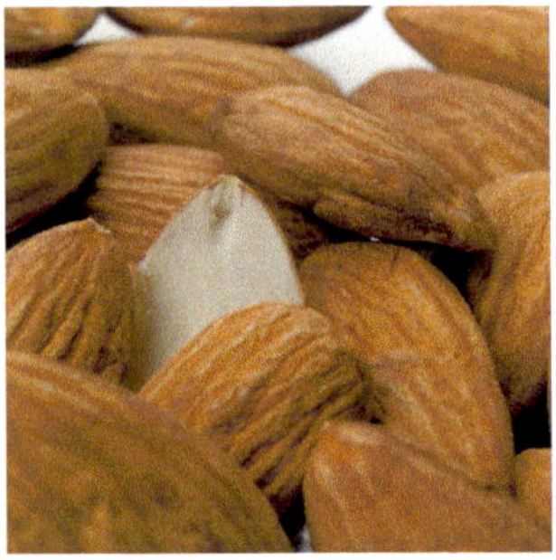

**Verwendeter Pflanzenteil:** Samen
**Familie:** Rosaceae
**Temperatur:** neutral
**Geschmack:** süß, bitter
**Organkreiswirkung:** Lu, Di, Mi, Ni

**Funktion**

- tonisiert Lungen- und Dickdarm-Yin
- tonisiert Nieren-Yin
- befeuchtet Lunge
- senkt Lungen-Qi ab und befeuchtet Dickdarm
- abführend, laxierend
- transformiert Schleim

**Indikation**

- Husten, Auswurf
- Trockenheit der Lunge
- Asthma
- Kraftlosigkeit
- Obstipation
- Depression
- Osteoporose
- Arteriosklerose, erhöhtes Cholesterin

**Kontraindikation:** Vorsicht bei Diarrhöeneigung

**Rezept I:** Mandelmilch
**Rezept II:** Mandelöl äußerlich, Mandelbirnenmus
**Rezept III:** Marzipan
**Rezept IV:** Ente mit Mandeln

**Westliche Inhaltsstoffe:** Vitamin E, Folsäure, Kalzium, Eisen, Magnesium. Rutin ist ein sekundärer Pflanzenstoff aus der Gruppe der Flavonoide und hat eine gefäßstärkende Wirkung bei Venenerkrankungen. Außerdem wirkt er schwach bakterizid (bakterienabtötend) sowie virozid (virenabtötend) und hat zudem antitumorale Eigenschaften.

> **Praxistipp:** *Kann bei Kindern mit Kuhmilchallergie als wertvolle Kalzium- und Eisenquelle in Form von Mandelmus (auch in Verbindung mit Sesammus) eingesetzt werden.*

## 12.9 Mohn (Papaver) 罌粟籽 yīngsùzǐ

**Verwendeter Pflanzenteil:** Samen
**Temperatur:** warm
**Geschmack:** bitter
**Organkreiswirkung:** Ni, Le, He

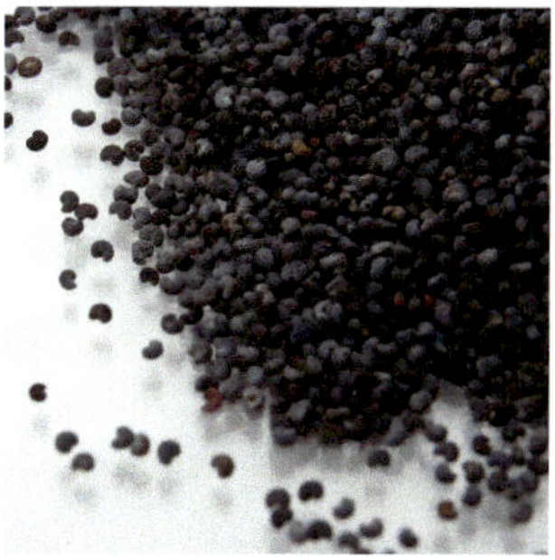

**Funktion**
- tonisiert Nieren-Qi
- wärmt Uterus
- tonisiert Jing und Leber-Blut (Xue)
- tonisiert Nieren-Yin
- tonisiert Leber-Yin
- beruhigt Shen

**Indikation**
- Unruhe, Schlaflosigkeit
- Appetitlosigkeit
- Menstruationsprobleme
- Wechseljahrsymptome
- Zittern, Nervosität
- Depression

**Kontraindikation:** keine

**Rezept I:** Mohnnudeln
**Rezept II:** Mohnkuchen
**Rezept III:** Mohntascherln

**Westliche Inhaltsstoffe:** Aminosäuren Leucin und Lysin, Eisen, Kalzium, Phosphor, Kalium und Magnesium

## 12.10 Pinienkern (Pinus pinea) 松子 sōngzǐ

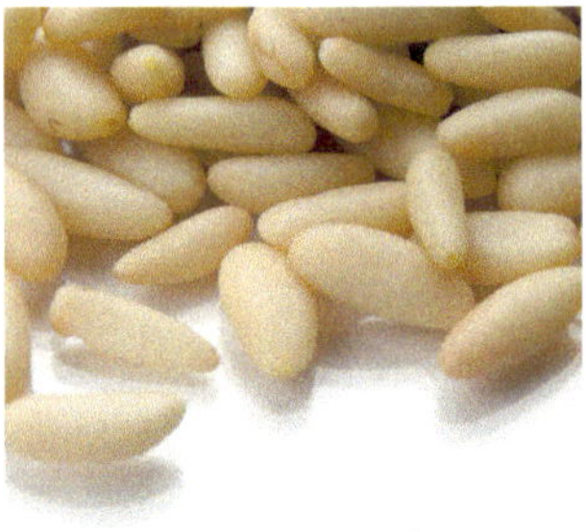

**Verwendeter Pflanzenteil:** Samen
**Familie:** Pinaceae
**Temperatur:** neutral-warm
**Geschmack:** süß
**Organkreiswirkung:** Le, Di, Lu, Ni

**Funktion**

- tonisiert Lungen- und Dickdarm-Yin
- tonisiert Nieren-Yin
- tonisiert Leber-Yin und -Blut
- befeuchtet Dickdarm
- beruhigt inneren Wind

**Indikation**

- Obstipation
- Husten
- Blut-Mangel
- Eisenmangel
- Stress
- Nervosität
- Schwindel
- Benommenheit

**Kontraindikation:** Verdauungsschwäche

**Rezept I:** Pinienkernemus
**Rezept II:** Ente mit Pinienkernen
**Rezept III:** Karottensalat mit gerösteten Pinienkernen

**Westliche Inhaltsstoffe:** Phosphor, Kalzium, Eisen, Kupfer, Magnesium, Mangan, Vitamin $B_1$, E, Niacin

## 12.11 Pistazie (Pistacia vera) 开心果 kāixīnguǒ

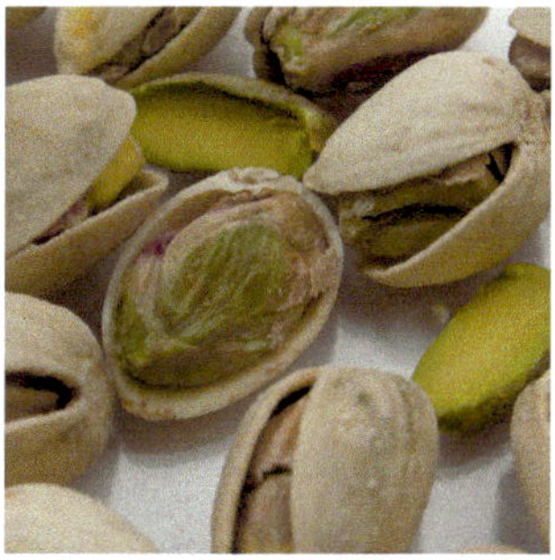

**Verwendeter Pflanzenteil:** Samen
**Familie:** Anacardiaceae
**Temperatur:** warm
**Geschmack:** süß
**Organkreiswirkung:** Mi, Ni, Le

**Funktion**
- tonisiert Milz- und Nieren-Qi
- tonisiert Leber-Blut
- befeuchtet Darm

**Indikation**
- Unruhe, Nervosität
- Eisenmangel
- Trockenheit der Lunge
- Trockenheit der Haut
- Obstipation
- Appetitlosigkeit

**Kontraindikation:** keine

**Rezept I:** Halva
**Rezept II:** Pistazienmuffins
**Rezept III:** Pistazien zum Darüberstreuen

**Westliche Inhaltsstoffe:** Vitamin E, Provitamin A, Vitamin $B_1$, Kalium, Kalzium, Phosphor, Magnesium, Eisen

## 12.12 Sesam (Sesamum indicum) 芝麻 zhīma

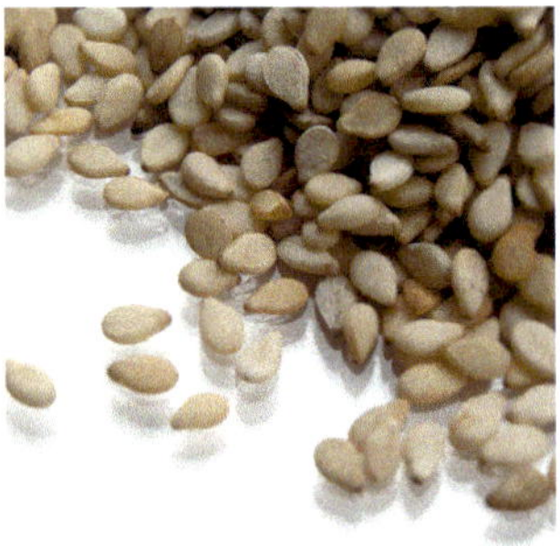

**Verwendeter Pflanzenteil:** Samen
**Familie:** Pedaliaeceae
**Temperatur:** neutral
**Geschmack:** süß
**Organkreiswirkung:** Lu, Mi, Di, Ni, Le

**Funktion**

- tonisiert Leber-Yin
- tonisiert Lungen- und Dickdarm-Yin
- tonisiert Nieren-Yin und Jing
- beruhigt Shen

**Indikation**

- Obstipation
- Schwäche
- vorzeitiges Ergrauen
- Osteoporose
- Infertilität
- Blut-Mangel
- Sehschwäche
- Unfruchtbarkeit
- Schlaflosigkeit, Unruhe
- Wechseljahrsymptome

**Kontraindikation:** Diarrhöe

**Rezept I:** Sesam in Honig
**Rezept II:** gerösteter Sesam mit Salz als Würzmittel
**Rezept III:** Sesampanade

**Westliche Inhaltsstoffe:** Kalium, Kalzium, Magnesium, Phosphor, Eisen und Zink, Linolsäure, Folsäure, Phytosterine

**Beachte** *Sesam hat einen hohen Kaliumgehalt!*

## 12.13 Sonnenblumenkern (Helianthus annuus) 葵花子 kuíhuāzi

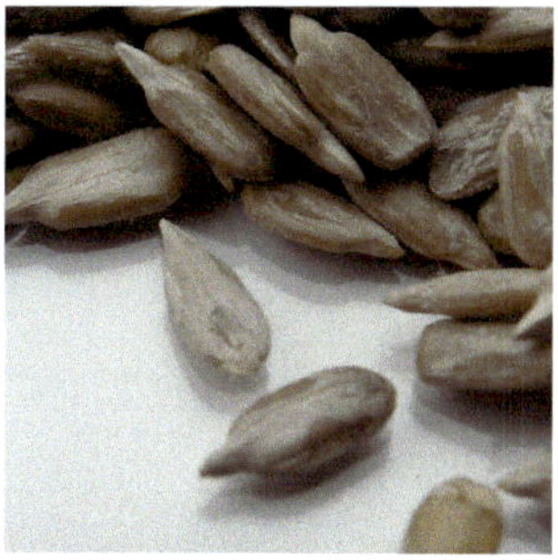

**Verwendeter Pflanzenteil:** Samen
**Familie:** Asteraceae
**Temperatur:** neutral
**Geschmack:** süß
**Organkreiswirkung:** Mi, Ma, Lu, Di, Le

**Funktion**
- tonisiert Jing
- beruhigt Leber-Wind
- senkt aufsteigendes Leber-Yang
- tonisiert Milz-Qi
- tonisiert Lungen-Qi
- befeuchtet Dickdarm

**Indikation**
- Arteriosklerose
- Hypertonie
- Obstipation
- Unruhe, Zittern
- Appetitlosigkeit
- Diarrhöe
- Gewichtsverlust
- erhöhtes Cholesterin, erhöhte Blutfette

**Kontraindikation:** Diarrhöeneigung

**Rezept I:** Karottensalat mit gerösteten Sonnenblumenkernen
**Rezept II:** Müsli mit Sonnenblumenkernen
**Rezept III:** Salat mit Sonnenblumenkernen

**Westliche Inhaltsstoffe:** ungesättigte Fettsäuren, Vitamin E, D, K, $B_1$, Karotin, Kalzium, Jod, Magnesium, Phytosterine

## 12.14 Walnuss (Juglans regia) 胡桃 hútáo

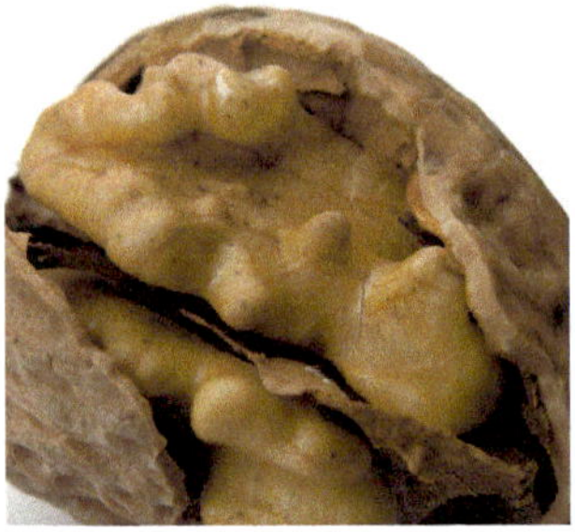

**Alternative Bezeichnung:** Baumnuss
**Verwendeter Pflanzenteil:** Samen
**Familie:** Juglandaceae
**Temperatur:** warm
**Geschmack:** süß, bitter
**Organkreiswirkung:** Ni, Lu, Di

**Funktion**
- tonisiert Nieren- und Lungen-Qi
- tonisiert Jing und Gehirn
- befeuchtet Dickdarm-Yin
- tonisiert Yang
- bewegt Blut
- stärkt das Gehirn
- fördert die Verdauung

**Indikation**
- Obstipation
- Asthma
- Kurzatmigkeit
- Ausfluss
- Bettnässen
- Rückenschmerzen
- Hüftschmerzen
- Knieschmerzen
- Impotenz
- Unfruchtbarkeit

**Kontraindikation:** Allergien

**Rezept I:** Lammfleisch mit Walnüssen
**Rezept II:** Walnussschnaps
**Rezept III:** Walnusskuchen

**Westliche Inhaltsstoffe:** Omega-3-Fettsäuren (Alpha-Linolensäure), Magnesium, Eisen, Kalzium, Selen, Zink, Kupfer und Mangan, zudem Vitamine E und B, Lezithin, Phosphor. Enthält kein Cholesterin!

> *Praxistipp:* *bei erhöhtem Cholesterinspiegel eine ausgezeichnete Quelle (nicht tierischen Ursprungs) für hochwertige Öle und Eiweißzufuhr!*

# 13 Sonstiges

## 13.1 Butter oder Ghee (Bos primigenius) 牛油 niúyóu

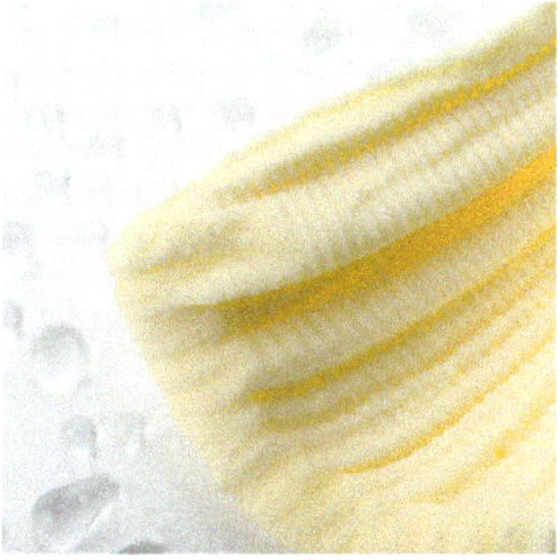

**Familie:** Bovidae
**Temperatur:** neutral
**Geschmack:** süß
**Organkreiswirkung:** Ni, Mi, Lu, Di

**Funktion**
- tonisiert Essenz und Nieren-Yin
- tonisiert Milz-Qi
- tonisiert Lungen- und Dickdarm-Yin
- beruhigt Wind
- befeuchtet Trockenheit
- tonisiert Blut
- beruhigt Shen

**Indikation**
- Trockenheit bei älteren Menschen
- Verstopfung
- allgemeine Erschöpfung
- geistiger Leistungsknick
- trockene Haut und Schleimhaut

**Kontraindikation**
- Nässe
- Übergewicht

**Rezept I:** Buttertee
**Rezept II:** zum Backen und Kochen
**Rezept III:** zum Braten

**Westliche Inhaltsstoffe:** Vitamine A, D, E, Linolsäure

## 13.2 Ei (Gallus gallus) 鸡蛋 jīdàn

**Familie:** Phasianidae
**Temperatur:** neutral-warm
**Geschmack:** süß
**Organkreiswirkung:** Ni, He, Lu, Le

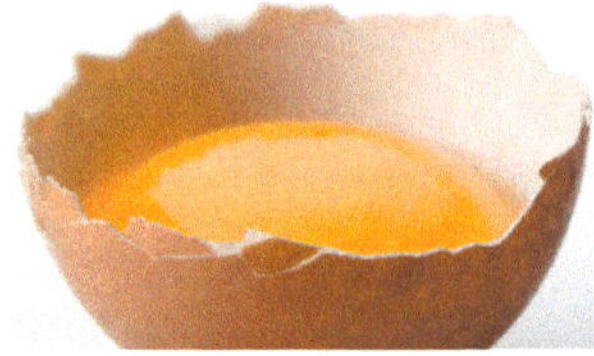

**Funktion**
- tonisiert Essenz
- tonisiert Qi und Blut
- nährt Nieren-, Herz- und Lungen-Yin
- beruhigt

**Indikation**
- allgemeine Schwäche
- Erschöpfung
- Rekonvaleszenz
- Vergesslichkeit
- Schlafstörung
- Herzklopfen

**Kontraindikation**
- Gallenblasen-Nässe-Hitze
- Gallenblasen-Qi-Stagnation

**Rezept I:** Eiernockerl
**Rezept II:** pochiertes Ei
**Rezept III:** Eierspeise mit Schnittlauch

**Westliche Inhaltsstoffe:** Vitamin D oder Calciferol und Vitamin E gehören zur Gruppe der fettlöslichen Vitamine; Vitamin E (zählt zu den Tocopherolen und wirkt als Antioxidans); Untersuchungen legen eine Anti-Tumor-Wirkung nahe.

## 13.3 Essig (Acetum) 醋 cù

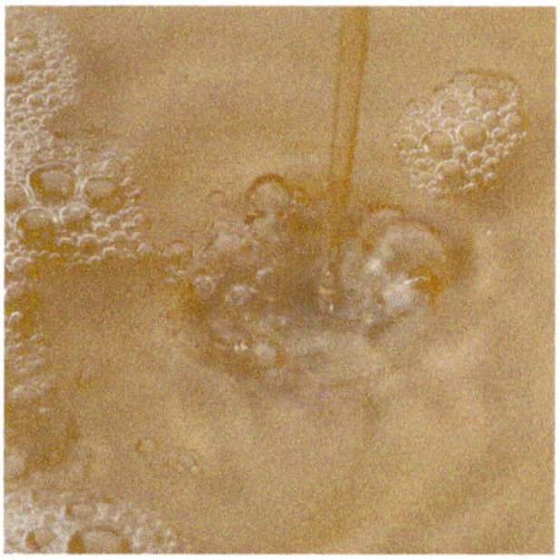

**Temperatur:** warm
**Geschmack:** sauer, scharf
**Organkreiswirkung:** Le, Ma, Mi

**Funktion**

- löst Schleim-Kälte
- wärmt Leber-Kälte
- fördert Durchblutung
- tonisiert Magen-Feuer
- bewegt Blut und Qi
- löst Nahrungsstagnation auf
- leitet Toxine aus

**Indikation**

- Appetitlosigkeit
- Nahrungsstagnation
- Blut-Stagnation
- Menstruationsschmerzen
- Altersflecken
- Vergesslichkeit
- Reizbarkeit und Anspannung
- Fettverdauungsschwäche

**Kontraindikation**

- Migräne
- Blut (Xue)-Mangel

**Rezept I:** Salat mit Essig
**Rezept II:** sauere Wurst
**Rezept III:** zum Kochen und für Soßen: Essigwasser 1:20 mit 1 TL Honig

**Westliche Inhaltsstoffe:** je nach verwendetem Ausgangsprodukt (Apfel, Traube usw.)

## 13.4 Honig (Mel) 蜂蜜 fēngmì

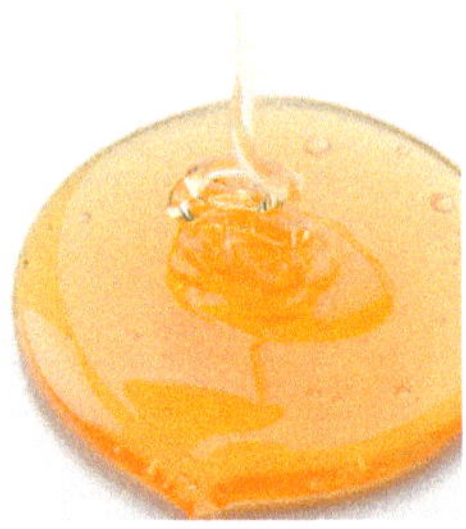

**Herkunft:** Honig wird von den Honigbienen zur eigenen Nahrungsvorsorge aus dem Nektar von Blüten oder Honigtau gewonnen. Je nach Blütenart werden verschiedene Honigsorten unterschieden, z. B. Tannenhonig, Akazienhonig, Kleehonig.
**Temperatur:** neutral
**Geschmack:** süß
**Organkreiswirkung:** Mi, Ma, Lu, Di, Le

**Funktion**

- tonisiert Qi
- nährt Yin
- reguliert Qi
- beruhigt den Geist(Shen)
- leitet Hitze und Toxine aus

**Indikation**

- Schwäche der Mitte
- breiige Stühle
- Appetitlosigkeit
- Kurzatmigkeit, Husten
- Säftemangel, Obstipation, Untergewicht
- Stagnationen mit akuten Schmerzen
- Shen-Störung: Schlaflosigkeit, Unruhe, viele Gedanken
- schlechte Wundheilung, offene Beine (auch äußerliche Anwendung)

**Kontraindikation**

- bei Nässe-Ansammlung
- Hitze-Nässe
- Schleim-Prozesse

**Rezept I:** als Süßungsmittel für Getreidegerichte und zum Backen
**Rezept II:** als Zugabe bei Vinaigrette und Salatsaucen
**Rezept III:** zur Entschlackung: Essigwasser 1:20 mit 1 TL Honig

**Westliche Inhaltsstoffe:** Honig wird seit der Steinzeit von Menschen genutzt und war lange Zeit das einzige Süßungsmittel. Die Zusammensetzung kann je nach Honigsorte sehr unterschiedlich sein. Die wichtigsten Inhaltsstoffe sind Fruchtzucker (27 – 44 %) und Traubenzucker (22 – 41 %). Weitere Inhaltsstoffe sind Pollen, Mineralstoffe, Proteine, Enzyme, Aminosäuren, Vitamine, Farb- und Aromastoffe. Honig kann flüssig oder auch fest (kristallisiert) sein. Dies hängt hauptsächlich von dem Verhältnis der beiden Einfachzucker Frucht- und Traubenzucker zueinander ab, aber auch davon, wie der Honig weiterverarbeitet und gelagert wird.

**Cave** *Es kommt zwar sehr selten vor, aber* ***Sporen einiger Bakterien können im Honig überleben****. Gefährlich ist der Krankheitserreger Clostridium botulinum, der Botulinumtoxin produziert, das zu Lähmungserscheinungen führen kann (Botulismus). Vermutlich wegen der noch nicht voll entwickelten Darmflora sind Säuglinge stärker durch bakterielle Infektionen gefährdet als Erwachsene. Daher empfiehlt das Robert-Koch-Institut bei Säuglingen unter 12 Monaten ganz auf die Gabe von Honig zu verzichten. Bei älteren Kindern und Erwachsenen ist keine Gefahr mehr vorhanden.*

## 13.5 Joghurt (Bos primigenius) 酸奶 suānnǎi

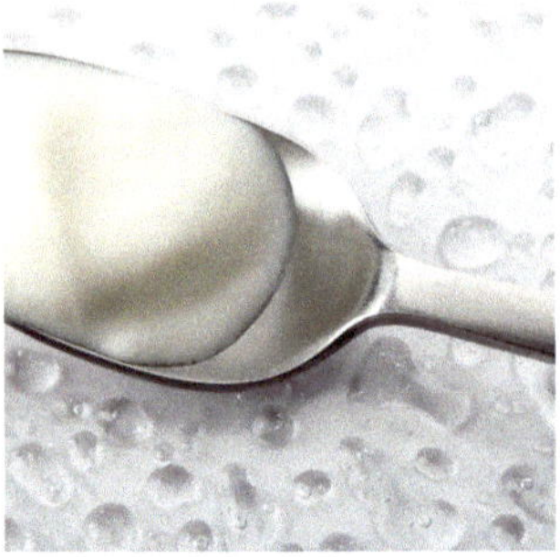

**Familie:** Bovidae
**Temperatur:** kühl
**Geschmack:** sauer, süß
**Organkreiswirkung:** Le, Ni, Mi, Ma, Di

**Funktion**
- kühlt Hitze
- beruhigt Magen-Feuer
- tonisiert und bewahrt Säfte
- tonisiert Nieren-Yin
- tonisiert Leber-Yin
- befeuchtet Dickdarm

**Indikation**
- Fieber
- Sommer-Hitze, Trockenheit
- Lungentrockenheit
- trockene Haut, Juckreiz
- Sonnenbrand
- Gastritis
- Sodbrennen
- Heißhunger

**Kontraindikation**
- Nässe-Kälte
- Kälte

**Rezept I:** Lassi
**Rezept II:** Joghurt natur
**Rezept III:** Joghurt mit Marmelade

**Westliche Inhaltsstoffe:** Eiweiß, Kalzium

## 13.6 Käse, allgemein (Caseus) 奶酪 nǎilào

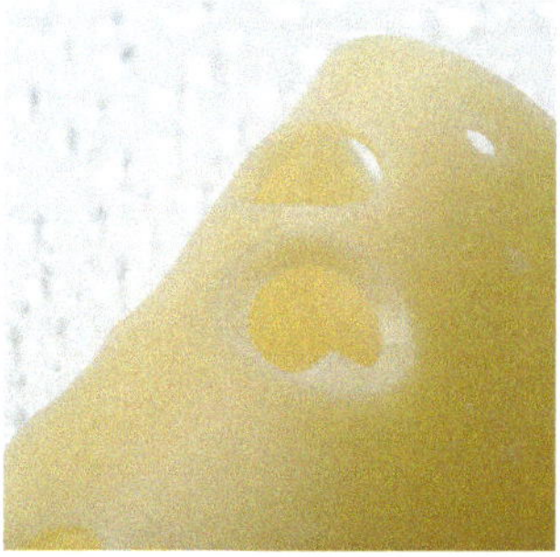

**Familie:** Bovidae
**Temperatur:** neutral
**Geschmack:** süß
**Organkreiswirkung:** Mi, Ma, Lu, Di

**Funktion**
- tonisiert Jing und Yin
- tonisiert Lungen-Yin
- tonisiert Milz-Yin
- tonisiert Magen-Yin

**Indikation**
- Trockenheit
- Unruhe
- körperliche Belastung
- Trockenheit von Lunge und Dickdarm
- Erschöpfung
- Ausgezehrtheit, für Gewichtszunahme

**Kontraindikation**
- Unverträglichkeit
- Schwäche von Milz, Magen, Dickdarm
- Schleim-Problematik
- Nässe
- im Sommer fördert Käse das Schwitzen

**Rezept I:** Gemüse mit Käse überbacken
**Rezept II:** gebackener Käse
**Rezept III:** Reis-Gemüse-Auflauf mit Käse überbacken

**Westliche Inhaltsstoffe:** Eiweiß, Kalzium

## 13.7 Kürbiskernöl (Cucurbita pepo var. styriaca) 南瓜子油 nánguāziyóu

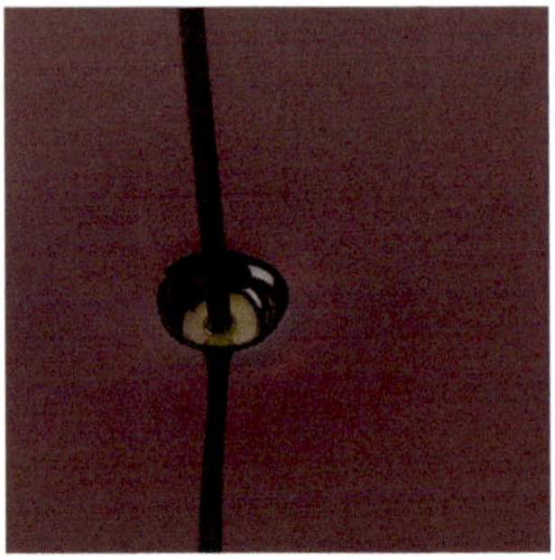

**Alternative Bezeichnung:** Kernöl
**Temperatur:** warm
**Geschmack:** süß
**Organkreiswirkung:** Le, Bl, Mi, Ni

**Funktion**
- beruhigt Wind und bei Trockenheit
- tonisiert Yin, Leber-Blut (Xue), Milz-Qi, Jing
- leitet Nässe aus dem Unteren Erwärmer
- befeuchtet Dickdarm

**Indikation**
- Unruhe
- Prostata-Prophylaxe
- Nervosität
- Reizblase
- Harnverhalten
- erhöhtes Cholesterin
- trockene Obstipation
- Lichtempfindlichkeit
- Nachtblindheit
- Reizbarkeit

**Kontraindikation**
- Nässe
- Übergewicht

**Rezept I:** Schafskäse mit Kürbiskernöl
**Rezept II:** Kartoffelsalat mit Kürbiskernöl
**Rezept III:** Salat mit Kürbiskernöl

**Westliche Inhaltsstoffe:** Vitamine E, $B_1$, $B_2$, $B_6$, C, D, Beta-Karotin, Magnesium, Eisen, Zink und Selen, Phytosterine

## 13.8 Leinöl (Linum usitatissimum) 亚麻子油 yàmázǐyóu

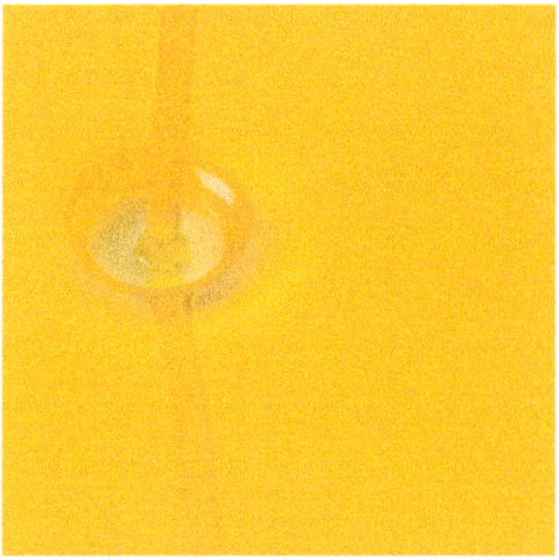

**Temperatur:** neutral
**Geschmack:** süß
**Organkreiswirkung:** He, Lu, Di, Mi, Ma

**Funktion**

- beruhigt Shen und Wind
- tonisiert Magen-, Lungen-, Herz-Yin
- befeuchtet Dickdarm und Lunge
- Nässe ausleitend und Schleim transformierend
- löst Qi-Stagnation und Blut (Xue)-Stase

**Indikation**

- Arteriosklerose-Prophylaxe
- Herz-Kreislauf-Erkrankungen
- Hypertonie
- Herzrhythmusstörungen
- erhöhtes Cholesterin
- Asthma
- Husten mit Schleim
- vermindert Blut-Viskosität, kann als unterstützende Prophylaxe gegen Apoplex oder Thrombosen eingesetzt werden
- Sodbrennen
- Gastritis
- Obstipation, trockener Stuhl
- trockene Haut
- Darmentzündungen

**Kontraindikation**

- Nässe
- Übergewicht

**Rezept I:** für Salate
**Rezept II:** über das Gemüse träufeln
**Rezept III:** Pflaumen mit Leinöl

**Westliche Inhaltsstoffe:** sehr hoher Anteil an mehrfach ungesättigten Fettsäuren, Linolsäure, Alpha-Linolensäure, Gamma-Linolensäure, Vitamin E

## 13.9 Milch (Lacteus)牛奶 niúnǎi

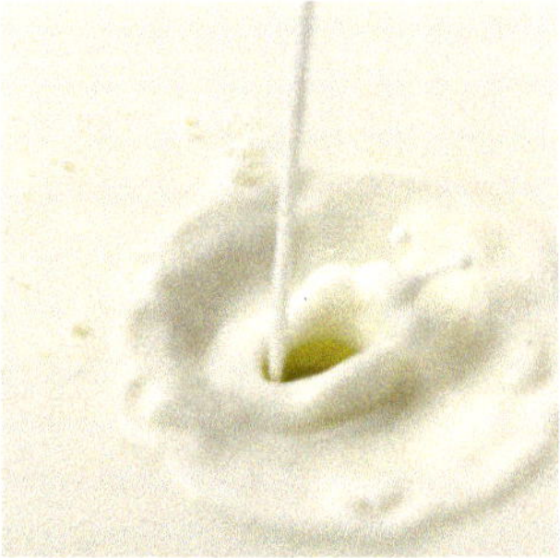

**Familie:** Bovidae
**Temperatur:** neutral-kühl
**Geschmack:** süß
**Organkreiswirkung:** He, Ni, Ma Lu, Di

**Funktion**
- tonisiert Jing und Yin, Nieren-, Magen- und Lungen-Yin
- beruhigt Herz-Wind
- befeuchtet Dickdarm

**Indikation**
- Schlafstörungen, Unruhe
- Sodbrennen
- Gastritis
- Trockenheit von Dickdarm und Lunge
- trockener Husten
- trockene Schleimhäute
- Gewichtsverlust
- Erschöpfung

**Kontraindikation**
- Unverträglichkeit, Laktoseintoleranz
- Schwäche von Milz, Magen, Dickdarm
- Schleim-Problematik
- Nässe

**Rezept I:** Milch mit Honig
**Rezept II:** Grießbrei mit Milch
**Rezept III:** Milchsuppe

**Westliche Inhaltsstoffe:** Eiweiß, Kalzium, Milchzucker

## 13.10 Öl, allgemein, kalt gepresst (Oleum) 油 yóu

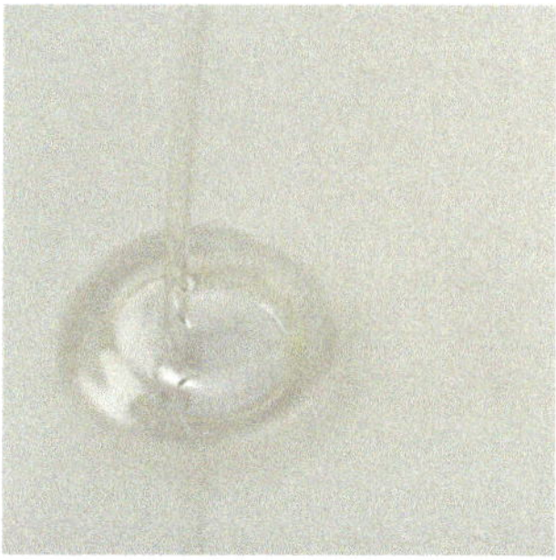

**Temperatur:** neutral
**Geschmack:** süß
**Organkreiswirkung:** Ni, Le, Mi, Ma, Di, Lu

**Funktion**
- beruhigt Wind und Shen
- bei Trockenheit
- tonisiert Yin und Jing

**Indikation**
- trockene Obstipation
- Hauterkrankungen, Ekzeme, Neurodermitis, trockene Haut
- Leber stärkend
- hoher Blutdruck
- Unruhe, Nervosität
- Gewichtsverlust
- Erschöpfung
- körperliche Belastung

**Kontraindikation**
- Nässe
- Übergewicht
- Übelkeit

**Rezept I:** für Salat
**Rezept II:** zum Backen
**Rezept III:** zum Kochen

**Westliche Inhaltsstoffe:** gesättigte und ungesättigte Fettsäuren (Omega 3, 6, 9), Linolsäure, Alpha-Linolensäure, Gamma-Linolensäure, Vitamin E

## 13.11 Olivenöl (Oleum olivarum) 橄榄油 gǎnlǎnyóu

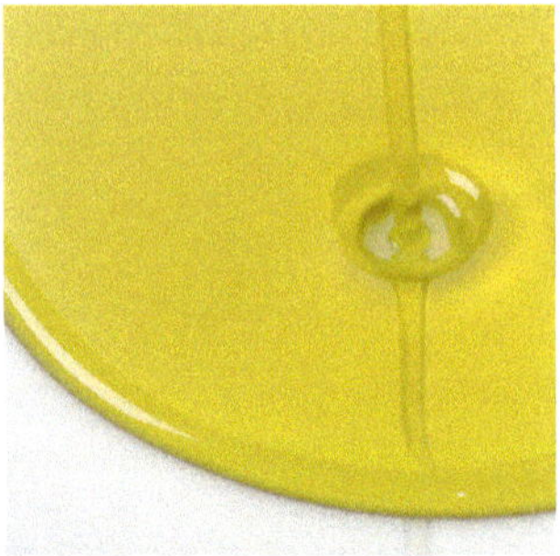

**Temperatur:** neutral
**Geschmack:** süß, bitter
**Organkreiswirkung:** Ni, Mi, Ma, Di, Le, Gb, He

**Funktion**
- beruhigt Wind und Leber-Feuer
- bei Trockenheit
- tonisiert Yin
- nährt Yin und Blut (Xue)
- Nässe-Schleim-Ansammlung, transformiert Nässe und Schleim
- befeuchtet Dickdarm
- tonisiert Nieren-, Magen- und Herz-Yin
- tonisiert Leber-Blut und -Yin

**Indikation**
- trockene Haut und Schleimhäute
- verminderte Knochendichte
- Sehnenschwäche
- vorzeitige Alterung
- Hirnleistungsminderung
- Gastritis
- Arteriosklerose, koronare Herzerkrankung
- Hypertonie
- erhöhte Blutfette
- Gallenstau
- Gallensteine

**Kontraindikation**
- Nässe
- Übergewicht
- nicht zum Braten geeignet

**Rezept I:** in Salaten
**Rezept II:** Vorspeise mit Brot und Salz
**Rezept III:** verschiedene Gewürzöle selbst herstellen (Chiliöl, Knoblauchöl, Rosmarinöl)

**Westliche Inhaltsstoffe:** Palmitinsäure, Ölsäure, weniger Omega-3- als vielmehr die einfach ungesättigten Omega-6-Fettsäuren, Vitamin E, sekundäre Pflanzenstoffe

## 13.12 Sahne (Sagina) 奶油 nǎiyóu

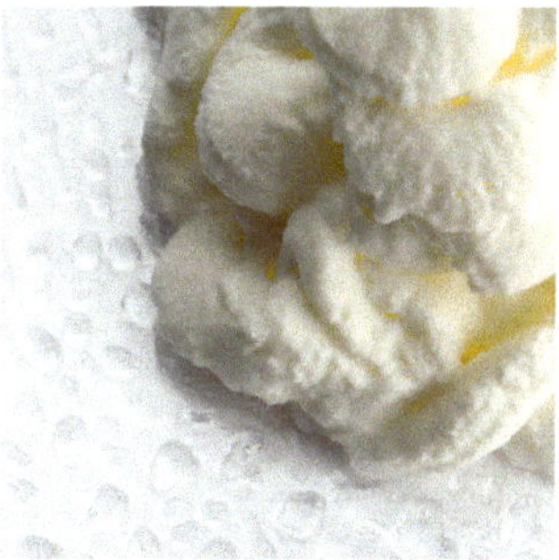

**Alternative Bezeichnung:** Obers, Schlagobers (Österreich), Rahm (Süddeutschland, Teile der Schweiz)
**Familie:** Bovidae
**Temperatur:** neutral-warm
**Geschmack:** süß
**Organkreiswirkung:** Ni, Mi, Lu, Di

**Funktion**
- tonisiert Essenz
- nährt Nieren-Yin
- tonisiert Milz-, Lungen- und Dickdarm-Yin
- beruhigt Wind, Trockenheit und Shen

**Indikation**
- Trockenheit bei älteren Menschen
- Unruhe
- Wechseljahrsymptomatik
- Untergewicht
- Erschöpfung
- Obstipation
- Schlaflosigkeit
- Knochenschwäche

**Kontraindikation**
- Nässe
- Übergewicht

**Rezept I:** Suppen
**Rezept II:** Saucen (Meerrettichsahne)
**Rezept III:** zum Kuchen

**Westliche Inhaltsstoffe:** Vitamine A, $B_2$, Kalzium, Eiweiß, ca. 30 % Fettanteil

## 13.13 Sauerrahm 酸奶油 suānnǎiyóu

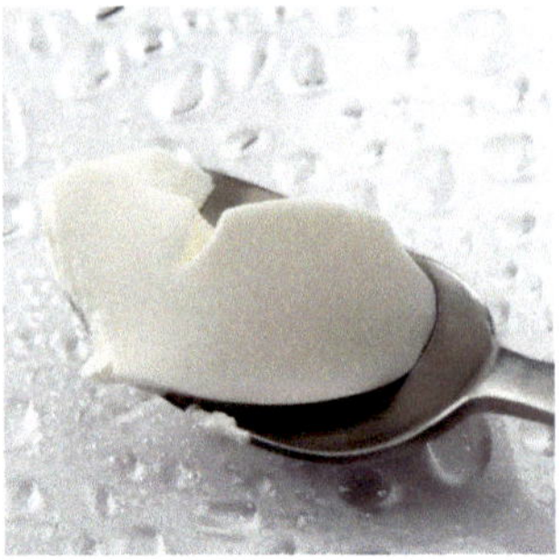

**Alternative Bezeichnung:** Crème fraîche (ist eine fettärmere Variante), Schmand (ist eine fettreichere Variante)
**Familie:** Bovidae
**Temperatur:** kühl
**Geschmack:** sauer, süß
**Organkreiswirkung:** Le, Mi, Ma, Ni

**Funktion**
- befeuchtet
- tonisiert Säfte
- tonisiert Yin, Nieren-, Leber-, Magen- und Milz-Yin

**Indikation**
- trockener Stuhl
- trockene Schleimhäute
- Unruhe, Hyperaktivität, Nervosität
- Gewichtsverlust
- Zittern
- Trockenheit der Lunge, trockener Husten
- trockene Haut
- Erschöpfung

**Kontraindikation**
- Nässe
- Schleim-Problematik
- innere Kälte

**Rezept I:** Kartoffeln mit Sauerrahm
**Rezept II:** Cremesuppen
**Rezept III:** grüne Bohnen mit Sauerrahm

**Westliche Inhaltsstoffe:** Kalzium, Eiweiß

## 13.14 Schafs-/Ziegenkäse (Ovis caseus/ Capra caseus) 羊奶酪 yángnǎilào

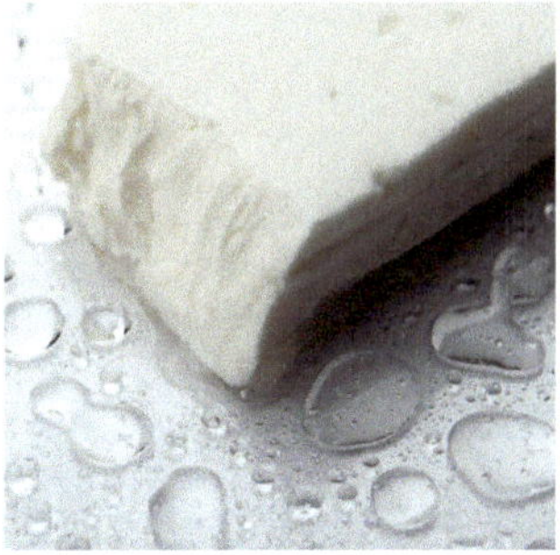

**Familie:** Bovidae
**Temperatur:** warm
**Geschmack:** süß, bitter, scharf
**Organkreiswirkung:** Mi, Ma, Ni, Lu

**Funktion**
- tonisiert Milz- und Magen-Yin und -Qi
- tonisiert Nieren-Qi und -Yin
- wärmt die Mitte
- tonisiert Jing
- löst Nässe auf, bewegt Schleim

**Indikation**
- stärkt bei Schwäche, z. B. Verdauungsschwäche
- Erschöpfung
- Rekonvaleszenz
- Eisenmangel
- Lichtempfindlichkeit
- Nervosität
- Osteoporose
- Wachstumsschwäche
- Entwicklungsstörungen

**Kontraindikation**
- übermäßiger Verzehr führt zu Nässe-Problematik
- Laktoseintoleranz

**Rezept I:** eingelegter Schafskäse in Öl und Knoblauch
**Rezept II:** Schafskäsesalat mit Käferbohnen
**Rezept III:** Ziegenkäse im Sesammantel

**Westliche Inhaltsstoffe:** Kalzium, Eiweiß

> *Praxistipp:* *oft besser verträglich als Kuhmilchkäse*

## 13.15 Sesamöl (Oleum sesamum indicum) 芝麻油 zhīmáyóu

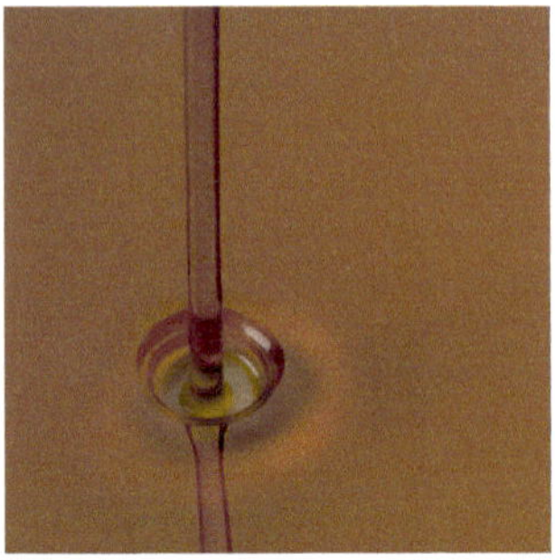

**Temperatur:** neutral
**Geschmack:** süß
**Organkreiswirkung:** Lu, Mi, Ni, Le

**Funktion**
- tonisiert Leber, Lunge, Dickdarm
- tonisiert Jing, Yin und Nieren-Yin
- beruhigt Wind und Trockenheit
- löst Nässe auf

**Indikation**
- Nässe
- Übergewicht
- Unruhe, Schlaflosigkeit
- Wechseljahrsymptomatik
- Erschöpfung
- trockene Obstipation
- Schwindel
- trockene Haut
- erhöhtes Cholesterin

**Kontraindikation:** im Übermaß bei Diarrhöe

**Rezept I:** gebratenes Gemüse in Sesamöl
**Rezept II:** Huhn mit Sesamöl und Ingwer mariniert
**Rezept III:** frischer, gesäuerter Sesamöl-Gurkensalat

**Westliche Inhaltsstoffe:** viel Lysin, Vitamine $B_1$, $B_6$ und Folsäure, Magnesium, Eisen und Zink, Eiweiß, Kohlenhydrate, Ballaststoffe

## 13.16 Sonnenblumenöl (Oleum helianthus annuus) 葵花油 kuíhuāyóu

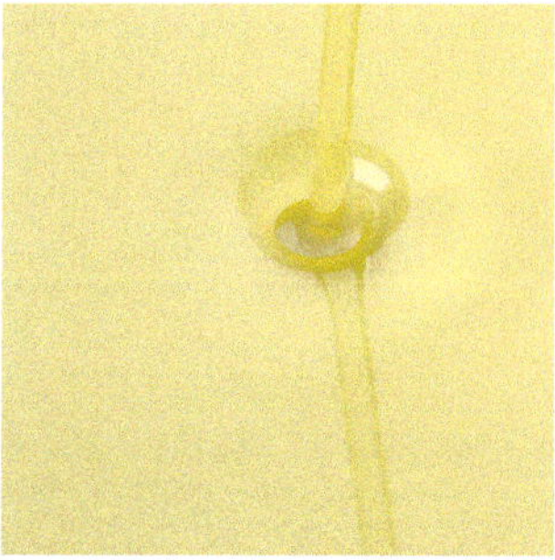

**Temperatur:** neutral
**Geschmack:** süß
**Organkreiswirkung:** Mi, Ma, Lu, Di, Le

**Funktion**

- beruhigt Wind
- bei Trockenheit
- tonisiert Yin und Jing, Milz-Qi
- beruhigt Leber-Wind und Leber-Feuer

**Indikation**

- erhöhtes Cholesterin
- Erschöpfung
- Nervosität, Burnout-Syndrom
- Hypertonie
- trockene Obstipation

**Kontraindikation:** Übergewicht

**Rezept I:** zu Salaten
**Rezept II:** zum Braten
**Rezept III:** fürs Gemüse

**Westliche Inhaltsstoffe:** gesättigte und ungesättigte Fettsäuren (Omega 3, 6, 9), Linolsäure, Alpha-Linolensäure, Gamma-Linolensäure, Vitamin E

## 13.17 Zucker, braun (Saccharum officinarum) 红糖 hóngtáng

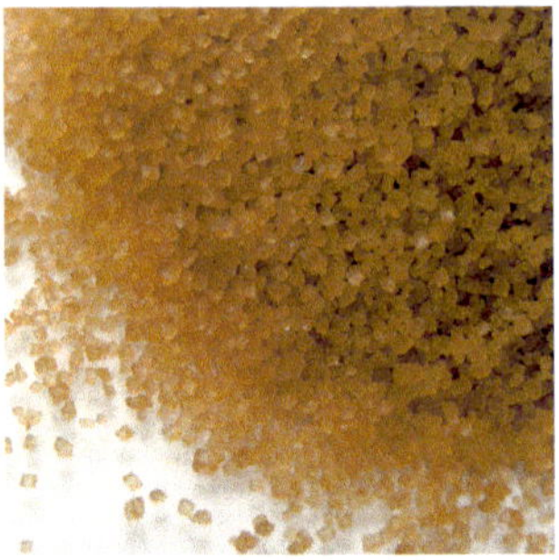

**Familie:** Poaceae
**Temperatur:** warm
**Geschmack:** süß
**Organkreiswirkung:** Mi, Ma, Lu

**Funktion**

- tonisiert Milz-, Magen- und Lungen-Qi
- tonisiert Säfte und Yin

**Indikation**

- bei Schwäche
- befeuchtet Schleimhäute
- löst zähen Schleim
- Trockenheit von Lunge und Dickdarm

**Kontraindikation:** Nässe-Ansammlung

**Rezept I:** schwarzer Rettich mit braunem Zucker
**Rezept II:** Kuchen
**Rezept III:** Brot

**Westliche Inhaltsstoffe:** Saccharose, Glukose und Fruktose

# 13.18 Zucker, weiß (Saccharum officinarum) 白糖 báitáng

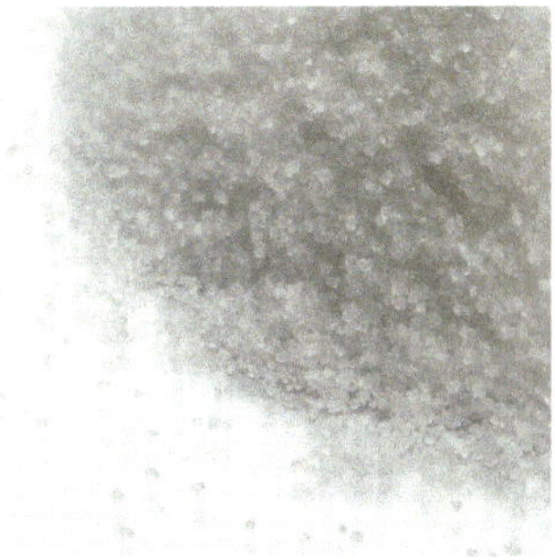

**Familie:** Poaceae
**Temperatur:** kühl
**Geschmack:** süß
**Organkreiswirkung:** Mi, Ma, Lu

**Funktion**

- tonisiert Milz- und Magen-Qi
- tonisiert Säfte und Yin
- tonisiert Lungen-Yin

**Indikation**

- Schwäche
- Trockenheit, Lungen-Trockenheit
- löst festsitzenden Schleim in der Lunge
- Trockenheit im Dickdarm

**Kontraindikation:** Nässe-Ansammlung

**Rezept I:** weißer Rettich, mit weißem Zucker angesetzt
**Rezept II:** Kuchen
**Rezept III:** glasierte Karotten

**Westliche Inhaltsstoffe:** Saccharose, Glukose und Fruktose

# 14 Getränke 饮料 yǐnliào

## 14.1 Bier, allgemein 啤酒 píjiǔ

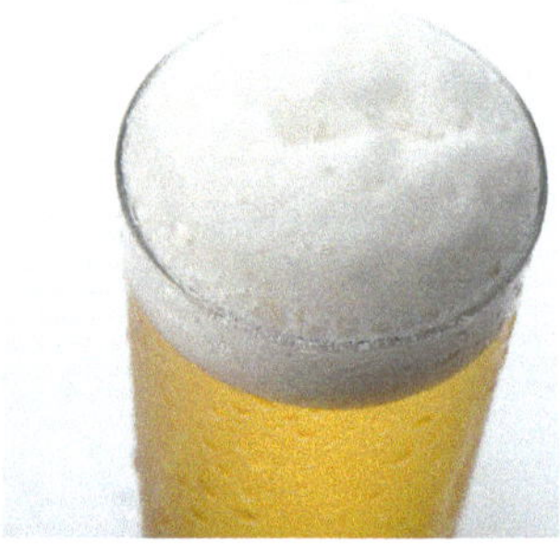

**Verwendeter Pflanzenteil:** Samen verschiedener Getreide (Gerste, Weizen)
**Temperatur:** kühl
**Geschmack:** bitter, süß
**Organkreiswirkung:** Bl, Le, He, Mi

**Funktion**
- leitet Nässe-Hitze aus
- beruhigt Herz-Wind
- kühlt Leber-Hitze
- tonisiert Yin

**Indikation**
- Unruhe, Schlafstörungen
- Gewichtsabnahme
- Hitzegefühl
- Entzündungen
- Trockenheit
- Durst

**Kontraindikation**
- Nässe-Kälte
- Übergewicht
- Ödeme
- Milz-Yang-Mangel

**Rezept I:** Bier-Senf-Sauce
**Rezept II:** Bier-Weißkohl
**Rezept III:** Kartoffel-Bier-Salat

**Westliche Inhaltsstoffe:** Vitamin B

## 14.2 Früchtetee 花茶 huāchá

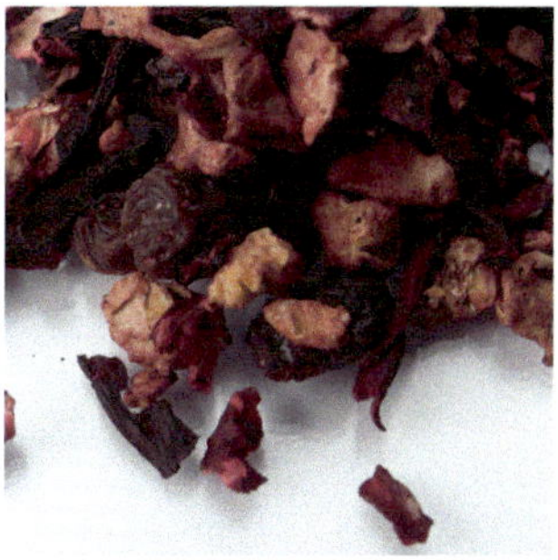

**Verwendeter Pflanzenteil:** Früchte
**Temperatur:** kühl
**Geschmack:** sauer
**Organkreiswirkung:** Le, Ma

**Funktion**
- bewahrt Säfte
- tonisiert Yin
- beruhigt Magen- und Leber-Feuer

**Indikation**
- vermehrt die Flüssigkeiten im Körper
- Unruhe
- Schwitzen

**Kontraindikation:** Magen-Yin-Mangel

**Rezept I:** Früchtetee mit Honig
**Rezept II:** Früchtetee mit Zimt
**Rezept III:** Kinderpunsch

**Westliche Inhaltsstoffe:** je nach Frucht

## 14.3 Getreidekaffee 五谷咖啡 wǔgǔkāfēi

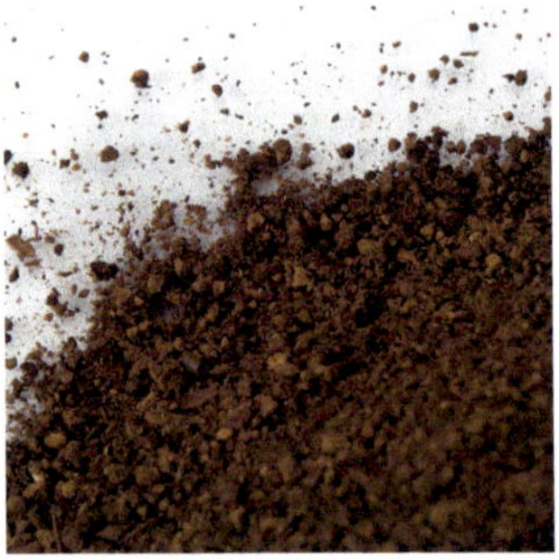

**Verwendeter Pflanzenteil:** Samen verschiedener Getreide
**Temperatur:** kühl
**Geschmack:** süß
**Organkreiswirkung:** Mi, Ma

**Funktion**
- beruhigt Magen-Feuer
- leitet Nässe und Hitze aus
- tonisiert Milz- und Magen-Qi

**Indikation**
- beruhigt bei Magenschmerzen
- Hautunreinheiten wie Akne
- Ödeme
- Appetitlosigkeit

**Kontraindikation**
- Nieren-Yang-Mangel
- innere Kälte

**Rezept I:** Getreidekaffee mit Kardamom
**Rezept II:** Getreidekaffee mit Zimt und Kardamom
**Rezept III:** Getreidekaffee mit Sojamilch und braunen Zucker

**Westliche Inhaltsstoffe:** je nach Getreide

## 14.4 Kaffee (Coffea arabica) 咖啡 kāfēi

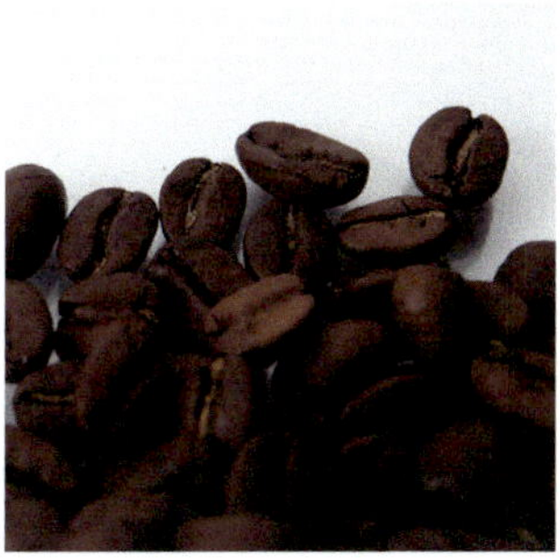

**Verwendeter Pflanzenteil:** Beere, geröstet
**Familie:** Rubiaceae
**Temperatur:** warm
**Geschmack:** bitter, sauer
**Organkreiswirkung:** Ni, Lu, Le, He

**Funktion**

- leitet Nässe aus und fördert die Diurese
- trocknet Nässe
- bei Nässe im Dickdarm
- löst Nahrungsstagnation auf
- tonisiert Leber- und Herz-Qi
- erzeugt Leere-Hitze, die zum Herzen steigt und das Magen-Yin verletzt

**Indikation**

- niedriger Blutdruck
- Asthma
- Kurzatmigkeit
- Antriebslosigkeit
- Völlegefühl

**Kontraindikation**

- Schlaflosigkeit
- Herz-, Leber-Feuer, Qi-Mangel
- trockene Schleimhäute
- hoher Blutdruck
- Menopause, Schwangerschaft
- Rekonvaleszenz nach einer Chemotherapie
- innerer Wind

**Rezept I:** Espresso
**Rezept II:** Kaffee mit Kardamom

**Westliche Inhaltsstoffe:** Kalium, Kalzium, Magnesium und Phosphor, Koffein, Alkaloide

## 14.5 Kakao (Theobroma cacao) 可可 kěkě

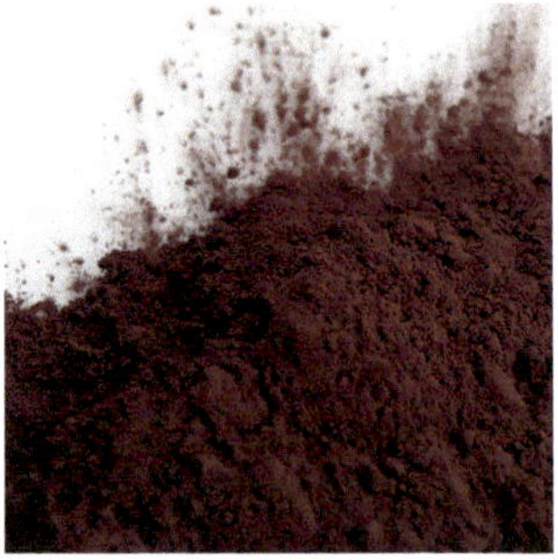

**Verwendeter Pflanzenteil:** Samen
**Temperatur:** warm
**Geschmack:** bitter, süß
**Organkreiswirkung:** Le, He

**Funktion**
- entspannt Leber
- beruhigt Shen
- tonisiert Herz- und Leber-Blut
- stärkt Shen

**Indikation**
- Unruhe, Nervosität, Schlafstörung
- Kraftlosigkeit
- Konzentrationsmangel
- geistige Müdigkeit

**Kontraindikation:** innere Hitze

**Rezept I:** Kakao mit Wasser und Chili zubereiten
**Rezept II:** Kakao mit Reismilch und etwas Ahornsirup
**Rezept III:** Kakao ins Müsli, Kuchen

**Westliche Inhaltsstoffe:** Vitamine $B_1$, $B_2$, Kalzium, Kupfer, Magnesium. Rutin ist ein sekundärer Pflanzenstoff aus der Gruppe der Flavonoide. Er hat eine gefäßstärkende Wirkung bei Venenerkrankungen, wirkt außerdem schwach bakterizid (bakterienabtötend) und virozid (virenabtötend); zudem antitumorale Eigenschaften.

## 14.6 Tee, grün (Camelia sinensis) 绿茶 lǜchá

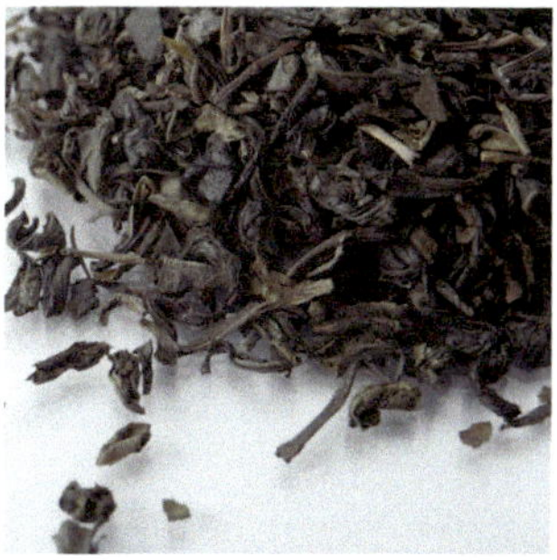

**Verwendeter Pflanzenteil:** Blätter
**Familie:** Theaceae
**Temperatur:** kühl
**Geschmack:** bitter, süß
**Organkreiswirkung:** Ni, Bl, He, Ma, Le

**Funktion**
- beruhigt Herz- und Magen-Feuer
- leitet Nässe-Hitze aus
- eliminiert toxische Hitze
- transformiert Schleim
- öffnet Herz-Kanäle
- klärt Shen

**Indikation**
- erhöhtes Cholesterin
- erhöhte Harnsäure
- krebsvorbeugend
- Entzündungen
- wenig Urin
- Blut im Urin
- Konzentrationsschwäche, geistige Erschöpfung

**Kontraindikation:** innere Kälte

**Rezept I:** Eier in grünem Tee kochen
**Rezept II:** als Tee mit Milch, Gewürzen und Mandeln
**Rezept III:** Ingwerkonfekt mit grünem Tee

**Westliche Inhaltsstoffe:** hoher Anteil von Polyphenolen (v. a. Catechine) mit antioxidativen Eigenschaften

## 14.7 Tee, schwarz (Camelia sinensis) 红茶 hóngchá

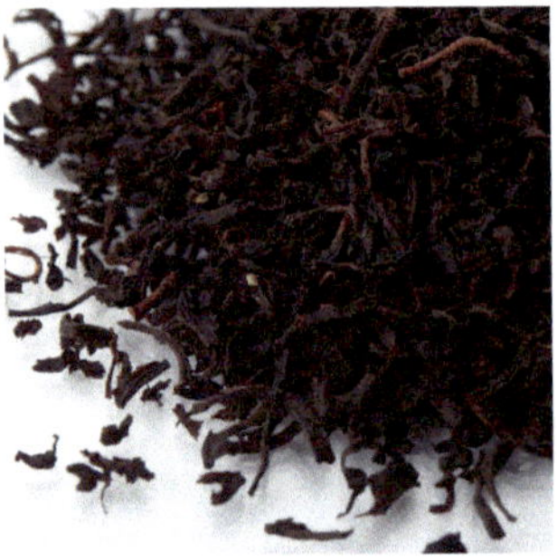

**Verwendeter Pflanzenteil:** Blätter
**Familie:** Theaceae
**Temperatur:** warm
**Geschmack:** bitter
**Organkreiswirkung:** Ni, Bl, Ma, Di

**Funktion**
- trocknet Nässe und leitet Nässe aus
- wärmt Mitte
- fördert Diurese

**Indikation**
- Diarrhöe
- vorbeugend gegen Steinbildung
- wenig Urin
- Kältegefühl
- Ausfluss
- Übelkeit

**Kontraindikation**
- Schlaflosigkeit
- Herz-Blut (Xue)-Mangel
- innerer Wind

**Rezept I:** schwarzer Tee mit Milch und Honig
**Rezept II:** schwarzer Tee mit Vanille
**Rezept III:** Eier in schwarzem Tee gekocht

**Westliche Inhaltsstoffe:** Rutin (s. bei Himbeere, S. 141) und Theanin (Abkömmling der Aminosäure-ähnlichen Substanz Glutamat)

## 14.8 Wein, weiß (Vitis vinifera) 白葡萄酒 bái pútaojiǔ

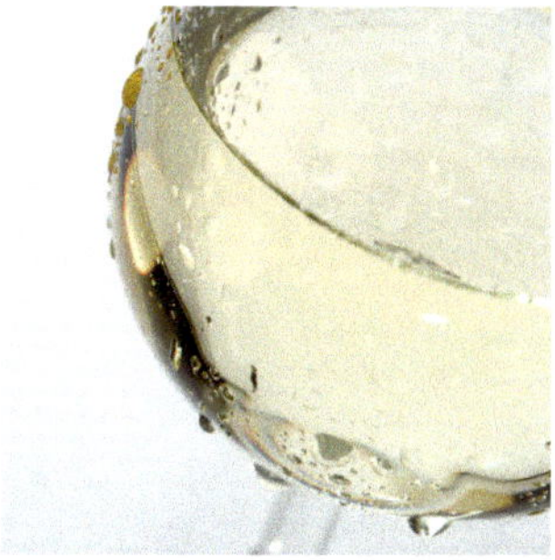

**Verwendeter Pflanzenteil:** Früchte
**Familie:** Vitaceae
**Temperatur:** kühl
**Geschmack:** sauer
**Organkreiswirkung:** Le, Ni

**Funktion**
- kühlt Leber-Hitze
- beruhigt Herz-Hitze und Shen

**Indikation**
- Sommer-Hitze mit Mineralwasser
- Unruhe
- Schwitzen

**Kontraindikation**
- innere Kälte
- Nässeansammlung

**Rezept I:** Muscheln in Weißwein
**Rezept II:** Wein mit Mineralwasser
**Rezept III:** Weinschaumcreme (Zabaione)

**Westliche Inhaltsstoffe:** Kalium, Kalzium, Flavonoide, Anthocyane, Säuren, Restzucker, Mineralstoffe (zu Resveratrol siehe Rotwein)

# 14.9 Wein, rot (Vitis vinifera) 红葡萄酒 hóng pútaojiǔ

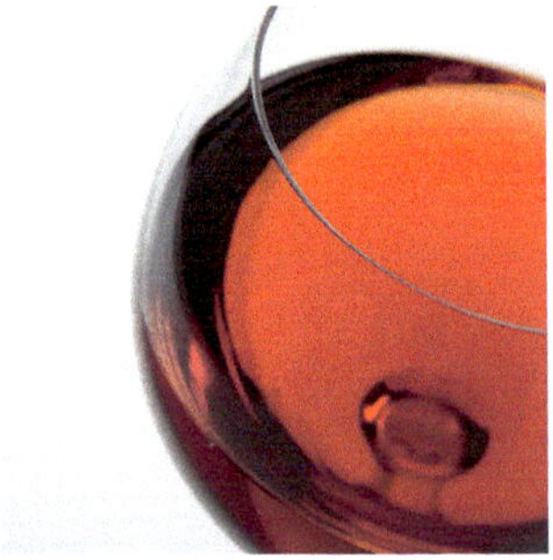

**Verwendeter Pflanzenteil:** Früchte
**Familie:** Vitaceae
**Temperatur:** warm
**Geschmack:** bitter, süß
**Organkreiswirkung:** Le, Ni, He

**Funktion**
- tonisiert Leber-Blut (Xue) und Nieren-Yang
- nährt Herz-Blut (Xue)

**Indikation**
- Durchblutungsstörungen
- innere Kälte
- Rückenschmerzen
- Anämie

**Kontraindikation**
- Blut (Xue)-Hitze
- Nässe-Hitze
- Yin-Mangel

**Rezept I:** Glühwein mit Gewürzen im Winter
**Rezept II:** mit Rotwein kochen
**Rezept III:** Rotweinbraten

**Westliche Inhaltsstoffe/Bemerkung:** Resveratrol (kommt in Weintrauben – besonders in der Traubenschale –, aber auch anderen Beeren und Erdnüssen vor): Bedingt durch den Herstellungsprozess findet sich Resveratrol in höherer Konzentration im Rotwein als im Weißwein. Es deutet einiges darauf hin, dass Resveratrol eine entzündungs- und tumorentstehungshemmende Wirkung besitzt

# Nahrung als Therapie verschiedener Erkrankungen

Teil 3

# 15 Die häufigsten 31 westlichen Krankheitsbilder

## 15.1 Allgemeines Erschöpfungssyndrom

Erschöpft fühlt sich jemand sowohl bei einem Mangel an Qi bzw. Milz-Qi als auch bei einer Ansammlung von Nässe. Diese macht ebenso „schwer", träge und schlapp. Die Ernährung bei **Milz-** und **Nässe**-Problemen sollte tendenziell eher warm gewählt werden oder durch entsprechende Zubereitungsverfahren „yangisiert", also wärmer gemacht werden. Dies hilft der Nässe umwandelnden Funktion der Milz.

Bemerkenswert ist, dass bei der **Leber-Qi-Stagnation** das Erschöpfungsgefühl nicht durch einen Mangel an Qi oder Energie bedingt ist, sondern dass diese Energie durch eine Blockade gebunden ist und damit nicht mehr zur Verfügung steht. Bei einer Leber-Qi-Stagnation besteht bereits eine latente Hitze-Komponente. Daher sind sehr heiße und scharfe Speisen und Getränke, die oft von diesem Typus bevorzugt werden, weil sie kurzfristig die Energie in Fluss bringen können, auf Dauer und im Übermaß eher problematisch.

**Yin-Mangel** und v. a. der Nieren-Yin-Mangel braucht befeuchtende und nährende Nahrung. Da hier, wie bei der Leber-Qi-Stagnation, Hitze entstehen kann, sollten ebenfalls zuviel energetisch heiße Speisen und scharfe Gewürze vermieden werden. Die Hitze hier ist im Gegensatz zur Leber-Qi-Stagnation aber nicht durch Stauung und Fülle bedingt, sondern stellt eine sog. Leere-Hitze dar. Daher sind v. a. auch trocknende Nahrungsmittel zu meiden, da sie das Yin weiter schmälern und die Hitze-Zeichen damit verstärken würden.

Der **Blut (Xue)-Mangel** stellt eine tiefere Art der Erschöpfung dar, da hierbei auch „substanzielle" Energie vermindert ist. Ein Auffüllen der Blut (Xue)-Leere wird daher mehr Zeit und Geduld und auch mehr Konsequenz erfordern. Bis die Zeichen des Blut (Xue)-Mangels sich beginnen zu bessern, z. B. Haarausfall, brüchige Nägel oder welker, fahler Teint, können durchaus vier Wochen vergehen. Eine Aufklärung darüber erhöht natürlich die Compliance der Patienten.

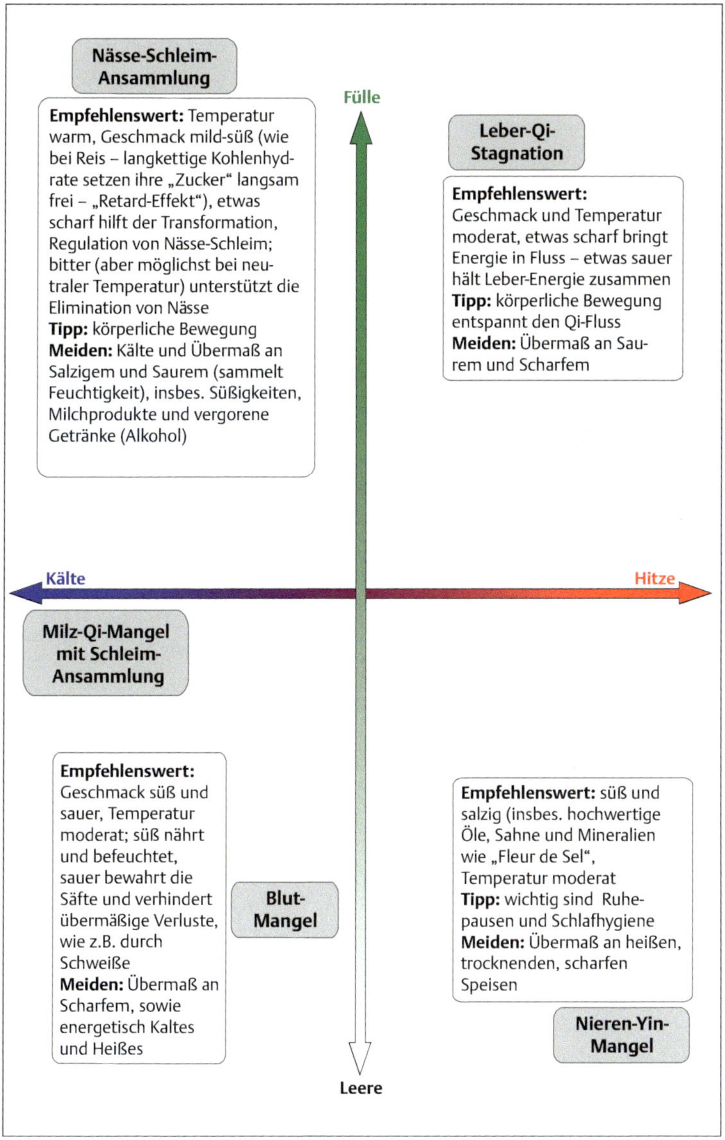


**Abb. 15.1** Allgemeines Erschöpfungssyndrom.

## 15.1.1 Ernährung bei allgemeinem Erschöpfungssyndrom

**Tab. 15.1 Ernährung bei allgemeinem Erschöpfungssyndrom.**

| Syndrom in der Chinesischen Medizin | Befunde | Symptome |
|---|---|---|
| Milz-Qi-Mangel mit Schleim-Ansammlung „wenn die Energie nicht vorhanden ist …“ | • Zungenkörper: blass, gedunsen, Zahneindrücke<br>• Zungenbelag: dick, klebrig, weißlich<br>• Puls: schlüpfrig, eher kraftlos | • Erschöpfung bei phlegmatischer Grundstimmung<br>• Modalität: schlechter mit Essproblemen und Diätfehlern<br>• Allgemeinsymptome: dumpfer Druck in der Stirn, benebelter Kopf, Schwindel, pastöses Aussehen, Gedunsenheit, Übergewicht, Neigung zu breiigen Stühlen und Abdominalbeschwerden |
| Blut (Xue)-Mangel „wenn die nährenden Säfte nicht ausreichend vorhanden sind …“ | • Zungenkörper: blass, geschrumpft<br>• Zungenbelag: wenig<br>• Puls: fein, eher kraftlos | • Erschöpfung bei innerer Unruhe – „nervöse Erschöpfung“<br>• Modalität: schlechter mit Fasten oder „fleischloser Kost“, fehlendes Frühstück, Schwächung des Selbstwertgefühles (partnerschaftliche Trennung)<br>• Allgemeinsymptome: blasser, welker Teint, Schwindel, ausgezehrtes Aussehen, Neigung zu Obstipation und Regelanomalien |
| Nieren-Yin-Mangel „wenn die materielle Basis vermindert ist …“ | • Zungenkörper: rot, klein, rissig<br>• Zungenbelag: fehlt<br>• Puls: fein, beschleunigt, gelegentlich oberflächlich | • Erschöpfung mit großer innerer Unruhe und Getriebenheit, sehr tiefgehende Erschöpfung, „Lebenswille“ geschwächt, Sinnkrise– oft im höheren Lebensalter<br>• Allgemeinsymptome: rote Wangen, chronische Schmerzen, Schmerzen im Bereich der LWS und in die Knie ziehend, Urogenitalerkrankungen |

*Praxistipp*

**Empfehlungen:** *Kraftsuppen, gekochtes Essen, Fleisch, Fisch, Hafer, Karotten, Kürbis*
**Meiden:** *Rohkost, Wurst-Käse-Brot, Salate, kalte Getränke, Überarbeitung, Übertraining im Sport*
**Sonstiges:** *Massagen, Schlafkur*
*Ernährung spielt bei Erschöpfungszuständen eine entscheidende Rolle. Daher ist es sehr wichtig, für einen Energieaufbau die Patienten entsprechend zu beraten.*

**Therapie**

**Getreide:** Gerste, Hirse, Maisgrieß
**Gemüse:** Fenchel, Karotten, Kartoffeln, Kürbis
**Fleisch:** Rind, Wachtel
**Gewürze:** Ingwer, Kümmel, Kreuzkümmel, Majoran, Oregano, Rosmarin
**Rezepte:** Kraftsuppe mit Huhn, Rind, Wild, Ginseng mitkochen
**Zusätzliche Tipps:** Moxa auf Bauchnabel

**Getreide:** Grünkern
**Hülsenfrüchte:** rote Bohnen, schwarze Bohnen
**Gemüse:** Fenchel, Karotten, Kürbis, Mangold, Petersilienwurzel, Rotkohl, Rote Bete, Spinat, Wurzelgemüse
**Obst:** Aprikosen, Beeren, Datteln, Feigen, Kirschen, Lychee, Pfirsich, rote Trauben
**Nüsse und Samen:** Pinienkerne, schwarzer Sesam, Erdnüsse mit roter Schale
**Milchprodukte und Eier:** Eier
**Fleisch:** jede Leber, Hirsch, Huhn, Lamm, Reh, Rind
**Fisch:** Kaviar, Lebertran
**Getränke:** Portwein, roter Traubensaft, etwas Rotwein
**Tee:** Petersilientee, Himbeerblättertee
**Gewürze:** Brennnessel, Liebstöckel
**Rezepte:** mit Rotwein und rotem Traubensaft kochen

**Getreide:** Dinkel, Weizen
**Hülsenfrüchte:** Bohnen, Tofu, Linsen, Sojabohnen
**Gemüse:** Oliven, Schwarzwurzeln
**Obst:** Datteln
**Nüsse und Samen:** Sesam, Nüsse
**Fleisch:** Reh, Wildschwein, Ente, Schwein, Knochenmark
**Rezepte:** Knochensuppe, Markklößchensuppe
**Meiden:** scharf-warm, scharf-heiß, bitter-warm

## 15.2 Atemwegserkrankungen

Der Funktionskreis Lunge wird durch Schleim in der Entfaltung und der Verteilung seines Qi-Flusses eingeschränkt und blockiert. Druck und Engegefühl sowie Luftnot und Husten sind die Folge. Bei **Schleim-Ansammlungen** sollte die Ernährung tendenziell eher warm gewählt werden. Auch der scharfe Geschmack hilft bei der Transformation von Schleim. Aber Vorsicht: zu heiße und scharfe Nahrungsmittel können wiederum die Entwicklung von Schleim zu Schleim-Hitze begünstigen. Daher können zusätzlich auch eher milde, fast geschmacklose Nahrungsmittel, wie Reis, abgekochtes heißes Wasser oder das Ingwerwasser, die sanft diuretisch wirken, den Genesungsprozess unterstützen.

**Schleim-Hitze** kann aus einer länger bestehenden Schleim-Ansammlung entstehen. Da hier Schleim, ein Yin-Pathogen, und Hitze, ein Yang-Pathogen, zusammentreffen, neigt dies zur Chronifizierung und die Behandlung ist besonders schwierig und zäh. Bittere Nahrungsmittel helfen Nässe zu drainieren und können gleichzeitig Hitze klären und kühlen. Die Umwandlung von Schleim ist ebenso wichtig mit leicht scharfen Mitteln, die aber neutral oder leicht kühl von ihrer Temperatur sein sollten. Auch das Salzige, bei Atemwegsbeschwerden gerne auch als Inhalationen angewandt, hilft bei der Auflösung von Schleim.

Eine **Leber-Qi-Stagnation** kann, wie auch an anderen Stellen des Körpers, ebenfalls im Funktionskreis Lunge ein Gefühl der Enge und Einschnürung im Brustkorb oder der Kehle verursachen. Auch einige Asthmatiker beobachten eine Auslösung oder Verschlechterung ihrer Beschwerden durch seelische Ursachen, wie emotionalen Stress. Dies entspricht dem Muster der Leber-Qi-Stagnation.

Der **Milz-Qi-Mangel** und der **Lungen-Qi-Mangel** treten sehr häufig gemeinsam auf. Das Milz-Qi ist die „Mutter" des Lungen-Qi. Neben allgemeiner Erschöpfung und Neigung zu weichen Stühlen tritt dann auch Kurzatmigkeit bei Belastung auf. Ferner fallen eine leise Stimme und eine vermehrte Anfälligkeit gegenüber grippalen Infektionen auf. Das Wei- oder Abwehr-Qi ist der in der Oberfläche residierende Anteil des Lungen-Qi.

Ein **Yin-Mangel** im Lungen-Funktionskreis führt zu trockenen Schleimhäuten, trockener Haut und einer Tendenz zur Obstipation (Metall: Lunge – Dickdarm). Der hierbei auftretende Husten ist durch die Trockenheit der Schleimhäute bedingt. Er stellt sich als Reizhusten dar, ohne Auswurf und oft mit nächtlicher Verschlechterung (Nacht = Yin-Phase). Ein Yin-Mangel profitiert von befeuchtenden Nahrungsmitteln. Dagegen sind insbesondere trocknende Nahrungsmittel zu meiden.

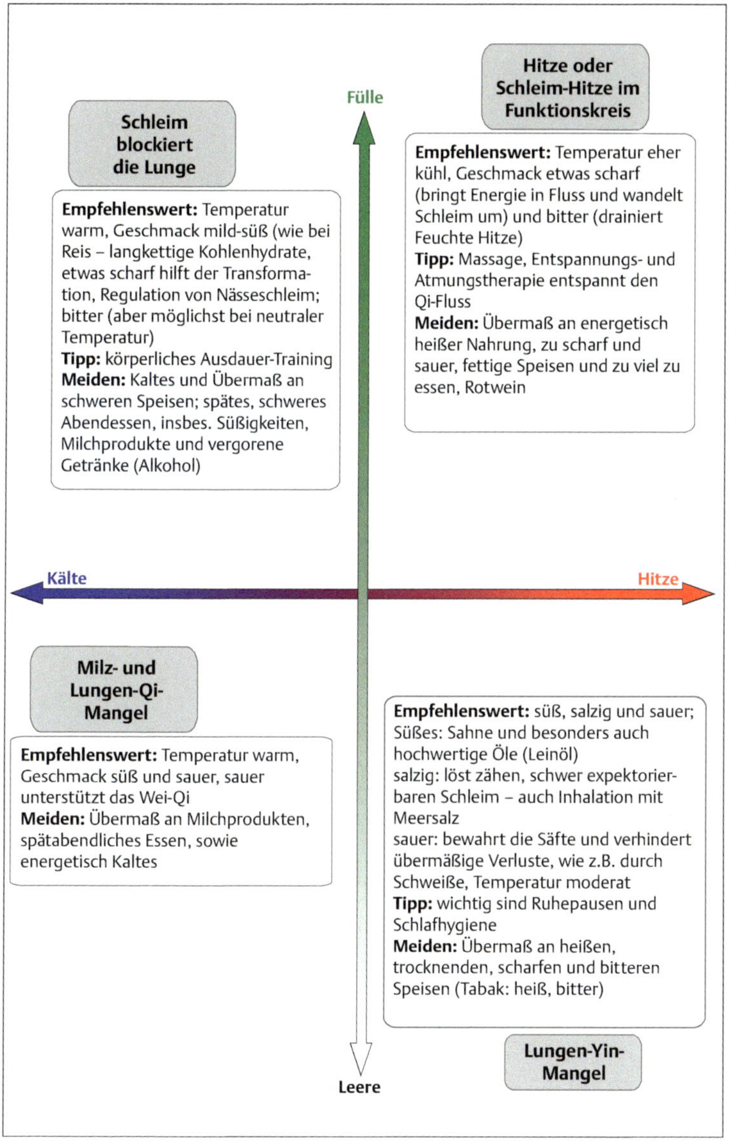


**Abb. 15.2** Atemwegserkrankungen.

## 15.2.1 Ernährung bei Asthma bronchiale

*Praxistipp*

**Empfehlungen:** *3-mal täglich gekochtes Essen, weißer Rettich, Gemüsesuppe, Reis*

**Meiden:** *kalte Speisen und Getränke, scharfes Essen, Eiscreme, zu viele Milchprodukte, Stress*

**Sonstiges:** *Atemübungen, Körperarbeit, Chinesische Kräutertherapie*

**Tab. 15.2 Ernährung bei Asthma bronchiale.**

| Syndrom in der Chinesischen Medizin | Befunde | Symptome |
|---|---|---|
| Leber-Qi-Stagnation | • Zungenkörper: rote Pünktchen im vorderen Zungendrittel, evtl. rote Ränder<br>• Zungenbelag: weißlich<br>• Puls: kräftig, drahtig | • Brustenge, Globusgefühl, alles schnürt zu<br>• Verschlechterung: besonders durch emotionale Belastungen und Stress, gelegentlich frühmorgendliches Erwachen mit Luftnot (Leber-Zeit 1.00 – 3.00 Uhr), oft in Zeiten der vermehrter Anspannung und Stress<br>• Nebenbeschwerden: halbseitige Kopfschmerzen, muskuläre Verspannungen, Neigung zu Oberbauchbeschwerden |
| Schleim blockiert die Lunge | • Zungenkörper: gedunsen, Zahneindrücke<br>• Zungenbelag: vermehrt, dick, klebrig<br>• Puls: schlüpfrig, gespannt | • Husten mit schleimigem Auswurf, deutliche thorakale Enge mit Beklemmungs- und Druckgefühl im Brustkorb<br>• Verschlechterung: nach schweren Speisen, Milchprodukten und anderem tierischem Eiweiß und spätabendlichem Essen<br>• Nebenbeschwerden: Neigung zu Palpitationen, Schwindel und Nasennebenhöhlenaffektionen |

**Therapie**

**Getreide:** Grünkern
**Hülsenfrüchte:** gekeimte Sprossen
**Gemüse:** Bierrettich, Kohlrabi, Meerrettich, Radieschen
**Tee:** Pfefferminze
**Gewürze:** Basilikum
**Meiden:** fettige Speisen, zu viel essen
**Zusätzliche Tipps:** Massage, Entspannungs- und Atmungstherapie

**Getreide:** Hirse, Reis
**Gemüse:** Fenchelknolle, Frühlingszwiebel, Karotten, Kartoffeln, Kohl, Kürbis, Lauch
**Nüsse und Samen:** Kastanien, Mandeln, Walnüsse
**Tee:** getrocknete Orangen-/Mandarinenschale als Tee
**Gewürze:** Kardamom, Oregano, Petersilienblätter
**Zusätzliche Tipps:** Bewegung, frische Luft
**Meiden:**

- Zucker, Milch, Milchprodukte
- Weißmehl
- Südfrüchte, Zitrusfrüchte
- zu viel auf einmal essen
- gebratene und frittierte Speisen
- spät abends oder nachts essen

Fortsetzung ▶

**Tab. 15.2 Fortsetzung.**

| Syndrom in der Chinesischen Medizin | Befunde | Symptome |
|---|---|---|
| Milz- und Lungen-Qi-Mangel | • Zungenkörper: blass<br>• Zungenbelag: weißlich, feucht<br>• Puls: kraftlos, groß, schlüpfrig | • ausgeprägte Erschöpfung, antriebslos, Kurzatmigkeit, leise Stimme mit Redeunlust<br>• Verschlechterung: besonders bei körperlicher Belastung, mangelnder emotionaler Abgrenzung (Helfer-Syndrom)<br>• Nebenbeschwerden: Blässe, Neigung zu Sorgen und Grübeleien, Bauchbeschwerden mit weichen Stühlen, Nahrungsunverträglichkeit oder -allergie |
| Nieren-Qi-Mangel – Niere nimmt das Lungen-Qi nicht auf „Fülle oben – Leere unten" | • Zungenkörper: blass, gedunsen<br>• Zungenbelag: feucht, weißlich<br>• Puls: geschwächte und tiefe 3. Position | • Dyspnoe mit Betonung der „inspiratorischen" Schwäche<br>• Verschlechterung: besonders nach Überanstrengungen und Schlafmangel, schlechte, Angst verursachende Einflüsse<br>• Nebenbeschwerden: Blässe, Neigung zu existenziellen Ängsten, LWS- und Knieschmerzen, Miktionsprobleme |
| Schleim-Hitze Innen | • Zungenkörper: gedunsen, rote Pünktchen im vorderen Zungendrittel<br>• Zungenbelag: dick, klebrig, weiß-gelblich<br>• Puls: schlüpfrig, beschleunigt | • ausgeprägte Dyspnoe, auch akute Atemnot, reichliches, dickes und gelbes Sputum<br>• Neigung zu Panikattacken |

| Therapie |
|---|
| **Getreide:** Gerste, Hirse, Reis<br>**Gemüse:** Fenchel, Karotten, Kürbis, Kartoffeln, Rettich, Spargel<br>**Gewürze:** Anis, Ingwer, Kardamom, Kümmel<br>**Rezepte:** Kraftsuppe mit Ente, Hase, Huhn, Rind, Wachtel<br><br>**Getreide:** Hafer, Reis<br>**Hülsenfrüchte:** Bohnen, Kichererbsen, Linsen<br>**Gemüse:** gebackene Kartoffeln, Karotten, Kürbis, Süßkartoffeln<br>**Nüsse und Samen:** Walnüsse<br>**Fleisch:** Ente, geschmortes Rind, Hirsch, Wildschwein, Wachtel<br>**Tee:** getrocknete, unreife Himbeeren und Brombeeren als Tee, Himbeer- und Brombeerblättertee<br>**Gewürze:** Wacholderbeeren<br>**Rezepte:** Fischsuppe, geröstetes Getreide, Rindssuppe<br><br>**Getreide:** Hirse, Quinoa, Reis<br>**Gemüse:** Algen, Brokkoli, Champignon, Chicorée, Kohlrabi, Kartoffeln, Radieschen, Salat, Sellerie, Zucchini<br>**Nüsse und Samen:** Keimlinge<br>**Rezepte:** Misosuppe |

## 15.2.2 Ernährung bei Infektanfälligkeit

*Praxistipp*

**Empfehlungen:** *Kraftsuppen, gekochtes Essen, Ingwertee, weißer Rettich, Hühnerkraftsuppe vorbeugend*
**Meiden:** *Salate, kalte Getränke und Nahrungsmittel*
**Sonstiges:** *als Ergänzung: Chinesische Kräutertherapie*

**Tab. 15.3 Ernährung bei Infektanfälligkeit.**

| Syndrom in der Chinesischen Medizin | Befunde | Symptome |
|---|---|---|
| Wei-Qi-Mangel | • Zungenkörper: o. B. – blass<br>• Zungenbelag: oft o. B.<br>• Puls: evtl. leicht geschwächt | • häufige Infekte<br>• Nebenbeschwerden: häufige Schweiße am Tage, Spontanschweiße |
| Milz- und Lungen-Qi-Mangel | • Zungenkörper: blass, gedunsen<br>• Zungenbelag: weißlich, feucht<br>• Puls: kraftlos, schlüpfrig | • häufige Infekte, mangelnde Abwehr<br>• Nebenbeschwerden: Blässe, Erschöpfung, Schweißneigung, Luftnot bei Belastungen, kein Durst, Heißhunger auf Süßes, Neigung zum Grübeln |
| Nieren-Qi- und -Yang-Mangel | • Zungenkörper: blass<br>• Zungenbelag: weißlich, feucht<br>• Puls: schwach, tief, geschwächte 3. Position | • große Infektanfälligkeit mit innerem Kältegefühl<br>• Nebenbeschwerden: Schwäche im LWS- und Kniebereich, Neigung zu Diarrhöe (v. a. frühmorgens) |

**Therapie**

**Getreide:** Hafer, Hirse, Gerste, Reis
**Gemüse:** Karotten, Fenchel, Frühlingszwiebel, Kartoffeln, Kürbis, Lauch, Zwiebel
**Obst:** Apfel, Zitrusfrüchte
**Fleisch:** Huhn, Rind, Wachtel
**Gewürze:** Anis, Ingwer, Kardamom, Kümmel, Rettich
**Rezepte:** Kraftsuppe mit Huhn, Rind, Wachtel

**Getreide**: Gerste, Hirse, Reis
**Gemüse:** Fenchel, Karotten, Kartoffeln, Kürbis, Rettich, Spargel
**Obst:** Ananas, Datteln
**Fleisch:** Huhn, Rind, Wachtel
**Gewürze:** Anis, Ingwer, Kardamom, Kümmel
**Rezepte:** Kraftsuppe mit Huhn, Rind, Wachtel

**Getreide:** Hafer
**Gemüse:** Knoblauch, Lauch, Zwiebel
**Obst:** Brombeere, Holunder
**Fleisch:** Huhn, Lamm, Hirsch, Rind
**Fisch:** Aal, Hummer
**Gewürze:** Ingwer, Kardamom, Oregano, Sternanis
**Nüsse und Samen:** Walnüsse
**Rezepte:** Reis nur gebraten mit erwärmenden Gewürzen, Holundersaft als Prophylaxe

### 15.2.3 Ernährung bei akutem grippalem/fieberhaftem Infekt

*Praxistipp*

**Empfehlungen:** *Reissuppe, Gemüsesuppe*
**Meiden:** *Fleisch, Fisch, Zucker*
**Sonstiges:** *Chinesische Kräutertherapie, Bettruhe*

**Tab. 15.4 Ernährung bei akutem grippalem/fieberhaftem Infekt.**

| Syndrom in der Chinesischen Medizin | Befunde | Symptome |
|---|---|---|
| Wind-Kälte | • Zungenkörper: unverändert<br>• Zungenbelag: vermehrter weißlicher Belag<br>• Puls: oberflächlich, kräftig, langsam | • Abneigung gegen Wind und Zugluft, Frösteln, Niesen, weißliches Sekret aus Nase und Bronchien, Schweißlosigkeit, Kopf- und Gliederschmerzen, trockene Haut |
| Wind-Hitze | • Zungenkörper: beginnende Rötung im vorderen Bereich<br>• Zungenbelag: vermehrter weißlich-gelblicher Belag<br>• Puls: oberflächlich, kräftig, evtl. beschleunigt | • Abneigung gegen Wind und Zugluft, Frösteln oder beginnendes Hitzegefühl, Brennen oder Schmerz im Rachen, geröteter Rachenring, gelbliche oder eitrige Sekrete aus Nase und Bronchien |
| Hitze im Lungen-Funktionskreis | • Zungenkörper: rot<br>• Zungenbelag: vermehrt dick gelblich<br>• Puls: groß, kräftig, beschleunigt | • hohes Fieber, reichlich gelblicher eitriger Auswurf, rotes Gesicht, inneres Hitzegefühl, großer Durst, massive Schweiße, innere Unruhe |
| Pathogener Restfaktor | • Zungenkörper: zeigt rötliche Pünktchen im vorderen Drittel<br>• Zungenbelag: leicht vermehrter, oft gelblicher Belag<br>• Puls: drahtig | • Infekt kann schon ein paar Wochen zurückliegen, immer wieder phasenweise subfebrile Temperaturerhöhungen, Wechsel von Hitzegefühl und Frösteln, Husten mit schleimigem Auswurf, gelegentlich Magenprobleme |

**Therapie**

**Tee:** Ingwer mit etwas Honig, frischer Ingwer als Tee, Zimt
**Rezepte:** Haferflockensuppe mit Frühlingszwiebel oder Lauch, Zwiebelsuppe
**Empfehlungen:** scharf/warm, kurzfristig: schweißtreibende Verfahren
**Meiden:** Fleisch, schwere, fettige Kost

**Tee:** Eukalyptus, Lindenblüten, Pfefferminztee (stark gemacht)
**Empfehlungen:** leichte Kost wie Gemüsesuppe, Tigerbalsam zum Einreiben
**Meiden:** Fleisch, schwere Kost

**Hülsenfrüchte:** Soja
**Gemüse:** saftige Gemüse, Brokkoli, Chinakohl, Kartoffel, Zucchini
**Milchprodukte:** etwas Joghurt
**Rezepte:** Birnenkompott, Gemüsesuppe mit Reis, Reissuppe mit weißem Rettich, oder Birnen gekocht, weißer Rettich mit Zucker ansetzen
**Meiden:** scharf, Fleisch

**Getreide:** Buchweizen, Hirse, Maisgrieß, Reis
**Hülsenfrüchte:** Mungbohnen
**Gemüse:** Blumenkohl, Brokkoli, Fenchel, Kartoffel, Karotten, Süßkartoffel
**Tee:** Lindenblütentee
**Meiden:** Fleisch, scharf

## 15.2.4 Ernährung bei Sinusitis

*Praxistipp*

**Empfehlungen:** *gekochtes Essen, Bratkartoffeln, Hirse*
**Meiden:** *befeuchtende, kalte Nahrungsmittel, zu scharfe Speisen*
**Sonstiges:** *Moxa, Akupunktur, Tuina*

**Tab. 15.5 Ernährung bei Sinusitis.**

| Syndrom in der Chinesischen Medizin | Befunde | Symptome |
|---|---|---|
| Wind-Nässe-Kälte | • Zungenkörper: o. B. – blass<br>• Zungenbelag: weißlich<br>• Puls: oberflächlich, gespannt | • Stirnkopfschmerz, wässriges Sekret aus Nase und Nebenhöhlen, Abneigung gegen Wind und Kälte<br>• Anmerkung: akut oder chronisch |
| Wind-Nässe-Hitze | • Zungenkörper: o. B. – rote Pünktchen an vorderem Zungendrittel<br>• Zungenbelag: beginnend gelblich<br>• Puls: oberflächlich, evtl. beschleunigt | • Stirnkopfschmerz, gelbliches Sekret aus Nase und Nebenhöhlen, Abneigung gegen Zugluft<br>• Anmerkung: akut oder chronisch |
| Hitze/toxische Hitze im Lungen-Funktionskreis | • Zungenkörper: rot im vorderen Drittel<br>• Zungenbelag: vermehrt und gelblich<br>• Puls: kraftvoll, beschleunigt | • Eitrig-purulentes Sekret aus Nase und Nebenhöhlen, hohes Fieber, Stirnkopfschmerz, großer Durst, Unruhe, Neigung zu Obstipation<br>• Anmerkung: nur akut |
| Milz-Qi-Mangel mit Nässe und Schleim | • Zungenkörper: blass, gedunsen<br>• Zungenbelag: weißlich, dick, klebrig<br>• Puls: kraftlos, schlüpfrig | • häufige Infekte, mangelnde Abwehr, Neigung zu polyposen Wucherungen in den Nebenhöhlen, Schleimstraße im Rachen<br>• Anmerkung: nur subakut-chronisch<br>• Nebenbeschwerden: Blässe, Erschöpfung, kein Durst, weiche Stühle |

| Therapie |
|---|
| **Getreide:** Hafer, geröstetes Getreide<br>**Gemüse:** Fenchel, Karotten, Lauch, Zwiebel<br>**Fleisch:** Lamm, Rind<br>**Tee:** getrocknete Mandarinenschale, Thymiantee<br>**Gewürze:** Fenchel, Ingwer, Kardamom, Kümmel, Sternanis, Zimt<br>**Rezepte:** Bratkartoffel mit Oregano, gebratener Reis, Hafersuppe mit Frühlingszwiebel, Zwiebelsuppe<br>**Empfehlungen:** Backofenzubereitung<br>**Meiden:** Fleisch, Alkohol, Milchprodukte |
| **Getreide:** Gerste, Hirse, Reis<br>**Gemüse:** Aubergine, Chinakohl, Kohl, Kohlrabi, Kombualgen, Radieschen, weißer Rettich, Sellerie, Weißkraut, Zucchini<br>**Gewürze:** Pfefferminze<br>**Rezepte:** Misosuppe mit Algen, Gemüsesuppe mit Algen<br>**Empfehlungen:** etwas Rohkost, außer bei Schwäche des Qi oder Yin, thermisch kühlende Nahrungsmittel<br>**Meiden:** Gebratenes, Fleisch, Zucker |
| **Gemüse:** Chinakohl, Kohlrabi, Kombualgen, Sellerie, Radieschen, weißer Rettich, Zucchini<br>**Gewürze:** Pfefferminze<br>**Rezepte:** Reissuppe mit Gemüse, Mungbohnensuppe, Misosuppe mit Algen, Gemüsesuppe mit Algen<br>**Meiden**: Gebratenes, Fleisch, Zucker |
| **Getreide:** Gerste, Hirse, Maisgrieß, Reis<br>**Gemüse:** Fenchel, Frühlingszwiebel, Karotten, Kürbis, Kartoffeln, Lauch<br>**Tee:** getrocknete Mandarinenschale<br>**Gewürze:** Anis, Estragon, Kümmel, Kardamom, Ingwer, Majoran, Oregano, Petersilie, Rosmarin, Thymian<br>**Rezepte:** Fleischkraftsuppe mit Gemüse<br>**Meiden:** Milchprodukte, Dinkel, Weizen, Zucker |

## 15.3 Chronische Schmerzsyndrome

Verschiedene Schmerzzustände können grundsätzlich durch verschiedene Mechanismen entstehen:

- Eine **Stagnation des Qi-Flusses** tritt ein, bei der häufig auch emotionale Spannungen eine begünstigende Rolle oder den jeweiligen Auslöser spielen können, z. B. Migräne nach Stress. Organisch liegen hier in aller Regel keine ernsten Veränderungen vor.
- Bei **chronischem Bestehen einer Qi-Stagnation** kann eine **Blut (Xue)-Stase** entstehen: die Schmerzqualität wird stärker, bohrender oder bedrohlicher, und es können z. T. auch organisch fassbare gewebliche Veränderungen eingetreten sein. Eine Behandlung wird häufiger etwas langwieriger sein als bei der Qi-Stagnation.
- Es können auch **äußere Pathogene** wie **Wind, Nässe** und **Kälte** zu einer Obstruktion des Leitbahnflusses geführt haben, wie dies bei zahlreichen rheumatischen Beschwerden der Fall ist. Zusätzlich kann hierbei neben den Pathogenen auch eine vorher bestehende innere Prädisposition in Form einer energetischen Leere in bestimmten Körperkompartimenten bestanden haben. Daher ist es in diesen Fällen oft zusätzlich wichtig, auch die Grundenergien Qi und Blut (Xue) genügend zu stärken.
- So widersinnig es vielleicht zunächst klingen mag, aber auch eine **Leere** kann zu Schmerzen führen: Ein Mangel an **Nieren-Energie** kann zu entsprechenden Beschwerden im Bereich der LWS oder HWS führen, also in der mit der Niere korrespondierenden Blasen-Leitbahn. Auch ein **Leber-Blut (Xue)-Mangel** ermöglicht das ungezügelte Aufsteigen des Leber-Yang oder führt zu erhöhtem Muskeltonus im Nackenbereich oder Kopfschmerzen.

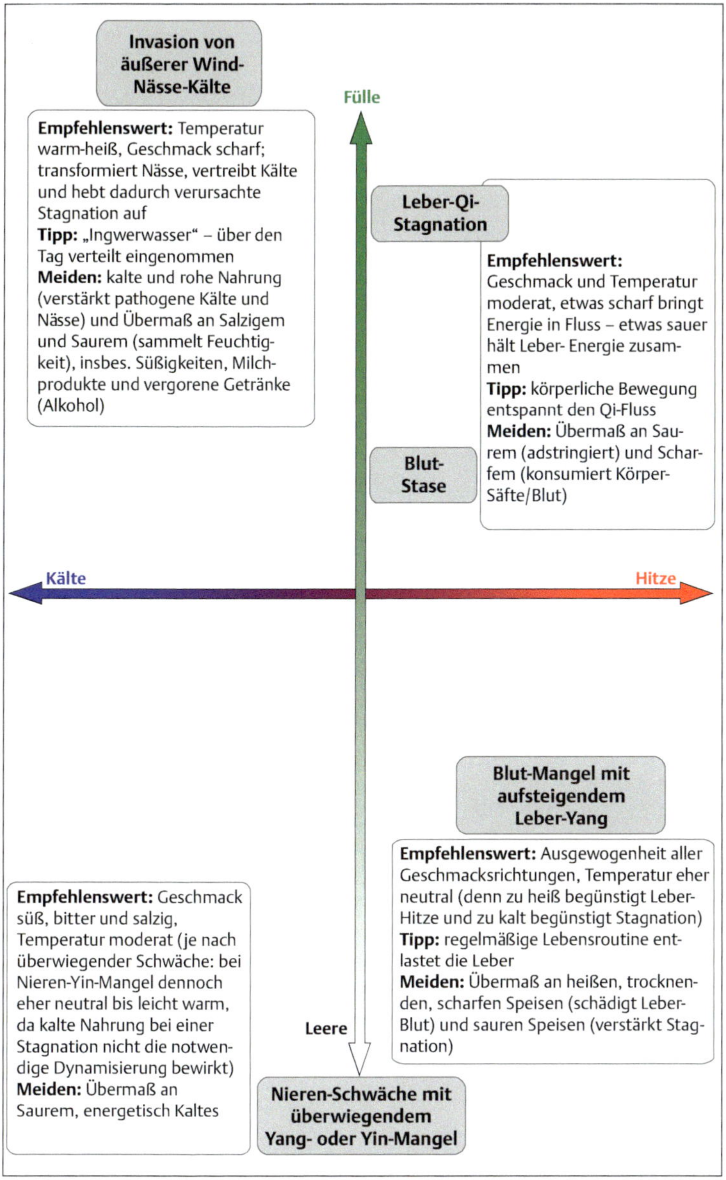


**Abb. 15.3** Chronische Schmerzsyndrome.

## 15.3.1 Ernährung bei Kopfschmerzen

**Tab. 15.6 Ernährung bei Kopfschmerzen.**

| Syndrom in der Chinesischen Medizin | Befunde | Symptome |
|---|---|---|
| Leber-Qi-Stagnation | • Zungenkörper: rote und aufgerollte Ränder<br>• Zungenbelag: oft o. B.<br>• Puls: kräftig, drahtig | • Kopfschmerz ausgelöst oder schlechter bei Stress, häufig Nackenverspannungen im Bereich der Gallenblasen-Leitbahn, Neigung zu Bauchkrämpfen, Spannung am Rippenbogen |
| Leber überwältigt Milz Leber-Milz-Disharmonie | • Zungenkörper: rote und aufgerollte Ränder<br>• Zungenbelag: oft o. B. oder leicht vermehrt oder vermindert<br>• Puls: eher kraftlos, drahtig, fein | • Kopfschmerz in Schläfen oder Scheitel, Auslöser Erschöpfung, Periode oder Stress, Nackenverspannungen, Neigung zu Abdominalbeschwerden, Reizdarmsyndrom |
| aufsteigendes Leber-Yang/Leber-Wind mit Nieren-Yin-Mangel | • Zungenkörper: seitlich rot<br>• Zungenbelag: vermindert<br>• Puls: sehr fein fadenförmig, drahtig | • Kopfschmerz meistens temporal oder parietal, Schmerzcharakter: pochend oder pulsierend, schlechter bei Aufregung und emotionalen Problemen, LWS-Schwäche und -schmerzen, Obstipation, trockene Haut und Schleimhaut, Neigung zu Augenproblemen |
| Blut (Xue)-Stagnation oder -Stase | • Zungenkörper: livide, gestaute Zungengrundvenen<br>• Zungenbelag: o. B.<br>• Puls: rau, gespannt | • Kopfschmerzen: sehr intensiv, stechend, lokal fixiert, bei Frauen oft begleitend Dysmenorrhöe |
| Milz-Qi-Mangel mit Nässe-Schleim-Ansammlung | • Zungenkörper: blass, geschwollen<br>• Zungenbelag: vermehrt, dick, klebrig, weiß<br>• Puls: kraftlos, schlüpfrig | • Kopfschmerz im Stirnbereich (Auslöser oft Nahrungsfehler oder zu üppige Speisen oder Getränke), zu spätes abendliches Essen, Diarrhöe, allgemeine Schwäche, Schweregefühl, Heißhunger auf Süßes |

*Praxistipp*

**Empfehlungen:** *Reis, Mais, Gemüse*
**Meiden:** *Kaffee, Zigaretten, Knoblauch, Fettes und Gebratenes*
**Sonstiges:** *Massage, Akupunktur, Chinesische Kräutertherapie, Yoga*

**Therapie**

**Getreide:** Quinoa, Mais, Reis
**Hülsenfrüchte:** gekeimte Sprossen
**Gemüse:** Bierrettich, Chinakohl, Kohlrabi, Radieschen
**Gewürze:** Basilikum, Pfefferminze
**Meiden:** saure, fettige Speisen, zu viel essen, Kaffee
**Tipps:** Massage, Schlafen

**Getreide:** Gerste, Hirse, Mais
**Gemüse:** Brokkoli, Kohlrabi, Karotten, Kürbis, Radieschen
**Fleisch:** Huhn, Kalb, Rind, Wachtel
**Tee:** Brennnesseltee, Pfefferminztee, Kümmeltee
**Gewürze:** Basilikum, Kreuzkümmel, Kümmel
**Meiden:** Knoblauch, Milchprodukte, Saures, Kaffee, Zucker
**Tipps:** Entspannungsübungen

**Getreide:** Buchweizen, Dinkel, Reis, Weizen
**Hülsenfrüchte:** Bohnen, Linsen
**Gemüse:** Algen, Gurke, Oliven, rote Rüben, Schwarzwurzeln, Sellerie, Tomaten
**Obst:** Apfel, Datteln, Wassermelone
**Nüsse und Samen:** Sesam
**Fisch:** Barsch
**Meiden:** scharf-warm, scharf-heiß, bitter-warm

**Gemüse:** Aubergine, Radieschen, Rettich, Zucchini
**Fleisch:** Lamm
**Tee:** Petersilientee
**Rezepte:** Reissuppe mit Kohlrabi
**Empfehlungen:** leichte Kost

**Getreide:** Gerste, Hirse, Maisgrieß, Reis
**Gemüse:** Fenchel, Frühlingszwiebel, Karotten, Kürbis, Kartoffeln, Lauch
**Tee:** getrocknete Mandarinenschale
**Gewürze:** Anis, Estragon, Ingwer, Kardamom, Kümmel, Majoran, Oregano, Petersilie, Rosmarin, Thymian etc.
**Rezepte:** Fleischkraftsuppe mit Gemüse
**Meiden:** Milchprodukte, Dinkel, Weizen, Zucker

## 15.3.2 Ernährung bei HWS-Syndrom

**Tab. 15.7 Ernährung bei HWS-Syndrom.**

| Syndrom in der Chinesischen Medizin | Befunde | Symptome |
|---|---|---|
| Leber-Qi-Stagnation | • Zungenkörper: rote und aufgerollte Ränder<br>• Zungenbelag: oft o. B.<br>• Puls: kräftig, drahtig | • häufig Nackenverspannungen im Bereich der Gallenblasen- und 3-Erwärmer-Leitbahn, oft dadurch bedingte Kopfschmerzen<br>• Verschlechterung: bei Stress<br>• Neigung zu Bauchkrämpfen, Spannung am Rippenbogen |
| Nieren-Essenz-Mangel | • Zungenkörper: gelegentlich Delle an der Zungenwurzel<br>• Zungenbelag: o. B. oder vermindert<br>• Puls: fadenförmig, drahtig, 3. Position geschwächt | • Nackenschmerz wie in einer „Zange“, gelegentlich Ausstrahlung in den Hinterkopf, begleitet oft von LWS-Schwäche und -schmerzen |
| Blut (Xue)-Stase | • Zungenkörper: livide, gestaute Zungengrundvenen<br>• Zungenbelag: o. B.<br>• Puls: rau, gespannt | • sehr ausgeprägte Nackenschmerzen, lokal fixiert, meist mit Ausstrahlung in Arm und Finger, Gefühlsstörungen in den Armen |
| Blut (Xue)-Mangel | • Zungenkörper: blass, geschrumpft<br>• Zungenbelag: vermindert<br>• Puls: fein, drahtig | • Blässe, glanzloser, fahler Teint, Neigung zu Tendopathien („trockene Sehnen“), Parästhesien, nächtliche Wadenkrämpfe, trockene Haut und Schleimhäute, Haarausfall, brüchige Nägel, nervöse Erschöpfung |

> *Praxistipp*
> **Empfehlungen:** *Knochensuppe, Kraftsuppe*
> **Meiden:** *fettige, gebratene Speisen, übermäßiges Essen*
> **Sonstiges:** *Massage, Akupunktur, Schröpfen*

**Therapie**

**Getreide:** Grünkern
**Hülsenfrüchte:** gekeimte Sprossen
**Gemüse:** Bierrettich, Kohlrabi, Meerrettich, Radieschen
**Gewürze:** Basilikum, Pfefferminze
**Meiden:** saure, fettige Speisen, zu viel essen

**Hülsenfrüchte:** Bohnen, Linsen, Kichererbsen
**Nüsse und Samen:** Pinienkerne, Sesam, Walnüsse, Keimlinge aller Art
**Rezepte:** Knochensuppe
**Meiden:** Schlafmangel

**Getreide:** Gerste, Hafer
**Gemüse:** Aubergine, Bambus, Kohlrabi, Radieschen, Rettich, Zucchini
**Tee:** Petersilientee
**Rezepte:** Reissuppe mit Gemüse und Schnittlauch
**Meiden:** Übermaß an sauren Speisen

**Getreide:** Grünkern
**Hülsenfrüchte:** rote Bohnen, schwarze Bohnen
**Gemüse:** Fenchel, Karotten, Kürbis, Mangold, Petersilienwurzel, Rotkohl, Rote Bete, Spinat, Wurzelgemüse
**Obst:** Aprikosen, Datteln, Feigen, Kirschen, Lychee, rote Beeren, rote Trauben
**Nüsse und Samen:** Pinienkerne, schwarzer Sesam, Erdnüsse mit roter Schale
**Milchprodukte und Eier:** Eier
**Fleisch:** jede Leber, Huhn, Rind, Reh, Hirsch, Lamm
**Fisch:** Lebertran, Kaviar
**Getränke:** Portwein, roter Traubensaft, Rotwein
**Tee:** Petersilientee, Himbeerblättertee
**Gewürze:** Brennnessel, Liebstöckel
**Rezepte:** mit Rotwein und rotem Traubensaft kochen

### 15.3.3 Ernährung bei LWS-Syndrom

*Praxistipp*

**Empfehlungen:** *Lauch, Hafer, Lamm, Rind*
**Meiden:** *kalte Speisen, Salate*
**Sonstiges:** *Massage, Akupunktur, Moxa, Muskelaufbau durch Yoga*

**Tab. 15.8 Ernährung bei LWS-Syndrom.**

| Syndrom in der Chinesischen Medizin | Befunde | Symptome |
|---|---|---|
| Leber-Qi-Stagnation | • Zungenkörper: rote und aufgerollte Ränder<br>• Zungenbelag: oft o. B.<br>• Puls: kräftig, drahtig | • Verspannungen der Wirbelsäule und im LWS-Bereich, Verschlechterung bei emotionalem Druck und Stress, Kopfschmerz und auch Nackenverspannungen, Neigung zu Bauchkrämpfen, Spannung am Rippenbogen |
| Nieren-Yin-Mangel | • Zungenkörper: rot, klein, rissig<br>• Zungenbelag: vermindert<br>• Puls: sehr fein, fadenförmig, beschleunigt | • LWS-Schwäche und -schmerzen, schlechter bei geistiger Überarbeitung, Schlafmangel und existenziellen Ängsten, Obstipation, trockene Haut und Schleimhaut |
| Nieren-Yang-Mangel mit Nässe-Ansammlung | • Zungenkörper: blass, gedunsen<br>• Zungenbelag: vermehrt, weißlich, feucht<br>• Puls: tief, kraftlos, v. a. 3. Position | • LWS-Schwäche und -schmerzen, schlechter insbesondere bei Kälteexposition, körperlicher Überarbeitung, übermäßigem Sex und existenziellen Ängsten, Neigung zu Diarrhöe und Pollakisurie |
| Blut (Xue)-Stagnation oder -Stase | • Zungenkörper: livide, gestaute Zungengrundvenen<br>• Zungenbelag: o. B.<br>• Puls: rau, gespannt | • LWS-Schmerzen: sehr intensiv, stechend, lokal fixiert, bei Frauen oft begleitend Dysmenorrhöe |

| Therapie |
|---|
| **Getreide:** Grünkern<br>**Hülsenfrüchte:** gekeimte Sprossen<br>**Gemüse:** Bierrettich, Kohlrabi, Meerrettich, Radieschen<br>**Tee:** Petersilientee<br>**Gewürze:** Basilikum, Pfefferminze<br>**Meiden:** saure, fettige Speisen, zu viel essen |
| **Getreide:** Dinkel, Weizen<br>**Hülsenfrüchte:** Bohnen, Linsen<br>**Gemüse:** Oliven, Schwarzwurzeln<br>**Obst:** Datteln<br>**Nüsse und Samen:** Sesam<br>**Meiden:** scharf-warm, scharf-heiß, bitter-warm |
| **Getreide**: Hafer<br>**Gemüse**: Lauch<br>**Nüsse und Samen**: Walnüsse<br>**Fleisch**: Lamm, Hirsch<br>**Fisch**: Aal<br>**Getränke**: Walnussschnaps<br>**Gewürze**: getrockneter Ingwer, Sternanis, Zimtrinde |
| **Getreide:** Gerste, Hafer<br>**Gemüse:** Aubergine, Bambus, Kohlrabi, Radieschen, Rettich, Zucchini<br>**Fleisch:** Lammfleisch auch als Suppe<br>**Tee:** Petersilientee<br>**Rezepte:** Reissuppe mit Gemüse<br>**Empfehlungen:** leichte Kost |

## 15.3.4 Ernährung bei rheumatischen Gelenkbeschwerden

*Praxistipp*

**Empfehlungen:** *gekochtes Essen, Braten, Backen, Grillen, Reis, Hirse, Gewürze verwenden*

**Meiden:** *Zucker, Weizen, denaturierte Nahrungsmittel, Fleisch in großen Mengen, Rohkost*

**Sonstiges:** *Akupunktur, Chinesische Kräutertherapie, Moxa*

**Tipps:** *Am besten ein sehr leichtes Abendessen, möglichst nicht zu spät. Oft hilft auch die Beschränkung auf eher wenige Kohlenhydrate am Abend.*

**Tab. 15.9 Ernährung bei rheumatischen Gelenkbeschwerden.**

| Syndrom in der Chinesischen Medizin | Befunde | Symptome |
|---|---|---|
| Bi-Syndrom, Wind-Nässe-Kälte | • Zungenkörper: gedunsen, Zahneindrücke<br>• Zungenbelag: vermehrt, dick<br>• Puls: schlüpfrig, gespannt | • Gelenkbeschwerden mit starken Schmerzen, deutliche Schwellung und Gelenkerguss, ausgeprägte Steifigkeit, schmerzhafte Bewegungseinschränkung, Wechsel der Lokalisationen<br>• Verschlechterung: morgendliches Tief mit ausgeprägter Anlaufschwierigkeit, nass-kalte Witterung und Wetterwechsel deutlich spürbar, Eispacks usw. werden nicht vertragen |
| Bi-Syndrom, Wind-Nässe-Hitze | • Zungenkörper: gedunsen, evtl. rötliche Areale<br>• Zungenbelag: vermehrter weiß-gelblicher Belag<br>• Puls: kräftig, drahtig, gespannt, gelegentlich beschleunigt | • Gelenkbeschwerden mit lokaler Überwärmung, evtl. sichtbarer Rötung, Schwellung, schmerzhafter Bewegungseinschränkung, Wechsel der Lokalisationen<br>• Verschlechterung: Unverträglichkeit von Wärmeanwendungen, Fango, Wetterwechsel, feuchte, heiße Witterungslagen |

**Therapie**

**Getreide:** geröstetes Getreide, Hafer
**Gemüse:** Fenchel, Karotten, Lauch, Zwiebel
**Fleisch:** Lamm, Rind
**Tee:** getrocknete Mandarinenschale, Thymiantee
**Gewürze:** Fenchel, Ingwer, Kardamom, Kümmel, Sternanis, Zimt
**Rezepte:** Bratkartoffel mit Oregano, gebratener Reis, Hafersuppe mit Frühlingszwiebel, Zwiebelsuppe
**Empfehlungen:** Backofenzubereitung
**Meiden**: Rohkost, kalte Speisen und Getränke

**Getreide:** Buchweizen, Gerste, Hirse, Reis
**Gemüse:** Auberginen, Bambus, Blumenkohl, Chinakohl, Kohl, Kohlrabi, Kombualgen, Sellerie, Weißkraut, Zucchini
**Tee:** Brennnesseltee, grüner Tee
**Gewürze:** Basilikum, Majoran, Oregano, Pfefferminze
**Rezepte:** Misosuppe mit Algen, Gemüsesuppe mit Algen
**Empfehlungen:**
- etwas Rohkost, außer bei Schwäche des Qi oder Yang
- thermisch kühlende Nahrungsmittel
- dünsten, schmoren

**Meiden:** Gebratenes, Fleisch, Zucker

Fortsetzung ►

**Tab. 15.9 Fortsetzung.**

| Syndrom in der Chinesischen Medizin | Befunde | Symptome |
|---|---|---|
| Bi-Syndrom, Milz-Qi-Mangel mit Nässe und Schleim | • Zungenkörper: blass, gedunsen, Zahneindrücke<br>• Zungenbelag: weißlich, feuchter Belag<br>• Puls: kraftlos, groß, schlüpfrig | • teigige Haut und Unterhautgewebe, Bindegewebsschwäche, oft so genannter „Weichteil-Rheumatismus" ohne knöcherne Beteiligung<br>• Verschlechterung: deutliche Reaktionen auf schwere Speisen, nach Milchprodukten und anderem tierischem Eiweiß und spätabendlichem Essen<br>• Nebenbeschwerden: ausgeprägte Erschöpfung, Neigung zu Übergewicht, Blässe, Bauchbeschwerden mit weichen Stühlen |
| Bi-Syndrom, Blut (Xue)-Mangel | • Zungenkörper: blass, klein<br>• Zungenbelag: weißlich, dünner Belag<br>• Puls: fein, fadenförmig, gespannt | • Gelenkschmerzen und durch mangelnde „Nährung" der Sehnen oft Tendopathien<br>• Verschlechterung: oft nachts und in Ruhe, durch Überarbeitung, starke Regelblutung und seelische Belastungen<br>• Nebenbeschwerden: fahle, glanzlose Blässe, nervöse Erschöpfung, abgezehrte, zerbrechliche Statur, trophische Störungen mit Haarausfall, brüchige Nägel, nächtliche Wadenkrämpfe |
| Bi-Syndrom, mit Nieren-Mangel | • Zungenkörper: blass<br>• Zungenbelag: dünn, weißlich<br>• Puls: fein, geschwächte und tiefe 3. Position | • häufig sehr chronischer Verlauf mit knöchernen Destruktionen, oft auch untere Körperhälfte betroffen und LWS- und Knieschmerzen<br>• Verschlechterung: besonders nach Überanstrengungen und Schlafmangel |

| Therapie |
| --- |
| **Getreide:** Gerste, Hirse, Maisgrieß, Reis<br>**Gemüse:** Fenchel, Frühlingszwiebel, Karotten, Kartoffeln, Kürbis, Lauch<br>**Gewürze:** Anis, Curcuma, Curry, Estragon, getrocknete Mandarinenschale, Ingwer, Kardamom, Kümmel, Majoran, Oregano, Petersilie, Rosmarin, Thymian<br>**Rezepte:** Fleischkraftsuppe mit Gemüse<br>**Meiden:** Milchprodukte, Dinkel, Weizen, Zucker |
| **Getreide:** Grünkern<br>**Hülsenfrüchte:** rote Bohnen, schwarze Bohnen<br>**Gemüse:** Fenchel, Karotten, Kürbis, Mangold, Petersilienwurzel, Rote Bete, Rotkohl, Spinat, Wurzelgemüse<br>**Obst:** Aprikosen, Datteln, Feigen, Kirschen, Lychee, rote Beeren, rote Trauben<br>**Nüsse und Samen:** Pinienkerne, schwarzer Sesam, Erdnüsse mit roter Schale<br>**Milchprodukte und Eier:** Eier<br>**Fleisch:** Hirsch, Lamm, Reh<br>**Fisch:** Lebertran, Kaviar<br>**Getränke:** Portwein, roter Traubensaft, Rotwein<br>**Tee:** Brennnesseltee, Petersilientee, Himbeerblättertee<br>**Gewürze:** Liebstöckel<br>**Rezepte:** mit Rotwein und rotem Traubensaft kochen |
| **Getreide:** Dinkel, Weizen<br>**Hülsenfrüchte:** Kichererbsen<br>**Gemüse:** Bohnen, Oliven, Schwarzwurzeln<br>**Obst:** Datteln<br>**Nüsse und Samen:** Nüsse, Sesam<br>**Fisch:** Lachs, Fisch<br>**Meiden:** scharf-warm, scharf-heiß, bitter-warm |

## 15.4 Geistige und emotionale Störungen

Bei einer **Leber-Qi-Stagnation** ist eher die innere emotionale Landschaft betroffen. Die Stimmungslage wechselt häufig auffallend rasch. Die Grundstimmung kann latent gereizt und frustriert sein. Wenn die Emotionen über längere Zeit unterdrückt wurden, kann auch eine bedrückte Stimmung resultieren. Da bei einer Leber-Qi-Stagnation eine latente Hitze-Komponente entstehen kann, kommt es nicht selten besonders in den frühen Morgenstunden zu einem vorzeitigen Erwachen, obwohl die Person noch nicht richtig ausgeschlafen ist. Typisch sind dafür schon direkt beim Aufwachen vorhandene handlungsorientierte Gedanken. Auch gewaltbetonte Träume können bei dieser Pathologie durch die **„Leber-Seele" Hun** hervorgerufen werden.

Der **Herz-Feuer**-Patient präsentiert große Überdrehtheit und Agitiertheit am Tage durch ein „aufgeheiztes" **Shen**. In der Nacht benötigt er sehr wenig Schlaf. Er zeigt ein rotes Gesicht, beschleunigten und kräftigen Puls sowie einen roten Zungenkörper mit gelbem Belag. Besonders wichtig ist die Differenzierung zu der Leere-Hitze durch den als nächstes beschriebenen Herz- und Nieren-Yin-Mangel (der eine rote, aber kleine, rissige Zunge ohne Belag zeigt). Meistens ist bei diesen Patienten insbesondere die Reduktion von Stimulanzien oder einer zu hektischen Lebensweise die entscheidende Maßnahme.

Ein **Yin-Mangel** des Herzens, und manchmal auch der Nieren, führt zu einem „Geist, der seiner Behausung beraubt wurde". Typisch sind tagsüber Unruhezustände und nächtliche Schlaflosigkeit. Dabei sind Durchschlafstörungen besonders ausgeprägt, die oft mit Nachtschweißen einhergehen können. Die mentale Leistungsfähigkeit ist insbesondere durch Vergesslichkeit und innere Fahrigkeit der Gedanken gekennzeichnet. Es besteht ein mangelnder „innerer Frieden" zusammen mit einer inneren Ängstlichkeit, die sich nicht selten in einer vorweg genommenen Feindseligkeit der Welt gegenüber äußert. In der Niere residiert **Zhi, die „Willenskraft der Niere"**, die Lebenswille und Urvertrauen beherbergt.

Geistige Leistungsschwäche kann durch **Milz-Qi-Mangel** bedingt sein, da die **„Milz-Seele" Yi**, meist als Intellekt übersetzt, dann nicht die notwendige „Trennung von Klarem und Trübem" vollzieht. Dies führt zu Grübeln und trotz vielem Nachdenken zu unentschlossener Handlungsfähigkeit. Die Konzentration ist eingeschränkt und der Geist ermüdet auffallend schnell.

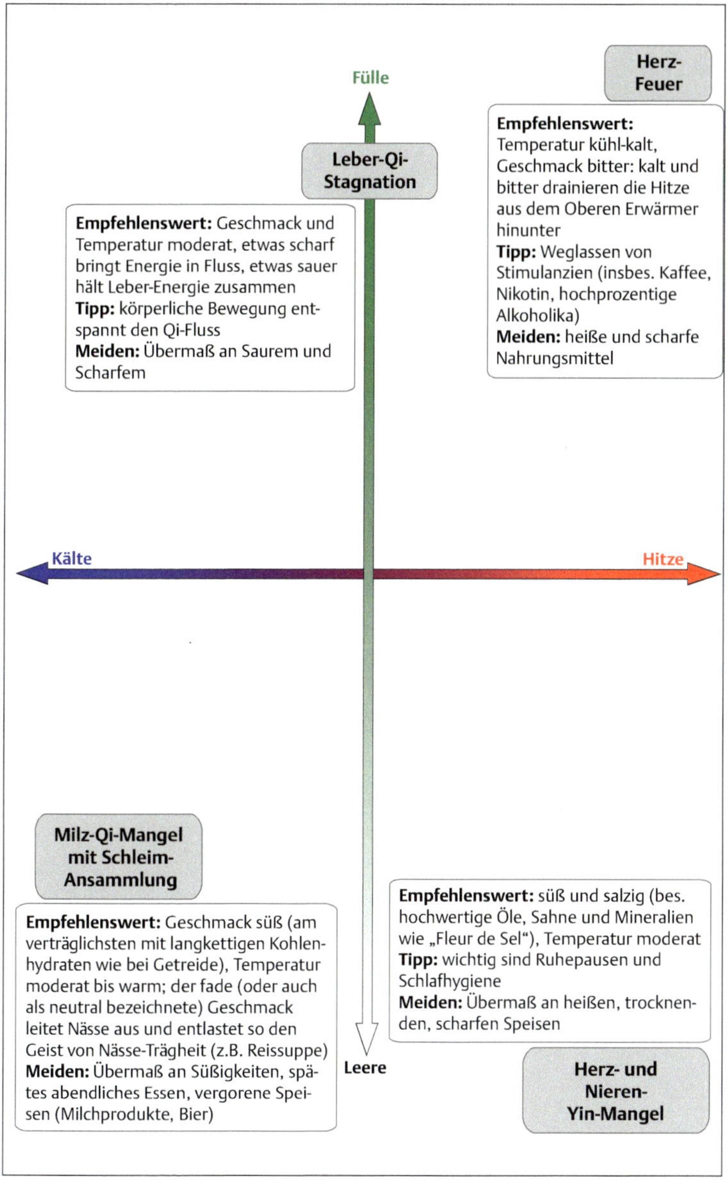


**Abb. 15.4** Geistige und emotionale Störungen.

### 15.4.1 Ernährung bei Schlafstörungen

*Praxistipp*

**Allgemein:** *Weizentee, Hopfentee, Weizenbier, Dinkel, Weizen, Melisse, Kamille, Pfefferminze*

**Meiden:** *besonders abends: Rotwein, Schnaps, übermäßiges Essen, spätes Essen, scharf-heiße Nahrungsmittel und Getränke*

**Tab. 15.10 Schlafstörungen.**

| Syndrom in der Chinesischen Medizin | Befunde | Symptome |
|---|---|---|
| Leber-Störungen: Leber-Qi-Stagnation oder aufsteigendes Leber-Yang | • Zungenkörper: rote Ränder<br>• Zungenbelag: oft o. B.<br>• Puls: kräftig, drahtig | • frühmorgendliches Erwachen (Leber-Zeit 1.00 – 3.00 Uhr), kann danach nicht mehr einschlafen, oft in Zeiten vermehrter Anspannung und Stress, häufige Kopfschmerzen im Schläfen- oder Scheitelbereich<br>• Neigung zu Obstipation, Unruhe, leichte Dysmenorrhöe, trockene Haut und Schleimhaut |
| Herz-Yin-Mangel | • Zungenkörper: rot, geschrumpft, evtl. Riss in der Spitze<br>• Zungenbelag: vermindert<br>• Puls: fein, beschleunigt | • Ein- und Durchschlafprobleme, Unruhe, Vergesslichkeit, Ängstlichkeit, Nachtschweiß, Zungenbrennen, Mundulcera |

| Therapie |
| --- |
| **Getreide:** Grünkern<br>**Hülsenfrüchte:** gekeimte Sprossen<br>**Gemüse:** Bierrettich, Kohlrabi, Meerrettich, Radieschen<br>**Milchprodukte und Eier:** Joghurt<br>**Getränke:** Selleriesaft<br>**Gewürze:** Basilikum, Löwenzahn, Pfefferminze<br>**Rezepte:** Selleriesuppe, Zucchinisuppe<br>**Meiden:** saure, fettige Speisen, zu viel essen |
| **Getreide:** Buchweizen, Dinkel, Weizen<br>**Hülsenfrüchte:** Azukibohnen, gelbe Sojabohnen, Kichererbsen, Mungbohnen<br>**Gemüse:** Aubergine, Champignon, Gurke, Karotten, Kraut, Sellerie, Tomate, Zucchini<br>**Obst:** Apfel, Birne, Honigmelone, Sauerkirsche, Wassermelone<br>**Nüsse und Samen:** Mandeln, Nüsse, Sesam, Weizenkeimöl<br>**Milchprodukte und Eier:** Eier, Buttermilch, Joghurt, Sauermilch<br>**Fleisch:** Ente, Kalb, Kaninchen, Schwein<br>**Fisch:** Austern<br>**Getränke:** Mandelmilch, Milch, Reismilch, Sojamilch, Weizenbier<br>**Tee:** Früchtetee<br>**Gewürze:** Curcuma, Honig, Kardamom, Koriander, Kümmel, Oregano<br>**Empfehlungen:** saure Speisen |

Fortsetzung ▶

**Tab. 15.10 Fortsetzung.**

| Syndrom in der Chinesischen Medizin | Befunde | Symptome |
|---|---|---|
| Herz- und Milz-Qi- und Blut (Xue)-Mangel | • Zungenkörper: blass<br>• Zungenbelag: kann normal sein<br>• Puls: fein, gelegentlich schlüpfrig, unregelmäßig | • Unruhe und Schlaflosigkeit, oft Sorgen und Grübeleien, Vergesslichkeit, nachlassende Konzentration, oft bei Prüfungsängsten oder Liebeskummer, Bauchbeschwerden mit weichen Stühlen, Palpitationen |
| Nieren- und Herz-Yin-Mangel | • Zungenkörper: seitlich rot<br>• Zungenbelag: vermindert<br>• Puls: sehr fein fadenförmig, drahtig | • ausgeprägte Unruhe, massive Schlafstörungen, Nachtschweiß, nächtliche Hitze, LWS-Schwäche und -schmerzen, Obstipation, trockene Haut und Schleimhaut |

| Therapie |
|---|
| **Getreide:** Dinkel, Roggen<br>**Hülsenfrüchte:** rote Bohnen, schwarze Bohnen<br>**Gemüse:** Fenchel, Karotten, Knoblauch, Kürbis, Lauch, Mangold, Petersilienwurzel, Rote Bete, Rotkohl, Spinat, Wurzelgemüse, Zwiebel<br>**Obst:** Aprikosen, Datteln, Feigen, Kirschen, Lychee, rote Beeren, rote Trauben<br>**Nüsse und Samen:** Erdnüsse mit roter Schale, Pinienkerne, schwarzer Sesam<br>**Milchprodukte und Eier:** Eier<br>**Fleisch:** Huhn, Lamm, Reh, Rind<br>**Fisch:** Kaviar<br>**Getränke:** Portwein, roter Traubensaft, Rotwein<br>**Tee:** Brennnesseltee, Petersilientee<br>**Gewürze:** Ingwer, Kreuzkümmel, Liebstöckel, Sternanis<br>**Rezepte:** mit Rotwein und rotem Traubensaft kochen |
| **Getreide:** Buchweizen, Dinkel, Kichererbsen, Weizen<br>**Hülsenfrüchte:** Azukibohnen, Bohnen, gelbe Sojabohnen, Linsen, Mungbohnen<br>**Gemüse:** Aubergine, Champignon, Gurke, Karotten, Kraut, Oliven, Schwarzwurzeln, Sellerie, Tomate, Zucchini<br>**Obst:** Apfel, Birne, Datteln, Honigmelone, Sauerkirsche, Wassermelone<br>**Nüsse und Samen:** Honig, Mandeln, Nüsse, Sesam, Weizenkeimöl<br>**Milchprodukte und Eier:** Eier, Buttermilch, Joghurt, Milch, Sauermilch<br>**Fleisch:** Ente, Kalb, Kaninchen, Schwein<br>**Fisch:** Austern<br>**Getränke:** Mandelmilch, Reismilch, Sojamilch, Weizenbier<br>**Tee:** Früchtetee<br>**Gewürze:** Curcuma, Kardamom, Koriander, Kümmel, Oregano<br>**Empfehlungen:** sauere Speisen<br>**Meiden:** scharf-warm, scharf-heiß, bitter-warm |

## 15.4.2 Ernährung bei Depression

*Praxistipp*

**Empfehlungen:** *Kraftsuppen, gekochte Nahrungsmittel*
**Meiden:** *Brot, Milch und Milchprodukte in großen Mengen, Wurst, denaturierte Nahrungsmittel*
**Sonstiges:** *Akupunktur, Chinesische Kräutertherapie, Moxa, Tanzen, Singen*

**Tab. 15.11 Ernährung bei Depression.**

| Syndrom in der Chinesischen Medizin | Befunde | Symptome |
|---|---|---|
| Leber-Qi-Stagnation | • Zungenkörper: rote Ränder<br>• Zungenbelag: oft o. B.<br>• Puls: kräftig, drahtig | • der „frustrierte" Depressions-Typus<br>• psychische Symptome: bedrückt und frustrierte Grundstimmung, Reizbarkeit, unterschwellig auch aggressiv oder Schuldzuweisungen<br>• Verschlechterung: durch Stress oder emotionalen Druck<br>• Nebensymptome: halbseitige Kopfschmerzen, Nackenverspannungen, Neigung zu Obstipation, Unruhe, PMS-Beschwerden bei Frauen |
| Milz-Qi-Mangel mit Nässe oder Schleim-Akkumulation | • Zungenkörper: blass<br>• Zungenbelag: vermehrt, weißlicher, z. T. klebriger Belag<br>• Puls: schlüpfrig, kraftlos | • der „phlegmatische" Depressions-Typus<br>• psychische Symptome: Lustlosigkeit, Erschöpfung und Antriebsmangel, Grübeln, Entscheidungsschwäche<br>• Nebenbeschwerden: Blässe, teigige Haut und Bindegewebe mit Ödemneigung, Bauchbeschwerden mit weichen Stühlen, kein Durst, Heißhunger auf Süßes, Unverträglichkeit vieler Speisen |

**Therapie**

**Getreide:** Buchweizen, Grünkern, Reis
**Hülsenfrüchte:** gekeimte Sprossen
**Gemüse:** Bierrettich, Kohlrabi, Meerrettich, Radieschen
**Gewürze:** Basilikum, Liebstöckel, Pfefferminze
**Meiden:** saure, fettige Speisen, zu viel essen, unregelmäßiges Essen

**Getreide:** Gerste, Hirse, Maisgrieß, Reis
**Gemüse:** Fenchel, Frühlingszwiebel, Karotten, Kartoffeln, Kürbis, Kümmel, Lauch
**Obst:** getrocknete Mandarinenschale
**Gewürze:** Anis, Ingwer, Kardamom
**Rezepte:** Fleischkraftsuppe
**Meiden:** Fast Food, Zucker, spätabendliche Mahlzeiten

Fortsetzung ▶

**Tab. 15.11 Fortsetzung.**

| Syndrom in der Chinesischen Medizin | Befunde | Symptome |
|---|---|---|
| Blut (Xue)-Mangel | • Zungenkörper: blass und verkleinert<br>• Zungenbelag: vermindert<br>• Puls: fein, fadenförmig, gespannt | • der „Wochenbett“ Depressions-Typus<br>• psychische Symptome: nagende Selbstzweifel, Minderwertigkeitsgefühl, nervöse Erschöpfung, innere Unruhe, Einschlafstörungen<br>• Nebenbeschwerden: fahle Blässe, glanzloser Teint, Nackenverspannungen, Obstipation, trockene Haut und Schleimhaut, Haarausfall, brüchige Nägel, spärliche Menses |
| energetische Nieren-Schwäche (Yin und/oder Yang-Mangel) | • je nach überwiegendem Typ: Yin- oder Yang-Mangel-Zeichen der Zunge<br>• Puls: 3. Position tief und kraftlos | • der „existenzielle oder sinnentleerte“ Depressions-Typus<br>• psychische Symptome: ausgeprägte Sinnkrise, existenzielle Ängste, fehlendes Urvertrauen, möglich sind massive Schlafstörungen mit Nachtschweiß<br>• Nebenbeschwerden: dunkle Augenringe, LWS- oder Knieschwäche und -schmerzen, Miktionsprobleme, urogenitale Störungen |

| Therapie |
|---|
| **Getreide:** Grünkern<br>**Hülsenfrüchte:** rote Bohnen, schwarze Bohnen<br>**Gemüse:** Fenchel, Karotten, Kürbis, Mangold, Petersilienwurzel, Rotkohl, Rote Bete, Spinat, Wurzelgemüse<br>**Obst:** Aprikosen, Beeren, Datteln, Feigen, Kirschen, Lychee, Pinienkerne, rote Trauben<br>**Nüsse und Samen:** Erdnüsse mit roter Schale, schwarzer Sesam<br>**Milchprodukte und Eier:** Eier<br>**Fleisch:** Hirsch, Huhn, Lamm, jede Leber, Reh, Rind<br>**Fisch:** Lebertran, Kaviar<br>**Getränke:** Portwein, Rotwein, roter Traubensaft<br>**Tee:** Petersilientee, Himbeerblättertee<br>**Gewürze:** Brennnessel, Liebstöckel<br>**Rezepte:** mit Rotwein und rotem Traubensaft kochen<br><br>**Getreide**: Hafer<br>**Gemüse**: Lauch<br>**Nüsse und Samen**: Walnüsse<br>**Fleisch**: Lamm, Hirsch<br>**Fisch**: Aal<br>**Getränke**: Walnussschnaps<br>**Gewürze**: getrockneter Ingwer, Sternanis, Zimtrinde |

## 15.4.3 Ernährung bei mentaler Leistungsminderung

*Praxistipp*

**Empfehlungen:** *Fleisch, Fisch, Hülsenfrüchte, gekochtes Essen, Getreide, Gemüse*
**Meiden:** *Junk Food, kalte Jause, viel Konfitüre und Süßigkeiten*
**Sonstiges:** *Bewegung an der frischen Luft*

**Tab. 15.12 Ernährung bei mentaler Leistungsminderung.**

| Syndrom in der Chinesischen Medizin | Befunde | Symptome |
|---|---|---|
| Geist(Shen) wird nicht genügend versorgt allgemeiner Qi- und Blut (Xue)-Mangel | • Zungenkörper: rote Ränder<br>• Zungenbelag: oft o. B.<br>• Puls: kraftlos, tief | • „Kopfleere", Unruhe, Vergesslichkeit<br>• Allgemeinsymptome: Neigung zu Obstipation, leichte Dysmenorrhöe, trockene Haut und Schleimhaut |
| Geist(Shen) ist nicht verankert Herz-Yin-Mangel | • Zungenkörper: rot, geschrumpft, evtl. Riss in der Spitze<br>• Zungenbelag: vermindert<br>• Puls: fein, beschleunigt | • ausgeprägte innere Unruhe und Nervosität, deutliche Vergesslichkeit, unspezifische Ängstlichkeit, Ein- und Durchschlafprobleme<br>• Allgemeinsymptome: Nachtschweiß, Zungenbrennen, Mundulcera |

**Therapie**

**Getreide:** Grünkern
**Gemüse:** Fenchel, Karotten, Knoblauch, Kürbis, Lauch, Zwiebel, Mangold, Spinat, Petersilienwurzel, Rote Bete, Rotkohl, Wurzelgemüse
**Obst:** Aprikosen, Beeren, Datteln, Feigen, Kirschen, Lychee, rote Trauben
**Nüsse und Samen:** Pinienkerne, schwarzer Sesam, Erdnüsse mit roter Schale
**Milchprodukte und Eier:** Eier
**Fleisch:** jede Leber, Hirsch, Huhn, Reh, Rind, Lamm
**Fisch:** Kaviar, Lebertran
**Getränke:** Portwein, roter Traubensaft, Rotwein
**Tee:** Petersilientee, Himbeerblättertee
**Gewürze:** Brennnessel, Ingwer, Kreuzkümmel, Liebstöckel, Sternanis
**Rezepte:** mit Rotwein und rotem Traubensaft kochen
**Meiden:** rote Bohnen, schwarze Bohnen

**Getreide:** Buchweizen, Dinkel, Weizen
**Hülsenfrüchte:** Azukibohnen, gelbe Sojabohnen, Kichererbsen, Mungbohnen
**Gemüse:** Aubergine, Champignon, Gurke, Karotten, Kraut, Sellerie, Tomate, Zucchini
**Obst:** Apfel, Birne, Honigmelone, Sauerkirsche, Wassermelone
**Nüsse und Samen:** Honig und Mandeln, Nüsse, Sesam, Weizenkeimöl
**Milchprodukte und Eier:** Eier, Buttermilch, Joghurt, Sauermilch
**Fleisch:** Ente, Kalb, Kaninchen, Schwein
**Fisch:** Austern
**Getränke:** Weizenbier
**Tee:** Früchtetee, Milch, Mandelmilch, Reismilch, Sojamilch
**Gewürze:** Curcuma, Kardamom, Koriander, Kümmel, Oregano
**Empfehlungen:** sauere Speisen

Fortsetzung ▶

**Tab. 15.12 Fortsetzung.**

| Syndrom in der Chinesischen Medizin | Befunde | Symptome |
|---|---|---|
| Geist(Shen) wird nicht mit Qi und Blut (Xue) versorgt Herz- und Milz-Qi- und Blut (Xue)-Mangel | • Zungenkörper: blass<br>• Zungenbelag: kann normal sein<br>• Puls: fein, gelegentlich schlüpfrig, unregelmäßig | • Prüfungssituation, vermehrte mentale Beanspruchung, nachlassende Konzentration, Vergesslichkeit, Prüfungsängste, Unruhe und Schlaflosigkeit, oft Sorgen und Grübeleien<br>• Allgemeinsymptome: Bauchbeschwerden mit weichen Stühlen, Palpitationen |
| Geist(Shen) benebelt – nicht klar „Schleim blockiert die Sinne" | • Zungenkörper: gedunsen<br>• Zungenbelag: vermehrt, dick, klebrig<br>• Puls: schlüpfrig | • unklares Denken, Kopf benebelt, Verwirrtheit<br>• Allgemeinsymptome: Schweregefühl, dumpfer Kopfdruck im Stirnbereich, Schwindel, Verschleimung im Rachen |
| Geist(Shen) geschwächt und durch Schleim benebelt „Schwäche von Herz, Nieren- und Milz-Qi- und -Yang-Mangel" | • Zungenkörper: blass, gedunsen<br>• Zungenbelag: vermehrt, klebrig<br>• Puls: kraftlos, schlüpfrig | • große mentale Erschöpfung und geistiger Leistungsknick, Konzentrationsmangel, Verwirrtheit, vergesslich<br>• Allgemeinsymptome: allgemeine Erschöpfung und Antriebsmangel, allgemeine Lustlosigkeit, mangelnde Freude |

| Therapie |
| --- |
| **Getreide:** Grünkern<br>**Hülsenfrüchte:** rote Bohnen, schwarze Bohnen<br>**Gemüse:** Fenchel, Karotten, Knoblauch, Kürbis, Lauch, Mangold, Petersilienwurzel, Rotkohl, Rote Bete, Spinat, Wurzelgemüse, Zwiebel<br>**Obst:** Aprikosen, Beeren, Datteln, Kirschen, Feigen, Lychee, rote Trauben<br>**Nüsse und Samen:** Pinienkerne, schwarzer Sesam, Erdnüsse mit roter Schale<br>**Milchprodukte und Eier:** Eier<br>**Fleisch:** jede Leber, Hirsch, Huhn, Lamm, Reh, Rind<br>**Fisch:** Lebertran, Kaviar<br>**Getränke:** Portwein, roter Traubensaft, Rotwein<br>**Tee:** Petersilientee, Himbeerblättertee<br>**Gewürze:** Brennnessel, Ingwer, Kreuzkümmel, Liebstöckel, Sternanis<br>**Rezepte:** mit Rotwein und rotem Traubensaft kochen |
| **Getreide:** Hirse, Quinoa, Reis<br>**Hülsenfrüchte:** Keimlinge<br>**Gemüse:** Algen, Brokkoli, Champignon, Chicorée, Kartoffel, Kohlrabi, Misosuppe, Radieschen, Salat, Sellerie, Zucchini<br>**Tee:** grüner Tee |
| **Getreide:** Gerste, Hafer, Hirse<br>**Gemüse:** Fenchel, Frühlingszwiebel, Karotten, Kartoffeln, Knoblauch, Kürbis, Lauch, Zwiebel<br>**Obst:** Aprikose, Feigen, Datteln, Kirsche, Pfirsich<br>**Nüsse und Samen:** etwas Honig oder Ahornsirup, Erdnüsse, Haselnüsse, Sonnblumenkerne, Walnüsse<br>**Fleisch:** Hirsch, Huhn, Kalb, Lamm, Reh, Rind, Wachtel, Wildschwein<br>**Fisch:** Aal<br>**Getränke:** Walnussschnaps<br>**Gewürze:** Dill, Ingwer, Koriander, Kreuzkümmel, Kümmel, Oregano, Safran, Schnittlauch, Sternanis, Zimtrinde |

## 15.5 HNO-Erkrankungen

Probleme der Ohren, Schwindel oder Tinnitus können durch verschiedene Pathomechanismen entstehen:

- Schwindel oder Tinnitus können durch eine **Leber-Qi-Stagnation** bedingt sein. Schulmedizinisch entspricht das häufig funktionellen Beschwerden, die durch Durchblutungsstörungen verursacht sein können. In der Chinesischen Medizin obliegt die Regulation des Gefäßtonus dem Funktionskreis Leber. Wie bei der Migräne können hier auch emotionale Spannungen eine begünstigende Rolle spielen oder den jeweiligen Auslöser der Beschwerden darstellen.
- Durch **Ansammlung von Nässe und Schleim** können die „Sinne" bzw. Shen/Geist blockiert werden, was ebenfalls zu Schwindel, Hörsturz oder Ohrensausen führen kann. Die Auslöser hierbei sind oft Fehlernährung, und ein Therapieerfolg ist insbesondere auf eine Korrektur der Ernährungsgewohnheiten angewiesen. Begleitend kann ein dumpfer Druck im Stirnbereich sein.
- Ein weiteres Fülle-Muster ist die **Leber-Feuer-Pathologie**. Die Hitze im Funktionskreis Leber irritiert Hun und Shen. Schwindel und Ohrensausen können damit einhergehen sowie auch gerötete Augen, reizbare, aggressive Stimmungslage und ggf. temporaler oder parietaler Kopfschmerz. Typisch ist der sehr drahtige, kraftvolle und gelegentlich beschleunigte Puls.
- Der **Funktionskreis Niere** öffnet sich im Ohr. Daher kann eine nachlassende Nieren-Energie zu Hörminderung, Tinnitus oder Schwindel führen. Man sollte hierbei erwähnen, dass zur Auffüllung der Nieren-Energie eine deutlich längere Therapiedauer angesetzt werden sollte als bei Fülle-Mustern wie Leber-Qi-Stagnation oder Schleim-Belastungen. Außerdem kommt das Nieren-Muster häufiger im höheren Lebensalter vor, wenngleich auch Jüngere durch tiefgreifende Erschöpfungszustände wie Überarbeitung oder existenziell empfundene Bedrohungen Nieren-Muster entwickeln können.
- **Qi- und auch Blut (Xue)-Mangel** kann zu einer verminderten Versorgung der Sinne sowie des Geistes führen. Daher können bei Erschöpfungszuständen, die mit Qi- und Blut (Xue)-Mangel einhergehen, diese Beschwerden auftreten. Dies ist nicht selten auch im Wochenbett der Fall. Eine darauf eingehende Ernährungstherapie kann hierbei eine sehr wirkungsvolle Unterstützung und Besserung anbieten.

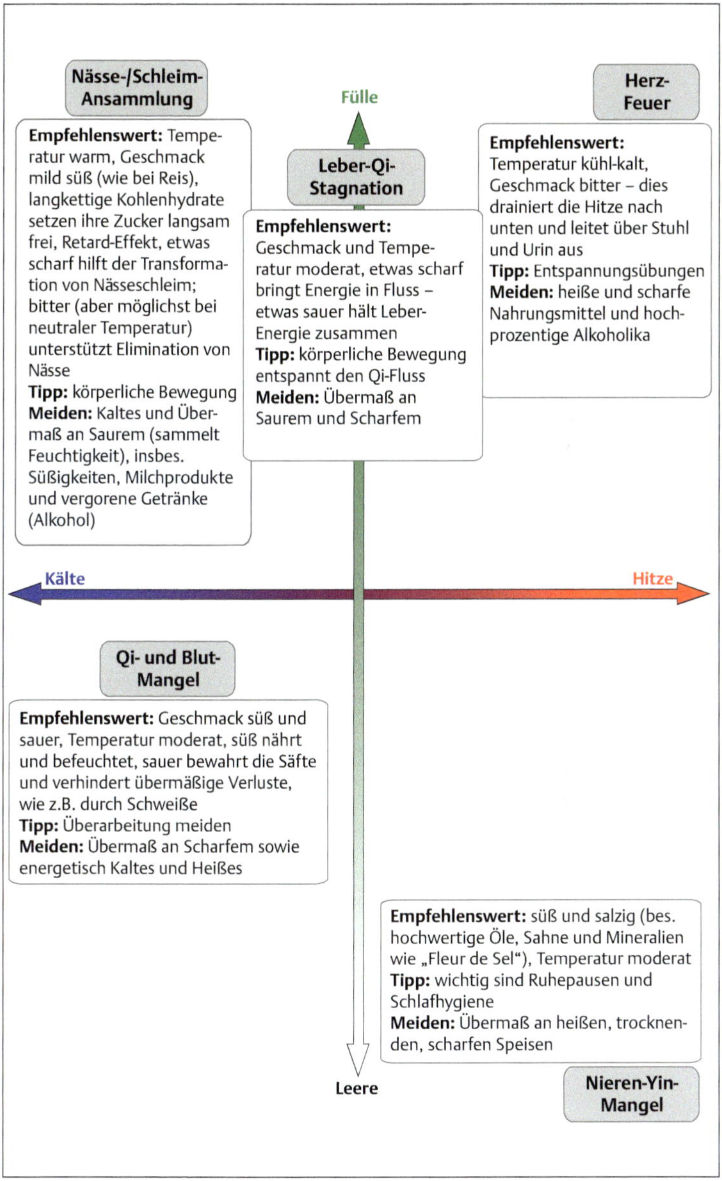


**Abb. 15.5** HNO-Erkrankungen: Schwindel/Tinnitus.

## 15.5.1 Ernährung bei Schwindel

*Praxistipp*

**Empfehlungen:** *Getreide, Gemüse, gekochtes Essen, Sellerie, Zucchini, Reis*
**Meiden:** *scharf und bitter-warm*
**Sonstiges:** *Akupunktur, Chinesische Kräutertherapie*

**Tab. 15.13 Ernährung bei Schwindel.**

| Syndrom in der Chinesischen Medizin | Befunde | Symptome |
|---|---|---|
| aufsteigendes Leber-Yang mit Blut (Xue)-Mangel | • Zungenkörper: rote Ränder, zittrig<br>• Zungenbelag: o.B. oder vermindert<br>• Puls: drahtig, fein | • starke Kopfschmerzen, cholerisch, roter Kopf, rote und trockene Augen, brüchige Nägel, trockene Haut, Neigung zu Obstipation, Schwindel, Ohrensausen |
| Leber-Qi-Stagnation | • Zungenkörper: rote und gelegentlich aufgerollte Ränder<br>• Zungenbelag: o. B.<br>• Puls: drahtig, kraftvoll | • Schwindel ausgelöst meistens durch Stress oder emotionalen Druck<br>• Typus: eher jüngere bis mittelalte Patienten<br>• Allgemeinsymptome: emotionale Dysbalance, Spannung am Rippenbogen, temporale Kopfschmerzen, muskuläre Verspannungen |

| Therapie |
|---|
| **Getreide:** Grünkern<br>**Hülsenfrüchte:** rote Bohnen, schwarze Bohnen<br>**Gemüse:** Fenchel, Karotten, Kürbis, Mangold, Petersilienwurzel, Rotkohl, Rote Bete, Spinat, Wurzelgemüse<br>**Obst:** Aprikosen, Beeren, Datteln, Kirschen, Feigen, Lychee, rote Trauben<br>**Nüsse und Samen:** Pinienkerne, schwarzer Sesam, Erdnüsse mit roter Schale<br>**Milchprodukte und Eier:** Eier<br>**Fisch:** Kaviar<br>**Getränke:** Portwein, roter Traubensaft, Rotwein<br>**Tee:** Petersilientee, Himbeerblättertee<br>**Gewürze:** Brennnessel, Liebstöckel<br>**Rezepte:** mit Rotwein und rotem Traubensaft kochen |
| **Getreide:** Grünkern<br>**Hülsenfrüchte:** gekeimte Sprossen<br>**Gemüse:** Bierrettich, Kohlrabi, Meerrettich, Radieschen<br>**Gewürze:** Basilikum, Pfefferminze<br>**Meiden:** saure, fettige Speisen, zu viel essen |

Fortsetzung ►

**Tab. 15.13 Fortsetzung.**

| Syndrom in der Chinesischen Medizin | Befunde | Symptome |
|---|---|---|
| Leber-Feuer | • Zungenkörper: rot oder rote Ränder<br>• Zungenbelag: vermehrt, gelb<br>• Puls: drahtig, kräftig, beschleunigt | • Schwindel ausgelöst durch übermäßigen Alkoholgenuss, Ärger oder Stress<br>• Typus: eher mittleres Lebensalter, cholerisches Temperament<br>• Allgemeinsymptome: Kopfschmerzen, roter Kopf, rote Augen, bitterer Mundgeschmack |
| Milz-Qi-Mangel mit Schleim-Blockade der Sinne | • Zungenkörper: blass, gedunsen, Zahneindrücke<br>• Zungenbelag: dick, klebrig, weißlich<br>• Puls: schlüpfrig, eher kraftlos | • Schwindel mit dumpfem Druck in der Stirn, benebelter Kopf, TIAs und Parästhesien<br>• Auslöser: übermäßige und späte Mahlzeiten, zu schwere Speisen, Milchprodukte, Süßigkeiten, regelmäßiger Biergenuss<br>• Typus: eher jüngeres bis mittleres Lebensalter, Neigung zu Adipositas<br>• Allgemeinsymptome: pastöses Aussehen, Gedunsenheit, breiige Stühlen, Abdominalbeschwerden |
| Nieren-Yin-Mangel mit Leere-Hitze | • Zungenkörper: rot, klein, rissig<br>• Zungenbelag: fehlt<br>• Puls: fein, beschleunigt, gelegentlich oberflächlich | • Schwindel mit schleichendem Beginn<br>• Auslöser: Überarbeitung und Schlafmangel<br>• Typus: eher höheres Lebensalter, Neigung zu arterieller Hypertonie<br>• Allgemeinsymptome: rote Wangen, innere Hitze, Unruhe, chronische Schmerzen im Bereich der LWS und Knie, Urogenitalerkrankungen |

**Therapie**

**Getreide:** Dinkel, Reis
**Hülsenfrüchte:** Sprossen, Soja, Sojasauce, Tofu
**Gemüse:** Brokkoli, Champignon, Chinakohl, Gurken, Kartoffeln, Kohl, Löwenzahn, Radieschen, Rote Bete, Salat, Sellerie, Spargel, Tomaten, Zucchini
**Obst:** Apfel, Birne, Erdbeere, Mandarine, Orange, Pampelmuse, Rhabarber, Wassermelone, Zitrone
**Milchprodukte und Eier:** Dickmilch, Joghurt, Sauermilch, saure Sahne
**Fleisch:** Kaninchen, Pute, Schwein (möglichst wenig)
**Fisch:** Tintenfisch
**Getränke:** Reismilch, Sojamilch, Weizenbier
**Tee:** grüner Tee, Pfefferminztee
**Empfehlung:**

- vegetarisch
- Rohkost
- dünsten, dämpfen, garen – im eigenen Saft schmoren

**Getreide:** Gerste, Hirse, Maisgrieß
**Gemüse:** Fenchel, Karotten, Kartoffeln, Kürbis
**Fleisch:** Rind, Wachtel
**Gewürze:** Ingwer, Kümmel, Kreuzkümmel, Majoran, Oregano
**Rezepte:** Kraftsuppe mit Rind
**Empfehlungen:** Moxa auf Bauchnabel

**Getreide:** Dinkel, Weizen
**Hülsenfrüchte:** Bohnen, Linsen
**Gemüse:** Oliven, Schwarzwurzeln
**Obst:** Datteln
**Nüsse und Samen:** Sesam
**Meiden:** scharf-warm, scharf-heiß, bitter-warm

### 15.5.2 Ernährung bei Tinnitus

*Praxistipp*

**Empfehlungen:** *Getreide, Gemüse, Tee*
**Meiden:** *Stress, laute Musik*
**Sonstiges:** *Tuina-Massage, Akupunktur*
*Ernährung spielt bei Erschöpfungszuständen eine entscheidende Rolle. Daher ist es sehr wichtig, für einen Energieaufbau die Patienten entsprechend zu beraten.*

**Tab. 15.14 Ernährung bei Tinnitus.**

| Syndrom in der Chinesischen Medizin | Befunde | Symptome |
|---|---|---|
| Leber-Qi-Stagnation | • Zungenkörper: rote und gelegentlich aufgerollte Ränder<br>• Zungenbelag: o. B.<br>• Puls: drahtig, kraftvoll | • Tinnitus mit frustrierter und gereizter Grundstimmung<br>• Auslöser: meistens durch Stress oder emotionalen Druck<br>• Typus: eher jüngere bis mittelalte Patienten<br>• Allgemeinsymptome: emotionale Dysbalance, Spannung am Rippenbogen, temporale Kopfschmerzen, muskuläre Verspannungen |
| Leber-Feuer | • Zungenkörper: rot oder rote Ränder<br>• Zungenbelag: vermehrt, gelb<br>• Puls: drahtig, kräftig, beschleunigt | • Tinnitus ausgelöst durch regelmäßigen Alkoholgenuss, viel Ärger und Stress<br>• Typus: cholerisches Temperament, eher mittleres Lebensalter<br>• Allgemeinsymptome: Kopfschmerzen, roter Kopf, rote Augen, bittere Mundgeschmack |

**Therapie**

**Getreide:** Buchweizen, Grünkern, Reis
**Hülsenfrüchte:** gekeimte Sprossen
**Gemüse:** Bierrettich, Kohlrabi, Meerrettich, Radieschen
**Tee:** Pfefferminztee, grüner Tee
**Gewürze:** Basilikum
**Meiden:** saure, fettige Speisen, zu viel essen

**Getreide:** Dinkel, Reis
**Hülsenfrüchte:** Tofu, Soja, Sojasauce, Sprossen
**Gemüse:** Brokkoli, Champignon, Chinakohl, Gurken, Kartoffeln, Kohl, Löwenzahn, Radieschen, Rote Bete, Salat, Sellerie, Spargel, Tomaten, Zucchini
**Obst:** Apfel, Birne, Erdbeere, Mandarine, Orange, Pampelmuse, Rhabarber, Wassermelone, Zitrone
**Milchprodukte und Eier:** Dickmilch, Joghurt, Sauermilch, saure Sahne
**Fleisch:** Kaninchen, Pute, Schwein (möglichst wenig Fleisch)
**Fisch:** Tintenfisch
**Getränke:** Reismilch, Sojamilch, Weizenbier
**Tee:** grüner Tee, Pfefferminztee
**Empfehlungen:**

- vegetarisch
- Rohkost
- dünsten, dämpfen, garen – im eigenen Saft schmoren

Fortsetzung ►

**Tab. 15.14 Fortsetzung.**

| Syndrom in der Chinesischen Medizin | Befunde | Symptome |
|---|---|---|
| Schleim-Hitze blockiert die Sinne | • Zungenkörper: rote Spitze, gedunsen, Zahneindrücke<br>• Zungenbelag: dick, klebrig, gelblich<br>• Puls: schlüpfrig, beschleunigt | • Tinnitus mit „benebeltem" Kopf und Unruhe, Stirndruck, Neigung zu Panikattacken<br>• Auslöser: übermäßige Genussmittel, Alkohol, Nikotin und Alkohol, oft späte und zu schwere Mahlzeiten, Süßigkeiten<br>• Typus: eher mittleres Lebensalter, Neigung zu Adipositas<br>• Allgemeinsymptome: pastöses Aussehen, Gedunsenheit, Neigung zu „Entzündungen" – wie Sinusitis- und Abdominalbeschwerden |
| Nieren-Yin-Mangel mit Leere-Hitze | • Zungenkörper: rot, klein, rissig<br>• Zungenbelag: fehlt<br>• Puls: fein, beschleunigt, gelegentlich oberflächlich | • Tinnitus mit oft hochfrequentem Geräusch („Zikaden-artig"), schleichender Beginn, häufig mit Hörminderung<br>• Auslöser: typisch Verschlechterung nachts, bei Überarbeitung und Schlafmangel<br>• Typus: höheres Lebensalter, Neigung zu arterieller Hypertonie<br>• Allgemeinsymptome: rote Wangen, innere Hitze, Unruhe, chronische Schmerzen im Bereich der LWS und Knie, Urogenitalerkrankungen |

**Therapie**

**Getreide:** Hirse, Quinoa, Reis
**Hülsenfrüchte:** Keimlinge
**Gemüse:** Algen, Brokkoli, Champignon, Chicorée, Kartoffel, Kohlrabi, Radieschen, Salat, Sellerie, Zucchini
**Rezepte:** Misosuppe

**Getreide:** Dinkel, Weizen
**Hülsenfrüchte:** Bohnen, Linsen
**Gemüse:** Oliven, Schwarzwurzeln
**Obst:** Datteln
**Nüsse und Samen:** Sesam
**Meiden:** scharf-warm, scharf-heiß, bitter-warm

## 15.6 Herz-Kreislauf-Erkrankungen

Die bei Herz-Kreislauf-Beschwerden relevanten Mechanismen sind:

- Grundsätzlich kann eine **Überdynamik** im Herz-Kreislauf-System bestehen. Diese ist durch zu hohen Blutdruck oder zu schnellen Herzschlag gekennzeichnet. Ein solches Ungleichgewicht kann jeweils durch eine Fülle-Hitze, wie beim Herz-Feuer oder Leber-Feuer, oder durch eine Leere-Hitze bedingt sein. Bei den **Fülle-Hitze-Bildern** treten ein rotes Gesicht, volle, beschleunigte Pulse und ein vermehrter gelber Belag auf.
- Bei den **Leere-Hitze-Mustern** liegt oft ein Herz- oder auch ein Leber- oder Nieren-Yin-Mangel vor. Hierbei sind die oft geschrumpften Zungenkörper evtl. mit Rissen und der verminderte Zungenbelag typisch. Der Puls ist dabei meistens dünn und fadenförmig.
- Zu denken ist auch an Qi, insbesondere Herz- und Milz-Qi-Mangel. Durch eine **Schwäche der Herz-Funktion** kann es zu Palpitationen kommen. Differenzialdiagnostisch ist hierbei vermehrtes Herzklopfen unter körperlicher Belastung zu spüren. Auch ein erniedrigter Blutdruck mit entsprechenden Beschwerden kann die Folge sein. Eine blasse Zunge und ein kraftloser Puls ergänzen die Befunde.

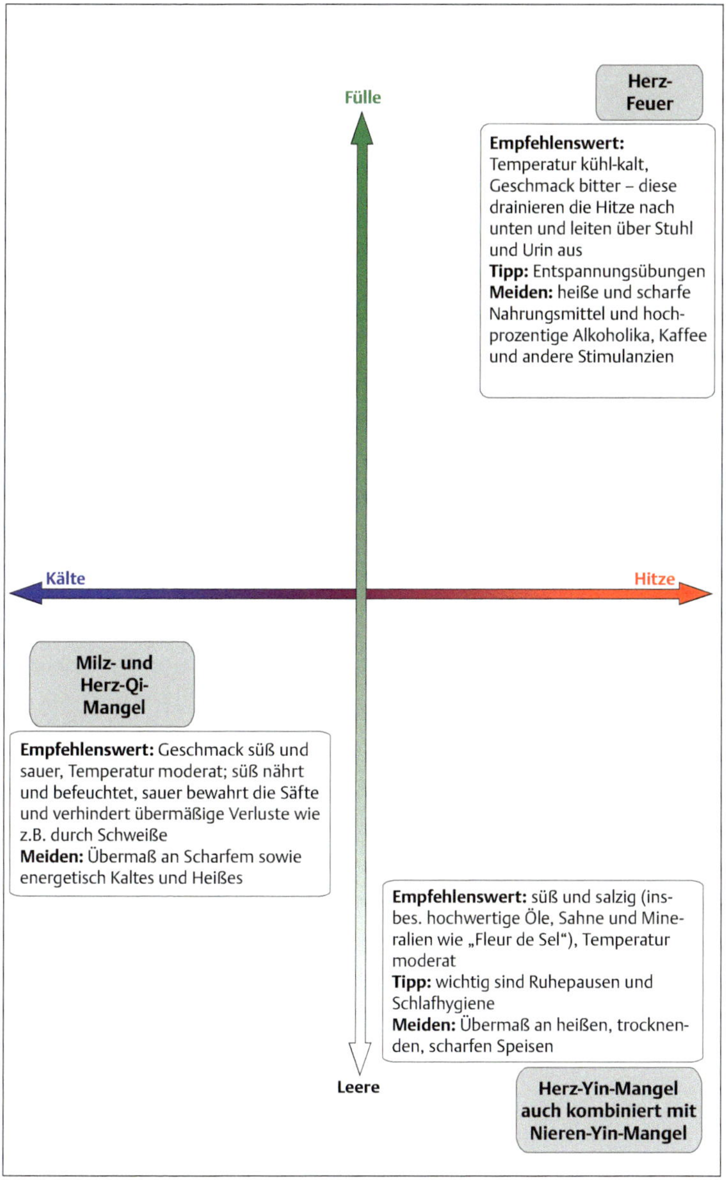


**Abb. 15.6** Herz-Kreislauf-Erkrankungen.

## 15.6.1 Ernährung bei Hypertonie

*Praxistipp*

**Empfehlungen:** *Gemüse, Getreide, Fisch, wenig Fleisch*
**Meiden:** *fettes, gebratenes Essen, übermäßiges Essen, Kaffee, Rotwein*
**Sonstiges:** *Qigong, Yoga, Stressmanagement, ruhiges Leben*

**Tab. 15.15 Ernährung bei Hypertonie.**

| Syndrom in der Chinesischen Medizin | Befunde | Symptome |
|---|---|---|
| Leber-Qi-Stagnation | • Zungenkörper: rote Ränder<br>• Puls: drahtig, kraftvoll | • emotionale Dysbalance, Spannung am Rippenbogen, temporale Kopfschmerzen, muskuläre Verspannungen |
| Leber-Feuer | • Zungenkörper: rot oder rote Ränder<br>• Zungenbelag: gelb<br>• Puls: drahtig, kräftig, voll | • starke Kopfschmerzen, cholerisch, roter Kopf, rote Augen, Schwindel, Ohrensausen, bitterer Mundgeschmack |
| aufsteigendes Leber-Yang | • Zungenkörper: rot oder rote Ränder<br>• Zungenbelag: o. B. oder vermindert<br>• Puls: drahtig, fein | • periodisch Kopfschmerzen, cholerisch, roter Kopf, rote Augen, Schwindel, Ohrensausen |
| Nieren-Yin-Mangel | • Zungenkörper: rötlich<br>• Zungenbelag: vermindert oder fehlt<br>• Puls: fein, beschleunigt, gelegentlich oberflächlich | • chronische Schmerzen, Schmerzen im Bereich der LWS, in die Knie ziehend, Urogenitalerkrankungen |

**Therapie**

**Getreide:** Grünkern
**Hülsenfrüchte:** gekeimte Sprossen
**Gemüse:** Bierrettich, Kohlrabi, Meerrettich, Radieschen
**Gewürze:** Basilikum, Pfefferminze
**Meiden:** saure, fettige Speisen, zu viel essen

**Getreide:** Reis
**Gemüse:** Chrysanthemenblüten, Gurke, Kartoffeln, Löwenzahn, Salat, Sellerie
**Meiden:** Fleisch, scharf-warm, scharf-heiß, bitter-warm

**Getreide:** Dinkel
**Gemüse:** Algen, Gurke, rote Rüben, Sellerie, Tomaten
**Obst:** Apfel, Wassermelone
**Fisch:** Barsch
**Meiden:** scharf-warm, scharf-heiß, bitter-warm

**Getreide:** Dinkel, Weizen
**Hülsenfrüchte:** Bohnen, Linsen
**Gemüse:** Oliven, Schwarzwurzeln
**Obst:** Datteln
**Nüsse und Samen:** Sesam
**Meiden:** scharf-warm, scharf-heiß, bitter-warm

## 15.6.2 Ernährung bei Hypotonie

*Praxistipp*

**Empfehlungen:** *Kraftsuppe, Kaffee, Hafer, Fleisch*
**Meiden:** *Pfefferminztee, kalte Speisen, Salate, Rohkost*
**Sonstiges:** *Bewegung, Sport jeder Art*

**Tab. 15.16 Ernährung bei Hypotonie.**

| Syndrom in der Chinesischen Medizin | Befunde | Symptome |
|---|---|---|
| Nieren-Yang-Mangel | • Zungenkörper: blass<br>• Zungenbelag: dünn, weiß<br>• Puls: tief, kraftlos, langsam, v. a. 3. Position geschwächt | • Schmerzen im Bereich der LWS in die Knie ziehend, Urogenitalerkrankungen, allgemeine Schwäche |
| Milz-Qi-Mangel | • Zungenkörper: blass, geschwollen, Zahneindrücke<br>• Zungenbelag: weißlich, feucht, vermehrt<br>• Puls: kraftlos, schlüpfrig | • weiche, ungeformte Stühle, gastrointestinale Beschwerden, allgemeine Schwäche (v. a. morgens oder nach dem Essen), Schweregefühl |
| Blut (Xue)-Mangel | • Zungenkörper: blass, geschrumpft oder flach<br>• Zungenbelag: vermindert, dünn<br>• Puls: dünn | • blass-fahler Teint, Schwäche mit innerer Unruhe, Trockenheitssymptome, Sehstörungen, Haarausfall |

**Therapie**

**Getreide:** Hafer
**Gemüse:** Lauch
**Nüsse und Samen:** Walnüsse
**Fleisch:** Hirsch, Lamm
**Fisch:** Aal
**Getränke:** Walnussschnaps
**Gewürze:** getrockneter Ingwer, Sternanis, Zimtrinde

**Getreide:** Hirse, Maisgrieß
**Gemüse:** Fenchel, Karotten, Kartoffeln, Kürbis
**Fleisch:** Rind, Wachtel
**Gewürze:** Kreuzkümmel, Kümmel

**Gemüse:** Karotten, Petersilienwurzel, Rotkraut
**Obst:** Heidelbeeren, Holunderbeeren, rote Trauben
**Fleisch:** Huhn, Lamm
**Getränke:** Rotwein
**Gewürze:** Brennnessel, Liebstöckel

### 15.6.3 Ernährung bei Palpitation/ Herzrhythmustörungen

**Tab. 15.17** Ernährung bei Palpitation/Herzrhythmustörung.

| Syndrom in der Chinesischen Medizin | Befunde | Symptome |
|---|---|---|
| Leber-Qi-Stagnation | • Zungenkörper: rote und gelegentlich aufgerollte Ränder<br>• Zungenbelag: o. B.<br>• Puls: drahtig, kraftvoll | • Herzklopfen mit thorakaler Enge und Oppressionsgefühl<br>• Modalität: schlechter mit Stress und emotionalen Belastungen<br>• Allgemeinsymptome: emotionale Dysbalance, Spannung am Rippenbogen, temporale Kopfschmerzen, muskuläre Verspannungen |
| Schleim-Hitze-Ansammlung | • Zungenkörper: rote Spitze, gedunsen, Zahneindrücke<br>• Zungenbelag: dick, klebrig, gelblich<br>• Puls: schlüpfrig, beschleunigt | • Palpitationen mit innerer Unruhe, emotionale Instabilität, ausgeprägter Thoraxdruck, Neigung zu Panikattacken<br>• Modalität: schlechter durch übermäßige Genussmittel, Alkohol, Nikotin und Alkohol, oder durch späte und zu schwere Mahlzeiten<br>• Allgemeinsymptome: pastöses Aussehen, Gedunsenheit, Tinnitus, Sinusitis, Bauchbeschwerden |
| Herz-Qi- und Blut (Xue)-Mangel | • Zungenkörper: blass, evtl. Spitze rot<br>• Zungenbelag: dünner weißlicher Belag<br>• Puls: dünn, schwach, tief, unregelmäßig | • Palpitationen, unregelmäßiger Herzschlag, Herzrasen<br>• Modalität: schlechter bei Belastungen<br>• Allgemeinsymptome: Müdigkeit, Erschöpfung; Gesichtsblässe, Abmagerung, Kurzatmigkeit, Unruhe, Ängstlichkeit, Reizbarkeit, Schlaflosigkeit, Albträume, trockener Mund und Rachen, harter, trockener Stuhl |

*Praxistipp*

**Empfehlungen:** *Getreide wie Dinkel, Keimlinge, Sprossen*
**Meiden:** *Stress, scharfe und heiße Speisen*
**Sonstiges:** *Massage, Akupunktur, alles Entspannende*

| | Therapie |
|---|---|
| | **Getreide:** Grünkern<br>**Hülsenfrüchte:** gekeimte Sprossen<br>**Gemüse:** Bierrettich, Kohlrabi, Meerrettich, Radieschen<br>**Gewürze:** Basilikum, Pfefferminze<br>**Meiden:** saure, fettige Speisen, zu viel essen |
| | **Getreide:** Hirse, Quinoa, Reis<br>**Hülsenfrüchte:** Keimlinge<br>**Gemüse:** Algen, Brokkoli, Champignon, Chicorée, Kartoffel, Kohlrabi, Radieschen, Salat, Sellerie, Zucchini<br>**Rezepte:** Misosuppe<br>**Meiden:** Rotwein, Alkohol, möglichst wenig Fleisch |
| | **Getreide:** Grünkern<br>**Hülsenfrüchte:** rote Bohnen, schwarze Bohnen<br>**Gemüse:** Fenchel, Karotten, Kürbis, Mangold, Petersilienwurzel, Rotkohl, Rote Bete, Spinat, Wurzelgemüse<br>**Obst:** Aprikosen, Beeren, Datteln, Feigen, Kirschen, Lychee, rote Trauben<br>**Nüsse und Samen:** Pinienkerne, schwarzer Sesam, Erdnüsse mit roter Schale<br>**Milchprodukte und Eier:** Eier<br>**Fleisch:** jede Leber, Hirsch, Huhn, Lamm, Reh, Rind<br>**Fisch:** Kaviar, Lebertran<br>**Getränke:** Portwein, roter Traubensaft, Rotwein<br>**Tee:** Himbeerblättertee<br>**Gewürze:** Brennnessel, Ingwer, Kreuzkümmel, Liebstöckel<br>**Rezepte:** mit Rotwein und rotem Traubensaft kochen |

Fortsetzung ►

**Tab. 15.17 Fortsetzung.**

| Syndrom in der Chinesischen Medizin | Befunde | Symptome |
|---|---|---|
| Herz- und Nieren-Yin-Mangel | • Zungenkörper: rot, klein, rissig<br>• Zungenbelag: fehlt oder dünner, verminderter Belag<br>• Puls: fein, beschleunigt, gelegentlich oberflächlich | • Palpitationen, nächtliches Herzrasen<br>• Modalität: schlechter nachts und in Ruhe<br>• Allgemeinsymptome: ausgeprägte Schlaflosigkeit Unruhe, Ängste, Erschöpfung, Konzentrationsschwäche, Vergesslichkeit, trockener Stuhlgang, leichte Temperaturerhöhung, Nachtschweiß, nächtlicher Durst |

| Therapie |
| --- |
| **Getreide:** Dinkel, Weizen<br>**Hülsenfrüchte:** Bohnen, Linsen<br>**Gemüse:** Oliven, Schwarzwurzeln<br>**Obst:** Datteln<br>**Nüsse und Samen:** Sesam<br>**Meiden:** scharf-warm, scharf-heiß, bitter-warm, Stimulanzien wie Kaffee |

## 15.7 Magen-Darm-Erkrankungen

Die Pathologien bei Magen-Darm-Erkrankungen können sowohl Fülle- als auch Leere-Muster darstellen:

- Es heißt, dass der Funktionskreis Leber „den harmonischen Fluss aufrechterhält". Dies geschieht vornehmlich auch über die richtige „Einstellung" des Tonus der glatten Muskelfasern des Magen-Darm-Traktes und somit dessen peristaltischer Wellenbewegung, welches ein hochkomplexes Zusammenspiel des Anspannens und Entspannens in koordinierter Weise erfordert. Daher führt eine **Leber-Qi-Stagnation** zu Störungen dieser Bewegung und damit zu Krämpfen, Koliken oder Spasmen. Typisch ist der enge Zusammenhang der Beschwerden zu emotionalem Druck oder Stress.
- Im Magen-Darm-Trakt können Pathogene auftreten, v. a. **Feuchte Hitze**. Dies führt nicht nur zu akuten, sondern auch zu chronischen Beschwerden. Hierbei treten übel riechende Durchfälle mit Schleim- oder Blutbeimengung auf. Es kann sich um eine infektiöse Enteritis, z. B. durch Salmonellen, handeln, aber auch um entzündliche Darmerkrankungen, wie z. B. Morbus Crohn oder Colitis ulcerosa.
- Der **Funktionskreis Milz** ist für die Transformation der Nahrung in neue Energie verantwortlich. Bei einer Schwäche der Milz kommt es zu einer mangelhaften Umwandlung und damit zu einem allgemeinen Qi-Mangel mit großer Erschöpfung und ausgeprägter Mattigkeit. Damit einher gehen Druck im Oberbauch, fehlender Durst, Heißhunger auf Süßes sowie weiche, ungeformte Stühle.
- Die Milz hat viel mit der Verarbeitung der Nahrung und den Säften zu tun. Ihr entspricht das „Bild des Sumpfes". Somit ist ein Yin-Mangel in der Milz eher eine Seltenheit, wenn man von bestimmten Formen des Diabetes absieht. Der Funktionskreis Magen hingegen wird mit dem „Bild der Wüste" beschrieben. Dies bringt zum Ausdruck, dass der Magen sehr empfindlich gegenüber Austrocknung reagiert und das Krankheitsbild **Magen-Yin-Mangel** häufig anzutreffen ist. Daher sind insbesondere zahlreiche Genussmittel von heißer und trocknender Natur gelegentlich Auslöser für Sodbrennen oder Magenprobleme.

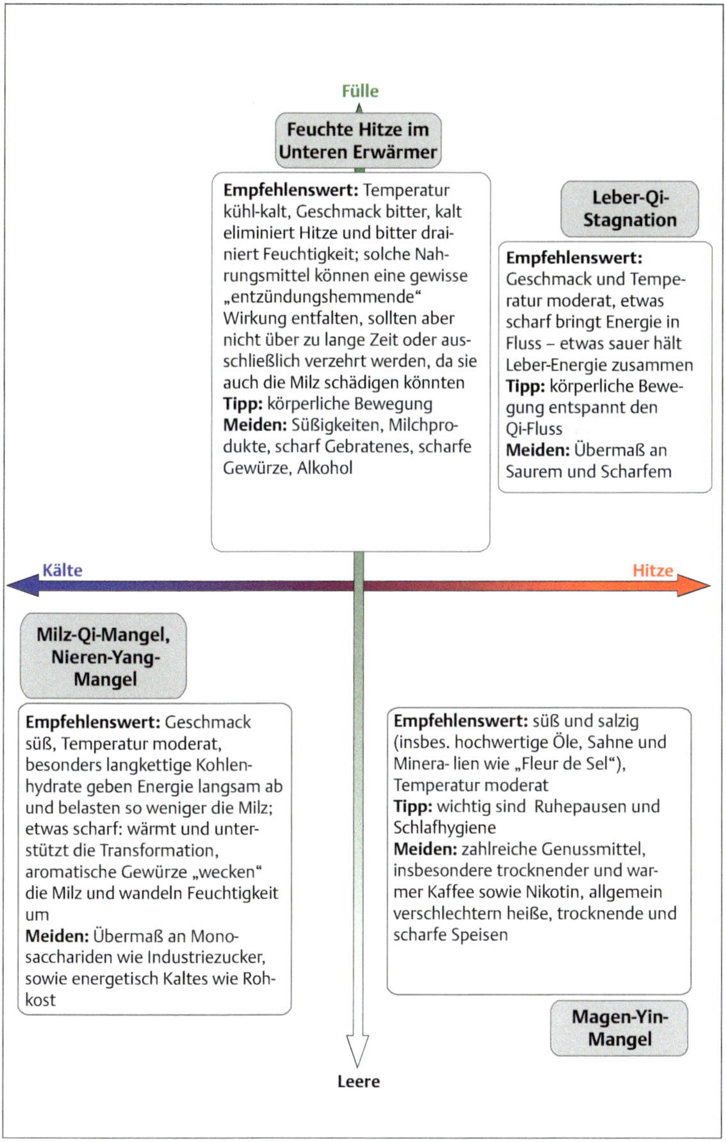


**Abb. 15.7** Magen-Darm-Erkrankungen.

## 15.7.1 Ernährung bei Colon irritabile

*Praxistipp*

**Empfehlungen:** *regelmäßiges Essen, gekochtes Essen*
**Meiden:** *Zucker, Weizen, Dinkel, Stress*
**Sonstiges:** *bewusst Zeit nehmen beim Essen, Stressmanagement, Kinesiologie*

**Tab. 15.18 Ernährung bei Colon irritabile.**

| Syndrom in der Chinesischen Medizin | Befunde | Symptome |
|---|---|---|
| Leber-Qi-Stagnation | • Zungenkörper: Zungenränder gerötet und aufgerollt<br>• Zungenbelag: o. B.<br>• Puls: drahtig, kräftig | • wechselnde Beschwerdesymptomatik, auffallend abhängig von Stress und emotionalen Faktoren, Diarrhöe, Obstipation, Spannung am Rippenbogen, Darmkrämpfe |
| Leber attackiert die Milz | • Zungenkörper: blass und gedunsen, Ränder gerötet<br>• Zungenbelag: weißlich, feucht<br>• Puls: drahtig, schlüpfrig | • wechselnde Beschwerdesymptomatik, Diarrhöe, Obstipation, Spannung und Schmerzen im Bereich des Abdomens, emotionale Dysbalance |
| Milz-Qi- und Yang-Mangel | • Zungenkörper: geschwollen, seitlich Zahneindrücke<br>• Puls: kraftlos, schlüpfrig bei Yang-Mangel: langsam | • Blässe, allgemeine Schwäche, kraftlos, innere Kälte, Schweregefühl in den Beinen, weiche, ungeformte Stühle, Meteorismus |

| Therapie |
| --- |
| **Getreide:** Grünkern<br>**Gemüse:** Brokkoli, Kohlrabi, Radieschen, Rettich<br>**Gewürze:** Basilikum, Pfefferminze |
| **Getreide:** Hirse, Gerste, Grünkern, Mais<br>**Gemüse:** Brokkoli, Kohlrabi, Karotten, Kürbis, Radieschen<br>**Fleisch:** Huhn, Rind, Wachtel<br>**Gewürze:** Basilikum |
| **Gemüse:** Fenchel, Frühlingszwiebel, Karotten, Knoblauch, Kürbis, Lauch, Zwiebel<br>**Fleisch:** Hirsch, Huhn, Lamm, Reh, Rind<br>**Gewürze:** Ingwer, Kreuzkümmel, Sternanis |

## 15.7.2 Ernährung bei entzündlichen Darmerkrankungen

*Praxistipp*

**Empfehlungen:** *Gemüse, Getreide, Braunhirse*
**Meiden:** *Fleisch, scharfe und heiße Nahrungsmittel, Fettes und Gebratenes; Alkohol*
**Sonstiges:** *Entspannungsübungen, gut und langsam kauen*

**Tab. 15.19 Ernährung bei entzündlichen Darmerkrankungen.**

| Syndrom in der Chinesischen Medizin | Befunde | Symptome |
|---|---|---|
| Feuchte Hitze im Unteren Erwärmer | • Zungenkörper: rötlich<br>• Zungenbelag: gelb, schmierig<br>• Puls: schlüpfrig an der 3. Position, gelegentlich beschleunigt | • schleimige, eitrige, blutige Diarrhöen |
| Leber attackiert die Milz | • Zungenkörper: Zungenränder gerötet, sonst blass<br>• Puls: drahtig | • Schübe oft durch emotionalen Druck ausgelöst, schleimige Diarrhöe, Spannungsgefühl und Schmerzen im Bereich des Abdomens, emotionale Dysbalance |
| Nieren-Yang-Mangel und Milz-Yang-Mangel | • Zungenkörper: sehr blass, geschwollen<br>• Zungenbelag: weißlich, feucht<br>• Puls: kraftlos, groß, langsam, 3. Position. v. a. schwach | • morgendliche Diarrhöe, ausgeprägtes Kältegefühl, urogenitale Beschwerden |

| Therapie |
|---|
| **Getreide:** Hirse, Reis<br>**Hülsenfrüchte:** Keimlinge<br>**Gemüse:** Algen, Champignon, Chicorée, Salat<br>**Tee:** getrocknete Orangenschale<br>**Gewürze:** Kardamom<br>**Rezepte:** Misosuppe |
| **Getreide:** Hirse, Gerste, Grünkern, Mais<br>**Gemüse:** Brokkoli, Kohlrabi, Karotten, Kürbis, Radieschen<br>**Fleisch:** Huhn, Rind, Wachtel<br>**Gewürze:** Basilikum |
| **Getreide:** Hafer<br>**Gemüse:** Lauch<br>**Nüsse und Samen:** Walnuss<br>**Fleisch:** Hirsch, Lamm<br>**Fisch:** Aal<br>**Getränke:** Walnussschnaps<br>**Gewürze:** getrockneter Ingwer, Sternanis, Zimtrinde |

### 15.7.3 Ernährung bei Diarrhöe

*Praxistipp*

**Empfehlungen:** *getrocknete Heidelbeeren, Hirseauflauf*
**Meiden:** *Breinahrung, kalte Nahrungsmittel*
**Sonstiges:** *3-mal täglich gekochtes Essen, gut kauen*

**Tab. 15.20 Ernährung bei Diarrhöe.**

| Syndrom in der Chinesischen Medizin | Befunde | Symptome |
|---|---|---|
| Kälte-Nässe befällt die Milz | • Zungenbelag: dick, weißlich<br>• Puls: schlüpfrig | • Stuhl: weich, wässrig, Kälteaversion, Schweregefühl |
| Nässe-Hitze befällt Dickdarm | • Zungenkörper: gedunsen<br>• Zungenbelag: V. a. hinten dicker gelblicher Belag<br>• Puls: schlüpfrig an 3. Position, gelegentlich beschleunigt | • Stuhl: weich, stinkend, Hitze-Symptomatik |
| Milz-Qi-Mangel | • Zungenkörper: blass, geschwollen<br>• Puls: kraftlos, schlüpfrig | • morgendliche Diarrhöe, allgemeine Schwäche, Schweregefühl, Heißhunger auf Süßes |
| Nieren-Yang-Mangel | • Zungenkörper: sehr blass, geschwollen<br>• Puls: 3. Position. schwach, langsam | • frühmorgendliche Diarrhöe, urogenitale Erkrankungen, Schwäche der Lendenwirbelsäule, in die Knie ziehend |
| Leber überwältigt Milz (Leber-Milz-Dysharmonie) | • Zungenkörper: blass, rote Ränder, gedunsen<br>• Zungenbelag: dünner, weißlicher Belag<br>• Puls: schlüpfrig, drahtig | • auffallend schmerzhafte Defäkation, Besserung nach der Entleerung, Stuhl: ungeformt, breiig, Aufstoßen, Abdominalschmerzen<br>• Verschlechterung: emotionaler Druck, Stress, Diätfehler |

**Therapie**

**Getreide:** Hafer, Hirse
**Gemüse:** Fenchel, Karotten, Lauch, Zwiebel
**Fleisch:** Lamm, Rind
**Gewürze:** Fenchel, Ingwer, Kardamom, Kümmel, Sternanis, Zimt

**Getreide:** Hirse, Reis
**Hülsenfrüchte:** Keimlinge
**Gemüse:** Algen, Chicorée, Kardamom, Kartoffeln, Salate
**Tee:** getrocknete Orangenschale
**Rezepte:** Misosuppe

**Gemüse:** Fenchel, Karotten, Knoblauch, Kürbis, Lauch, Zwiebel
**Fleisch:** Huhn, Lamm, Rind
**Gewürze:** Ingwer, Kreuzkümmel, Sternanis

**Getreide:** Hafer
**Gemüse:** Lauch
**Nüsse und Samen:** Walnuss
**Fleisch:** Hirsch, Lamm
**Fisch:** Aal
**Getränke:** Walnussschnaps
**Gewürze:** getrockneter Ingwer, Sternanis, Zimtrinde

**Getreide:** Gerste, Hirse, Maisgrieß, Reis
**Gemüse:** Fenchel, Frühlingszwiebel, Karotten, Kartoffeln, Lauch, Kürbis
**Tee:** getrocknete Mandarinenschale
**Gewürze:** Anis, Estragon, Ingwer, Kardamom, Kümmel, Oregano, Majoran, Petersilie, Rosmarin, Thymian etc.
**Rezepte:** Fleischkraftsuppe mit Gemüse
**Meiden:** Milchprodukte, Dinkel, Weizen, Zucker

### 15.7.4 Ernährung bei Gastritis

*Praxistipp*

**Empfehlungen:** *Reis und Kartoffeln, Mungbohnen*
**Meiden:** *Scharfes, Saueres, Stress, Grübeln*
**Sonstiges:** *Entspannungsübungen*

**Tab. 15.21 Ernährung bei Gastritis.**

| Syndrom in der Chinesischen Medizin | Befunde | Symptome |
|---|---|---|
| Leber attackiert den Magen | • Zungenkörper: Zungenränder gerötet und aufgerollt<br>• Puls: drahtig, kraftvoll | • Oberbauchschmerzen, Völlegefühl, Übelkeit und Aufstoßen, Druck am Rippenbogen, bitterer Mundgeschmack, schlechter durch Stress, emotionale Dysbalance |
| Magen-Qi-Stagnation durch Kälte | • Zungenkörper: blass<br>• Zungenbelag: weiß, feucht<br>• Puls: gespannt, evtl. verlangsamt | • dumpfe Schmerzen, besser auf Druck und Wärme, Kälte-Symptome |
| Blut (Xue)-Stase im Magen | • Zungenkörper: dunkelviolett, Zungengrundvenen gestaut<br>• Puls: kraftvoll, gespannt, rau | • stechende Schmerzen, „Bluterbrechen“ |
| Magen-Yin-Mangel | • Zungenkörper: rot<br>• Zungenbelag: fehlt<br>• Puls: fadenförmig. evtl. beschleunigt | • brennende Schmerzen, allgemeine Trockenheitssymptome, oft Linderung durch Nahrungsaufnahme |

| Therapie |
|---|
| **Getreide:** Hirse, Gerste, Grünkern, Mais<br>**Gemüse:** Brokkoli, Karotten, Kohlrabi, Kürbis, Kartoffel, Radieschen<br>**Fleisch:** Huhn, Rind, Wachtel<br>**Gewürze:** Basilikum |
| **Gemüse:** Fenchel, Karotten, Knoblauch, Kürbis, Lauch, Zwiebel<br>**Fleisch:** Huhn, Lamm, Rind<br>**Gewürze:** Ingwer, Kreuzkümmel, Sternanis |
| **Gemüse:** Kartoffel, Kohlrabi, Radieschen, Zucchini<br>**Rezepte:** Reissuppe |
| **Getreide:** Reis<br>**Hülsenfrüchte:** Mungbohnen<br>**Gemüse:** Kartoffel, Oliven, Schwarzwurzeln<br>**Meiden:** scharf-warm, scharf-heiß, bitter-warm |

### 15.7.5 Ernährung bei Obstipation

*Praxistipp*

**Empfehlungen:** *Reis mit Chinakohl, Leinsamen, Samen oder Nussmus*
**Meiden:** *trockenes, kaltes Essen oder heißes Essen*
**Sonstiges:** *Atemübungen, Entspannungsübungen*

**Tab. 15.22 Ernährung bei Obstipation.**

| Syndrom in der Chinesischen Medizin | Befunde | Symptome |
|---|---|---|
| Leber-Qi-Stagnation | • Zungenkörper: Zungenränder gerötet und leicht gespannt<br>• Zungenbelag: o. B.<br>• Puls: drahtig, kräftig | • Tenesmen und Darmkrämpfe, Obstipation, ausgeprägter in stressreichen Phasen, wechselnde Beschwerdesymptomatik, emotionale Dysbalance<br>• Anmerkung: meist chronische Situation durch oft z. B. durch emotionale Störungen des Vegetativums |
| Säfte-Blut (Xue)-Mangel | • Zungenkörper: blass und verkleinert<br>• Zungenbelag: vermindert<br>• Puls: fein, fadenförmig | • Obstipation, trockener Stuhl, schwierige Stuhlentleerung, trockene Haut und Schleimhäute, Abdominalbeschwerden<br>• Anmerkung: meist chronische Situation durch z. B. höheres Lebensalter oder nach der Entbindung |
| Hitze und Blut (Xue)-Stase im Unteren Erwärmer | • Zungenkörper: rot<br>• Zungenbelag: trocken, gelb<br>• Puls: beschleunigt, gespannt | • Stuhl trocken, allgemeine Hitze-Symptome, Unterleibsschmerzen, erhöhte Bauchdeckenspannung, Hämorrhoiden, evtl. Fieber<br>• Anmerkung: eher akute Situation durch z. B. entzündliches Geschehen im Unterleib |
| Yin-Mangel | • Zungenkörper: rot, evtl. rissig<br>• Zungenbelag: fehlt<br>• Puls: fein, beschleunigt, oberflächlich | • Stuhl trocken und hart, inneres Hitzegefühl, rastlose Unruhe<br>• Anmerkung: meist chronische Situation durch z. B. höheres Lebensalter |

| Therapie |
|---|
| **Getreide:** Grünkern<br>**Gemüse:** Brokkoli, Kohlrabi, Radieschen, Rettich<br>**Gewürze:** Basilikum, Pfefferminze |
| **Gemüse:** Chinakohl, Gurke, Karotten, Petersilienwurzel, Spargel, Rotkraut, Tomaten, Zucchini<br>**Obst:** Apfel, Beeren, Birne, rote Trauben<br>**Fleisch:** Huhn<br>**Gewürze:** Petersilie<br>**Nüsse und Samen:** Walnüsse, Mandeln, Öle<br>**Sonstiges:** Joghurt, Kefir |
| **Gemüse:** Aubergine, Chinakohl, Kohlrabi, Petersilienwurzel, Rettich, Tomaten, Zucchini<br>**Obst:** Apfel, Beeren, Birne, rote Trauben<br>**Gewürze:** Petersilie |
| **Getreide:** Dinkel, Weizen<br>**Hülsenfrüchte:** Bohnen, Linsen<br>**Gemüse:** Oliven, Schwarzwurzeln<br>**Obst:** Datteln<br>**Nüsse und Samen:** Sesam, Öle<br>**Meiden:** scharf-warm, scharf-heiß, bitter-warm |

## 15.7.6 Ernährung bei Lebensmittelunverträglichkeiten

*Praxistipp*

**Empfehlungen:** *Gemüse, Getreide, Fleisch, Fisch, Gekochtes*
**Meiden:** *alles was nicht vertragen wird*
**Sonstiges:** *Am besten mit der leichten Reinigungskur zuerst eine „Milz-Sanierung" durchführen. Danach langsamer Kostaufbau mit gekochtem Reis (oder auch andere leicht verdauliche Getreide) und gedünstetem Gemüse. Besonders wichtig: Naturbelassene Nahrungsmittel verwenden und Zwischenmahlzeiten und Genussmittel weglassen.*

**Tab. 15.23 Ernährung bei Lebensmittelunverträglichkeiten.**

| Syndrom in der Chinesischen Medizin | Befunde | Symptome |
|---|---|---|
| Milz- und Lungen-Qi-Mangel | • Zungenkörper: blass, gedunsen<br>• Zungenbelag: weißlich, vermehrt<br>• Puls: kraftlos, tief | • gastrointestinale Beschwerden, Erkrankungen des Respirationstraktes, Husten |
| Nässe- und Schleim-Akkumulation | • Zungenkörper: blass, gedunsen<br>• Zungenbelag: dick, klebrig, weißlich<br>• Puls: schlüpfrig | • Druck- und Völlegefühl im Oberbauch, latente Übelkeit, Neigung zu Verschleimung im Rachen |
| Nieren-Qi-Mangel und Nieren-Jing-Mangel | • Zungenkörper: blass oder gelegentlich wenig verändert<br>• Puls: 3. Position tief und schwach | • langfristiger Krankheitsverlauf, schwache Konstitution mit Schwäche im Bereich der LWS, in die Knie ziehend, urogenitale Erkrankungen |

**Therapie**

**Getreide:** Gerste, Hirse, Reis
**Gemüse:** Fenchel, Karotten, Kartoffeln, Kürbis, Rettich, Spargel
**Gewürze**: Anis, Ingwer, Kümmel, Kardamom

**Getreide:** Hirse, Reis
**Hülsenfrüchte:** Keimlinge
**Gemüse:** Fenchel, Karotten, Kartoffeln, Lauch, Zwiebel
**Tee:** getrocknete Orangen-/Mandarinenschale als Tee
**Gewürze:** Kardamom, Oregano

**Getreide:** Dinkel, Weizen
**Hülsenfrüchte:** Bohnen, Linsen
**Gemüse:** Oliven, Schwarzwurzeln
**Obst:** Datteln
**Nüsse und Samen:** Sesam
**Meiden:** scharf-warm, scharf-heiß, bitter-warm

## 15.8 Urogenitale Erkrankungen

Urogenitale Erkrankungen können akut eine Fülle darstellen, bei chronisch rezidivierenden Verläufen handelt es sich dagegen oft um eine zugrunde liegende Leere.

- **Feuchte Hitze** ist eine häufige Pathologie im Unteren Erwärmer und betrifft sowohl den urologischen als auch den gynäkologischen Bereich. Typisch hierfür sind übel riechende Ausscheidungen, gelblicher Ausfluss aus der Harnröhre, konzentrierter Urin und brennende Empfindungen. Als Befunde können lokale Schwellungen und Rötungen beobachtet werden. Diagnostisch ist hierfür der vermehrte dicke und gelb-feuchte Belag besonders im hinteren Zungendrittel wichtig. Hierzu zählen auch Schmerzen und Brennen beim Wasserlassen, was man in der Chinesischen Medizin als Feuchte Hitze in der Blase oder auch als Lin-Syndrom bezeichnet.
- Bei der **Leber-Qi-Stagnation** kommt es zu einer „Strangulation" der glatten Muskulatur durch hohen Muskeltonus. Dies führt zu ziehenden Empfindungen oder Druck. Als sehr charakteristisch kann der Auslösemechanismus der Beschwerden angesehen werden, der meist als emotionale Belastungen oder erhöhten Stresspegel anamnestisch erfragt werden kann.
- Als **äußere Pathogene** kommen v. a. **Nässe** und **Kälte** in Betracht. Diese blockieren das freie Fließen und blockieren die Miktion. Anamnestisch wird das Sitzen auf kalten Steinen, das Nichtwechseln eines nassen Badeanzuges oder das Barfußlaufen über kalte Fußböden berichtet. Die Beschwerden bestehen zunächst in Harnverhalten, schmerzhafter Miktion, wolkigem Urin und sehr häufigem Wasserlassen. Das Krankheitsbild verwandelt sich oft sehr rasch in Feuchte Hitze, die durch die Stagnation entstehen kann.
- Ein Mangel an **Nieren-Energie** prädisponiert ebenfalls urogenitale Beschwerden. Beim Nieren-Yang-Mangel besteht eine Art Abwehrschwäche gegenüber äußerer Kälte und auch Feuchtigkeit durch eine fehlende innere Wärme im Funktionsbereich Niere, der auch für die Durchwärmung des Funktionsbereiches Blase verantwortlich ist. Dies führt dann zu immer wiederkehrenden Zystitiden, die erst mit einer Stärkung und Wärmung des Nieren-Yangs wirklich ausgeheilt werden können.

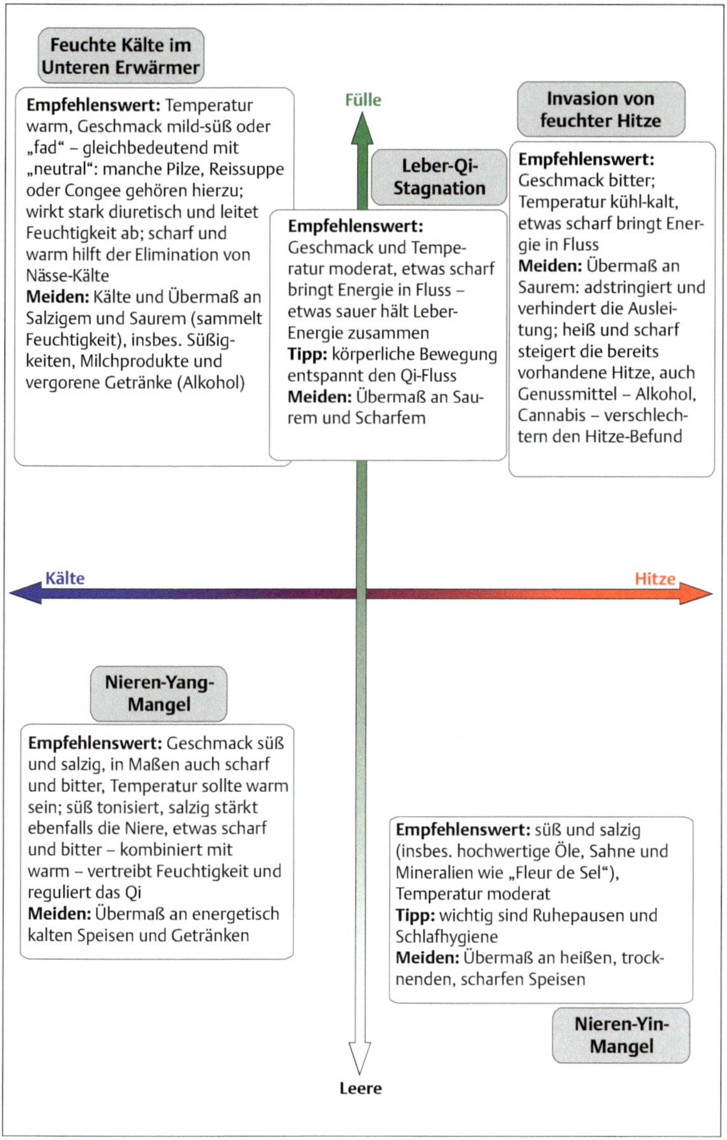


**Abb. 15.8** Urogenitale Erkrankungen.

### 15.8.1 Ernährung bei Harnwegsinfekt/Reizblase

*Praxistipp*

**Empfehlungen:** *Goldrute, Preiselbeersaft*
**Meiden:** *Kaffee, scharfe Gewürze, Beziehungsstress*
**Sonstiges:** *Moxa oder Entspannung*

**Tab. 15.24** Ernährung bei Harnwegsinfekt/Reizblase.

| Syndrom in der Chinesischen Medizin | Befunde | Symptome |
|---|---|---|
| Nässe-Hitze in der Blase, schmerzhafte Dysurie (Lin-Syndrom) | • Zungenkörper: rot<br>• Zungenbelag: dick, gelb-feucht, besonders im hinteren Zungendrittel (jedoch gelegentlich weniger ausgeprägt)<br>• Puls: schlüpfrig an 3. Position | • oft akute Dysurie, brennende, schmerzhafte Miktion, erschwerte Miktion, Urin trübe mit üblem Geruch |
| Leber-Qi-Stagnation | • Zungenkörper: Zungenränder gerötet und leicht gespannt<br>• Zungenbelag: o. B.<br>• Puls: drahtig, kräftig | • Reizblase mit Dysurie tritt auf in stressreichen Phasen, wechselnde Symptomatik, Tenesmen und Darmkrämpfe, emotionale Dysbalance |
| Nieren-Yang-Mangel | • Zungenkörper: blass, leicht gedunsen<br>• Zungenbelag: feucht<br>• Puls: kraftlos, v. a. 3. Position, tief | • anfällig gegenüber Harnwegsinfekten, v. a. durch körperliche Überanstrengung und Exposition gegenüber Kälte (kalte Füße/kalter Po), imperativer Harndrang, Neigung zu Inkontinenz |
| Nieren-Yin-Mangel mit Leere-Hitze | • Zungenkörper: rot, evtl. rissig<br>• Zungenbelag: fehlt<br>• Puls: fein, beschleunigt, oberflächlich | • häufig leichte oder latente Miktionsbeschwerden, leichtes Ziehen, Urin dunkel, konzentriert, dezentes Brennen, Stuhl trocken, inneres Hitzegefühl, Unruhe, Nachtschweiß |

| Therapie |
|---|
| **Getreide:** Hirse, Reis<br>**Hülsenfrüchte:** Keimlinge<br>**Gemüse:** Algen, Champignon, Chicorée, Sellerie, Zucchini<br>**Rezepte:** Misosuppe |
| **Getreide:** Grünkern<br>**Gemüse:** Brokkoli, Kohlrabi, Radieschen, Rettich<br>**Gewürze:** Basilikum, Pfefferminze |
| **Getreide:** Hafer<br>**Gemüse:** Lauch<br>**Nüsse und Samen:** Walnuss<br>**Fleisch:** Hirsch, Lamm<br>**Fisch:** Aal<br>**Getränke:** Walnussschnaps<br>**Gewürze:** getrockneter Ingwer, Sternanis, Zimtrinde |
| **Getreide:** Dinkel, Weizen<br>**Hülsenfrüchte:** Bohnen, Linsen<br>**Gemüse:** Oliven, Schwarzwurzeln<br>**Obst:** Datteln<br>**Nüsse und Samen:** Sesam<br>**Meiden:** scharf-warm, scharf-heiß, bitter-warm |

### 15.8.2 Ernährung bei Impotenz

*Praxistipp*

**Empfehlungen:** *Fleisch, Wassermelone, Gemüse*
**Meiden:** *Stress, Überarbeitung*
**Sonstiges:** *Ausdauertraining, Massage*

**Tab. 15.25 Ernährung bei Impotenz.**

| Syndrom in der Chinesischen Medizin | Befunde | Symptome |
|---|---|---|
| Leber-Qi-Stagnation | • Zungenkörper: Zungenränder gerötet und leicht gespannt<br>• Zungenbelag: o. B.<br>• Puls: drahtig, kräftig | • abhängig vom Maß an emotionalem Druck und Stress, Darmkrämpfe, seitliche Kopfschmerzen, emotionale Unausgeglichenheit<br>• Anmerkung: Erektionsstörungen durch emotionalen Druck oder vermeintlichen Leistungsanspruch |
| Nieren-Yang-Mangel | • Zungenkörper: blass, leicht gedunsen<br>• Zungenbelag: feucht<br>• Puls: tief, langsam, kraftlos, v.a. an der 3. Position | • Kältegefühl oder Schmerz im LWS-Bereich, Schwäche in Rücken und Beinen, Neigung zu Harnwegsinfekten, schlechter durch körperliche Überlastungen, kalte Füße, häufiger und imperativer Harndrang<br>• Anmerkung: Erektionsstörungen, vorzeitiger Samenerguss, Libido verringert |
| Nieren-Yin-Mangel mit Leere-Hitze | • Zungenkörper: rot, evtl. rissig<br>• Zungenbelag: fehlt<br>• Puls: fein, beschleunigt, oberflächlich | • häufige Erektionen und erotische Phantasien, sexuelle Übererregbarkeit, nächtliche Samenverluste, Hypospermie, Miktionsbeschwerden, Stuhl trocken, inneres Hitzegefühl, Unruhe, Nachtschweiß<br>• Anmerkung: nächtliche Samenergüsse, Libido vermehrt, Hypo-/Azospermie |

| Therapie |
|---|
| **Getreide:** Grünkern<br>**Hülsenfrüchte:** gekeimte Sprossen<br>**Gemüse:** Bierrettich, Kohlrabi, Meerrettich, Radieschen<br>**Gewürze:** Basilikum, Pfefferminze<br>**Meiden:** saure, fettige Speisen, zu viel essen |
| **Getreide:** Hafer<br>**Gemüse:** Lauch<br>**Nüsse und Samen:** Walnuss<br>**Fleisch:** Hirsch, Lamm<br>**Fisch:** Aal<br>**Getränke:** Walnussschnaps<br>**Gewürze:** getrockneter Ingwer, Sternanis, Zimtrinde |
| **Getreide:** Dinkel, Weizen<br>**Hülsenfrüchte:** Bohnen, Linsen<br>**Gemüse:** Oliven, Schwarzwurzeln<br>**Obst:** Datteln<br>**Nüsse und Samen:** Sesam<br>**Meiden:** scharf-warm, scharf-heiß, bitter-warm |

### 15.8.3 Ernährung bei Prostatitis

*Praxistipp*

**Empfehlungen:** *Misosuppe, Hirse, Reis, Gemüse*
**Meiden:** *Fettes und Gebratenes, zu viele Milchprodukte, Alkohol*
**Sonstiges:** *lebendiges Sexualleben*

**Tab. 15.26 Ernährung bei Prostatitis.**

| Syndrom in der Chinesischen Medizin | Befunde | Symptome |
|---|---|---|
| Nässe-Hitze in der Blase | • Zungenkörper: rot<br>• Zungenbelag: Belag gelb im hinteren Drittel (gelegentlich wenig ausgeprägt)<br>• Puls: schlüpfrig an der 3. Position | • Dysurie, Brennen beim Wasserlassen, erschwerte Miktion, Urin trübe mit unangenehmem Geruch |
| Leber-Qi-Stagnation | • Zungenkörper: Ränder gerötet und leicht gespannt<br>• Zungenbelag: o. B.<br>• Puls: drahtig, kräftig | • Auslöser oder Verschlechterung durch Stress oder emotionalen Druck, wechselnde Symptomatik, Darmkrämpfe, emotionale Dysbalance |
| Nieren-Yang-Mangel | • Zungenkörper: blass, leicht gedunsen<br>• Zungenbelag: feucht<br>• Puls: kraftlos, v. a. 3. Position, tief | • anfällig gegenüber Kälte-Exposition, schlechter durch körperliche Überanstrengung, kalte Füße, häufiger Harndrang, Neigung zu Harnwegsinfekten |
| Nieren-Yin-Mangel mit Leere-Hitze | • Zungenkörper: rot, evtl. rissig<br>• Zungenbelag: fehlt<br>• Puls: fein, beschleunigt, oberflächlich | • häufig leichte oder latente Beschwerden, leichtes Ziehen im Dammbereich, Urin dunkel, konzentriert, Stuhl trocken, innere Hitze, Unruhe, Nachtschweiß |

**Therapie**

**Getreide:** Buchweizen, Hirse, Quinoa, Reis
**Hülsenfrüchte:** Keimlinge
**Gemüse:** Algen, Champignon, Chicorree, Endivien, Kohlrabi, Salat, Sellerie, Zucchini
**Tee:** Goldrutentee
**Rezepte:** Misosuppe

**Getreide:** Grünkern
**Hülsenfrüchte:** gekeimte Sprossen
**Gemüse:** Bierrettich, Kohlrabi, Meerrettich, Radieschen
**Gewürze:** Basilikum, Pfefferminze
**Meiden:** saure, fettige Speisen, zu viel essen

**Getreide:** Hafer
**Gemüse:** Lauch
**Nüsse und Samen:** Walnuss
**Fleisch:** Hirsch, Lamm
**Fisch:** Aal
**Getränke:** Walnussschnaps
**Gewürze:** getrockneter Ingwer, Sternanis, Zimtrinde

**Getreide:** Dinkel, Weizen
**Hülsenfrüchte:** Bohnen, Linsen
**Gemüse:** Oliven, Schwarzwurzeln
**Obst:** Datteln
**Nüsse und Samen:** Sesam
**Meiden:** scharf-warm, scharf-heiß, bitter-warm

## 15.9 Gynäkologische Erkrankungen

Gynäkologische Erkrankungen können in Fülle (besonders Feuchte Hitze und Leber-Qi-Stagnation) und Leere (Nieren-Yang- oder -Yin-Leere und Blut[Xue]-Mangel) eingeteilt werden. Kombinationsbilder treten häufig auf und verkomplizieren die korrekte Erkennung des Musters:

- Bei der **Leber-Qi-Stagnation** spielen emotionale Spannungen eine auslösende oder verschlechternde Rolle, z. B. Prämenstruelles Syndrom oder Regelschmerzen mit einer Beschwerdezunahme bei Stress.
- Bei chronischem Bestehen einer Qi-Stagnation kann eine **Blut (Xue)-Stase** entstehen: die Schmerz-Qualität wird stärker, bohrender und belastender. Hierbei können z. T. auch organisch fassbare Befunde wie Endometriose oder Myombildungen eingetreten sein. Eine Behandlung wird häufig langwieriger sein als bei der Qi-Stagnation.
- **Äußere Pathogene** wie **Hitze-Nässe** begünstigen eine Art von „Entzündungsmilieu“. Die Beschwerden sind oft ein vermehrter gelblicher Ausfluss, brennende oder auch juckende Missempfindungen und sichtbare Rötung im Genitalbereich. Nicht selten ergeben sich positive Befunde bei mikrobiellen Tests auf Erregernachweis oder Pilz- oder Chlamydienbefall. Typisch ist der dicke, gelbliche Zungenbelag besonders im hinteren Zungendrittel.
- Ein **Nieren-Yin-Mangel** führt zu Trockenheitssymptomen: trockene Scheide, trockene Haut, latenter Juckreiz und Neigung zu leichten Rötungen. Aufsteigende Hitzewellen und mentale Unruhe ergänzen das Bild. Typisch ist der kleine rote, bisweilen rissige Zungenkörper mit vermindertem Belag.
- Beim **Milz-Qi-Mangel** ist die allmähliche Akkumulation von Nässe und dann Schleim begünstigt. Vermehrter vaginaler Ausfluss, eine Anfälligkeit gegenüber vaginalen Pilzinfektionen und die Tendenz zur Gewichtszunahme sind hier zu beobachten. Typischerweise treten weiche Stühle und Abdominalbeschwerden und große Energielosigkeit, z. T. gepaart mit Heißhunger auf Süßes, auf. Wegweisend ist der gedunsene, blasse Zungenkörper mit vermehrtem weißlichem Belag.

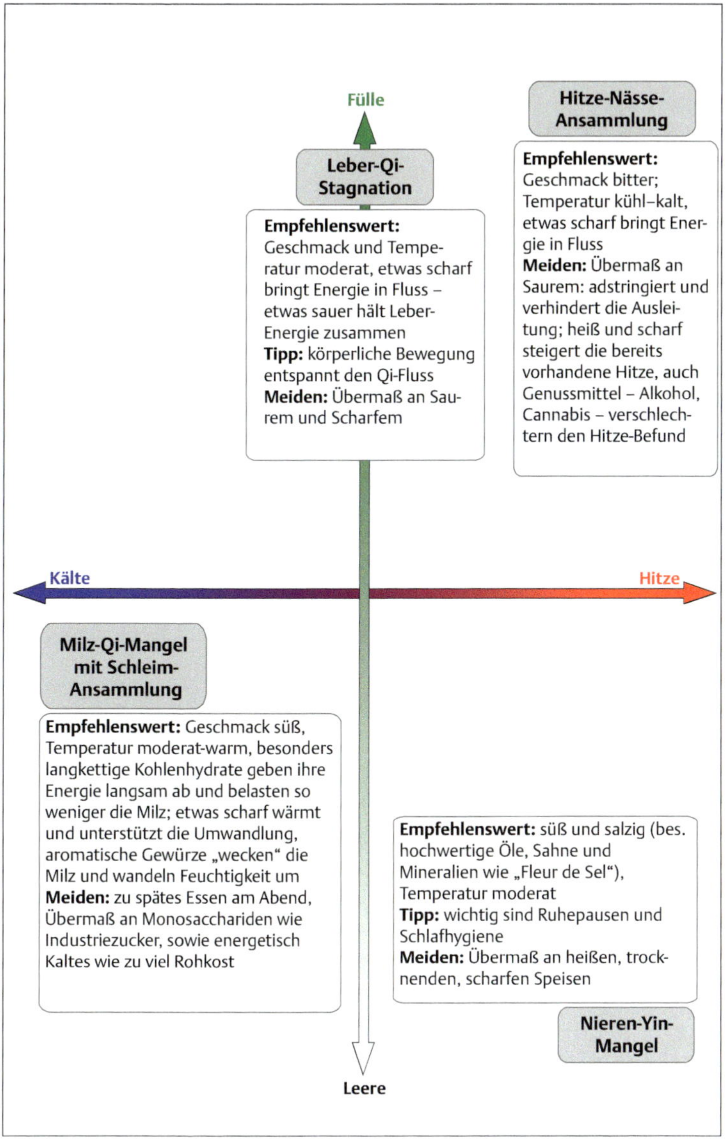


**Abb. 15.9** Gynäkologische Erkrankungen.

### 15.9.1 Ernährung bei Amenorrhöe

*Praxistipp*

**Empfehlungen:** *Fleisch und Fleischsuppe, Leber, Karotten*
**Meiden:** *Übertraining, Überanstrengung, Rohkost*
**Sonstiges:** *Chinesische Kräutertherapie*

**Tab. 15.27 Ernährung bei Amenorrhöe.**

| Syndrom in der Chinesischen Medizin | Befunde | Symptome |
|---|---|---|
| Milz-Qi-Mangel mit Schleim- und Feuchtigkeits-Retention | • Zungenkörper: blass, gedunsen<br>• Zungenbelag: klebrig, weiß, vermehrt<br>• Puls: schlüpfrig, groß | • Menstruation: zunehmend verlängerter Zyklus, vermehrter weißlicher Fluor vaginalis, abdominelle Beschwerden, breiige Stühle, Blähneigung, Schweregefühl, Tendenz zu Gewichtszunahme, evtl. PCO-Syndrom (Polyzystische Ovarien) |
| Leber-Qi-Stagnation | • Zungenkörper: Zungenränder gerötet und leicht gespannt<br>• Zungenbelag: o. B.<br>• Puls: drahtig, kräftig | • Menstruation: zunehmend unregelmäßig, Reizbarkeit, Auslöser sind meist Stress oder emotionale Probleme wie Trennung oder Scheidung, Bauchkrämpfe, Kopf- und Nackenschmerzen |
| Qi- und Blut (Xue)-Mangel | • Zungenkörper: blass<br>• Zungenbelag: feucht<br>• Puls: kraftlos, tief | • Menstruation: spärlich, hellrot<br>• Anorexie, Blässe, fahler Teint, Erschöpfung mit innerer Unruhe, trockene Haut, Haarsausfall |

| Therapie |
|---|
| **Getreide:** Gerste, Hirse, Maisgrieß<br>**Gemüse:** Fenchel, Karotten, Kartoffeln, Kürbis<br>**Fleisch:** Rind, Wachtel<br>**Gewürze:** Ingwer, Kümmel, Kreuzkümmel, Majoran, Oregano<br>**Rezepte:** Kraftsuppe mit Rind<br>**Empfehlung:** Moxa auf Bauchnabel |
| **Getreide:** Grünkern<br>**Hülsenfrüchte:** gekeimte Sprossen<br>**Gemüse:** Bierrettich, Kohlrabi, Meerrettich, Radieschen<br>**Gewürze:** Basilikum, Pfefferminze<br>**Meiden:** saure, fettige Speisen, zu viel essen |
| **Getreide:** Grünkern<br>**Hülsenfrüchte:** rote Bohnen, schwarze Bohnen<br>**Gemüse:** Fenchel, Karotten, Knoblauch, Kürbis, Lauch, Mangold, Petersilienwurzel, Rotkohl, Rote Bete, Spinat, Wurzelgemüse, Zwiebel<br>**Obst:** Aprikosen, Beere, Datteln, Feige, Kirschen, Lychee, rote Trauben<br>**Nüsse und Samen:** Pinienkerne, schwarzer Sesam, Erdnüsse mit roter Schale<br>**Milchprodukte und Eier:** Eier<br>**Fleisch:** jede Leber, Hirsch, Huhn, Lamm, Reh, Rind<br>**Fisch:** Lebertran, Kaviar<br>**Getränke:** Portwein, roter Traubensaft, Rotwein<br>**Tee:** Petersilientee, Himbeerblättertee<br>**Gewürze:** Brennnessel, Ingwer, Kreuzkümmel, Liebstöckel, Sternanis<br>**Rezepte:** mit Rotwein und rotem Traubensaft kochen |

Fortsetzung ►

**Tab. 15.27 Fortsetzung.**

| Syndrom in der Chinesischen Medizin | Befunde | Symptome |
|---|---|---|
| Nieren-Yang-Mangel | • Zungenkörper: blass, leicht gedunsen<br>• Zungenbelag: feucht<br>• Puls: kraftlos, v. a. 3. Position, tief, langsam | • Menstruation: primäre Amenorrhöe, Libidomangel<br>• erschöpft, Schwäche im LWS-Bereich, kalter Unterleib, kalte Füße, häufiger Harndrang, Neigung zu Harnwegsinfekten |
| Nieren-Yin-Mangel | • Zungenkörper: rot, evtl. rissig<br>• Zungenbelag: fehlt<br>• Puls: fein, beschleunigt, oberflächlich | • Menstruation: primäre Amenorrhöe, trockene Scheide, latentes Jucken und Brennen<br>• allgemeine Schwäche, Schwäche in der LWS, in die Knie ziehend, Urin dunkel, konzentriert, Stuhl trocken, innere Hitze, Unruhe, Nachtschweiß |

| Therapie |
| --- |
| **Getreide:** Hafer<br>**Gemüse:** Lauch<br>**Nüsse und Samen:** Walnuss<br>**Fleisch:** Hirsch, Lamm<br>**Fisch:** Aal<br>**Getränke:** Walnussschnaps<br>**Gewürze:** getrockneter Ingwer, Sternanis, Zimtrinde<br><br>**Getreide:** Dinkel, Weizen<br>**Hülsenfrüchte:** Bohnen, Linsen<br>**Gemüse:** Oliven, Schwarzwurzeln<br>**Obst:** Datteln<br>**Nüsse und Samen:** Sesam<br>**Meiden:** scharf-warm, scharf-heiß, bitter-warm |

## 15.9.2 Ernährung bei Dysmenorrhöe

**Tab. 15.28 Ernährung bei Dysmenorrhöe.**

| Syndrom in der Chinesischen Medizin | Befunde | Symptome |
|---|---|---|
| Leber-Qi-Stagnation | • Zungenkörper: Zungenränder gerötet und leicht gespannt<br>• Zungenbelag: o. B.<br>• Puls: drahtig, kräftig | • Schmerzen: vor oder während der Menstruation, unregelmäßiger Zyklus, Reizbarkeit, Prämenstruelles Syndrom, Brustspannung, emotionale Schwankungen, Brauchkrämpfe, Kopf- und Nackenschmerzen |
| Blut (Xue)-Mangel mit Neigung zu Blut (Xue)-Stase | • Zungenkörper: blass und livide, evtl. gestaute Zungengrundvenen<br>• Zungenbelag: leicht vermindert<br>• Puls: schwach, fadenförmig | • Regelschmerzen, schwache und kurze Blutung, Blutung: blass, klumpig, trockene Haut und Schleimhaut, Haarausfall, Neigung zu Obstipation |
| Blut (Xue)-Stase | • Zungenkörper: livide, gestaute Zungengrundvenen<br>• Zungenbelag: normal<br>• Puls: kraftvoll, rau, oft gespannt | • starke und bohrende Schmerzen, Ausstrahlung in LWS-Bereich, Blutung: dunkel, klumpig, evtl. Endometriose oder Myome, Neigung zu Obstipation |
| Kälte-Stagnation im Uterus | • Zungenkörper: blass, evtl. leicht livide<br>• Zungenbelag: weiß, vermehrt<br>• Puls: langsam, kraftvoll | • Regelschmerzen: krampfartig, Wärme bessert, Blutung: wenig, blass, Blässe, fahler Teint, Erschöpfung |

*Praxistipp*

**Empfehlungen:** *Regelmäßigkeit, 3-mal täglich gekochtes Essen, Hühnersuppe mit Radix Angelicae Sinensis*

**Meiden:** *kalte Nahrungsmittel und Getränke, übermäßiges Essen, Fettes und Gebratenes, Hektik, Schlafmangel*

**Sonstiges:** *vor Menstruation weniger essen und leichte Kost*

*Ernährung spielt bei Erschöpfungszuständen eine entscheidende Rolle. Daher ist es sehr wichtig, für einen Energieaufbau die Patienten entsprechend zu beraten.*

**Therapie**

**Getreide:** Grünkern
**Hülsenfrüchte:** gekeimte Sprossen
**Gemüse:** Bierrettich, Kohlrabi, Meerrettich, Radieschen
**Gewürze:** Basilikum, Pfefferminze
**Meiden:** saure, fettige Speisen, zu viel essen

**Getreide:** Grünkern
**Hülsenfrüchte:** rote Bohnen, schwarze Bohnen
**Gemüse:** Fenchel, Karotten, Kürbis, Mangold, Petersilienwurzel, Rotkohl, Rote Bete, Spinat, Wurzelgemüse
**Obst:** Aprikosen, Beere, Datteln, Feigen, Kirschen, Lychee, rote Trauben
**Nüsse und Samen:** Pinienkerne, schwarzer Sesam, Erdnüsse mit roter Schale
**Milchprodukte und Eier:** Eier
**Fleisch:** Hirsch, Huhn, Lamm, Reh, Rind
**Fisch:** Lebertran, Kaviar,
**Getränke:** Portwein, roter Traubensaft, Rotwein
**Tee:** Petersilientee, Himbeerblättertee
**Gewürze:** Brennnessel, Liebstöckel
**Rezepte:** mit Rotwein und rotem Traubensaft kochen

**Getreide:** Hafer
**Gemüse:** Knoblauch, Kohlrabi, Lauch, Petersilienwurzel, Rettich, Zwiebel
**Fleisch:** Lamm, Rind
**Gewürze:** Kreuzkümmel, Petersilie, Sternanis

**Getreide:** Hafer
**Gemüse:** Lauch
**Nüsse und Samen:** Walnuss
**Fleisch:** Hirsch, Lamm
**Fisch:** Aal
**Getränke:** Walnussschnaps
**Gewürze:** getrockneter Ingwer, Ingwer, Sternanis, Zimtrinde

## 15.9.3 Ernährung bei Infertilität – Unerfüllter Kinderwunsch

*Praxistipp*

**Empfehlungen:** *Lamm, Lammsuppe mit Lauch, Fleischsuppe mit Ginseng, regelmäßiger Schlaf- und Lebensrhythmus, Hafer, Dinkel, Gemüse, Obst, Gewürze*
**Meiden:** *Alkohol, Nikotin, Medikamente, Stress, denaturierte Nahrungsmittel*

**Tab. 15.29 Ernährung bei Infertilität.**

| Syndrom in der Chinesischen Medizin | Befunde | Symptome |
|---|---|---|
| Qi- und Blut (Xue)-Mangel | • Zungenkörper: blass<br>• Zungenbelag: leicht vermindert<br>• Puls: fein, fadenförmig, rau | • Blutung schwach und kurz, gelegentlich auch das Gegenteil möglich, ausgeprägte Erschöpfung, Überforderung, Blässe, Haarausfall, brüchige Nägel, Parästhesien<br>• westliche Befunde: gelegentlich Eisenmangel, Anämie |
| Leber-Qi-Stagnation | • Zungenkörper: Zungenränder gerötet und leicht gespannt<br>• Zungenbelag: o. B.<br>• Puls: drahtig, kräftig | • starke Fixierung auf Kinderwunsch, frustriert, reizbar und starke emotionale Schwankungen, Prämenstruelles Syndrom, Mastodynie, unregelmäßiger Zyklus<br>• westliche Befunde: gelegentlich nicht optimale Durchblutungssituation im Uterus, gestörte Peristaltik der Tuben oder des Uterus während der Nidation |
| Nieren-Yin- und Jing-Mangel | • Zungenkörper: klein, Delle am Zungengrund, gelegentlich beginnende Risse oder Rötung<br>• Zungenbelag: vermindert<br>• Puls: dünn, fein, gelegentlich beschleunigt, oberflächlich | • späte Menarche, trockene Haut und Schleimhaut, auch im Vaginalbereich, verringerter Ausfluss, erschöpft, unruhig, LWS- und Zahnprobleme<br>• westliche Befunde: Follikelreifungsstörung, ovarielle Insuffizienz, verminderte ovarielle Reserve |

**Therapie**

**Getreide:** Grünkern
**Hülsenfrüchte:** rote Bohnen, schwarze Bohnen
**Gemüse:** Fenchel, Karotten, Knoblauch, Kürbis, Lauch, Mangold, Petersilienwurzel, Rotkohl, Rote Bete, Spinat, Wurzelgemüse, Zwiebel
**Obst:** Aprikosen, Beeren, Datteln, Feigen, Kirschen, Lychee, rote Trauben
**Nüsse und Samen:** Pinienkerne, schwarzer Sesam, Erdnüsse mit roter Schale
**Milchprodukte und Eier:** Eier
**Fleisch:** Hirsch, Huhn, Lamm, jede Leber, Reh, Rind
**Fisch:** Kaviar, Lebertran
**Getränke:** Portwein, roter Traubensaft, Rotwein
**Tee:** Himbeerblättertee, Petersilientee
**Gewürze:** Brennnessel, Ingwer, Kreuzkümmel, Liebstöckel, Sternanis
**Rezepte:** mit Rotwein und rotem Traubensaft kochen

**Getreide:** Grünkern
**Hülsenfrüchte:** gekeimte Sprossen
**Gemüse:** Bierrettich, Kohlrabi, Meerrettich, Radieschen
**Gewürze:** Basilikum, Liebstöckel, Petersilie, Pfefferminze, Schnittlauch
**Empfehlungen:** Massage, Tanzen, Singen, Malen
**Meiden:** saure, fettige Speisen, zu viel essen

**Getreide:** Dinkel, Weizen
**Hülsenfrüchte:** Bohnen, Linsen
**Gemüse:** Oliven, Schwarzwurzeln
**Obst:** Datteln
**Nüsse und Samen:** Sesam
**Gewürze:** chin. Kräuter
**Meiden:** scharf-warm, scharf-heiß, bitter-warm

Fortsetzung ►

**Tab. 15.29 Fortsetzung.**

| Syndrom in der Chinesischen Medizin | Befunde | Symptome |
|---|---|---|
| Nieren-Yang-Mangel | • Zungenkörper: blass, gedunsen<br>• Zungenbelag: weiß, dünn<br>• Puls: langsam, kraftlos, v. a. 3. Position geschwächt | • mangelnder oder sehr zögerlicher Anstieg der Basaltemperatur in der zweiten Zyklushälfte, vor der Regel beginnende Schmierblutungen, anamnestisch Fehlgeburt, Libidomangel, Blässe, kalte Füße oder Kälte im LWS-Bereich<br>• westliche Befunde: Gelbkörperschwäche, vorzeitige Abbruchblutung |
| Nässe-Hitze im Unteren Erwärmer | • Zungenkörper: gedunsen, rote Areale<br>• Zungenbelag: vermehrter gelblicher Belag<br>• Puls: schlüpfrig, groß | • brennender, gelblicher, z. T. übel riechender vaginaler Ausfluss, Durst, Unruhe, Neigung zu Hautunreinheiten oder Harnwegsinfekten<br>• westliche Befunde: immunologische Aktivierung von Makrophagen, evtl. Spermien-Antikörper oder Chlamydiennachweis |

**Therapie**

**Getreide:** Hafer
**Gemüse:** Lauch
**Nüsse und Samen:** Walnuss
**Fleisch:** Hirsch, Lamm
**Fisch:** Aal
**Getränke:** Walnussschnaps
**Gewürze:** getrockneter Ingwer, Sternanis, Zimtrinde

**Getreide:** Hirse, Reis
**Gemüse:** Algen, Champignon, Chicorée, Keimlinge, Sellerie, Zucchini
**Tee:** grüner Tee
**Gewürze:** Basilikum, Pfefferminze
**Rezepte:** Misosuppe
**Meiden:** Milchprodukte, Fleisch, Zucker

### 15.9.4 Ernährung bei klimakterischen Beschwerden

*Praxistipp*

**Empfehlungen:** *Soja, Gemüse, Reis*
**Meiden:** *Kaffee, Alkohol, Rauchen, scharfe und trocknende Nahrungsmittel*
**Sonstiges:** *gutes Sexualleben, mexikanische Yamswurzel*

**Tab. 15.30 Ernährung bei klimakterischen Beschwerden.**

| Syndrom in der Chinesischen Medizin | Befunde | Symptome |
|---|---|---|
| Leber-Qi-Stagnation mit Yang-Exzess in Leber und Herz | • Zungenkörper: rote Ränder<br>• Zungenbelag: evtl. o. B.<br>• Puls: kräftig, drahtig | • aufsteigende Hitze schlechter bei Stress, Neigung zu Bauchbeschwerden, Blähungen, Neigung zu Obstipation, Unruhe, leichte Dysmenorrhöe, trockene Haut und Schleimhaut |
| Nieren-Yin-Mangel mit aufsteigendem Leber-Yang | • Zungenkörper: seitlich rot<br>• Zungenbelag: vermindert<br>• Puls: sehr fein, fadenförmig, drahtig | • „fliegende Hitze", v. a. bei Aufregung und emotionalen Problemen, LWS-Schwäche und -schmerzen, Obstipation, trockene Haut und Schleimhaut, Neigung zu Schläfenkopfschmerz und Augenproblemen |
| Nieren-Yin-Mangel mit ausgepägter Leere-Hitze | • Zungenkörper: sehr rot, geschrumpft, rissig<br>• Zungenbelag: fehlt<br>• Puls: fein, beschleunigt, gelegentlich oberflächlich | • ausgeprägte Hitze-Flush-Symptomatik, schlechter abends und nachts, „Feuer der fünf Herzen": heiße Extremitäten und Palpitationen, Nachtschweiß, große innere Unruhe und Schlaflosigkeit, trockene Haut und Schleimhaut, Miktionsprobleme |

| Therapie |
|---|
| **Getreide:** Buchweizen, Reis<br>**Hülsenfrüchte:** Bohnen, gekeimte Sprossen<br>**Gemüse:** Auberginen, Bierrettich, Brokkoli, Chicorée, Chinakohl, Endivie, Kohlrabi, Radieschen, Salat, Sellerie, Zucchini<br>**Gewürze:** Basilikum, Pfefferminze<br>**Meiden:** saure, fettige Speisen, zu viel essen, scharf-heiß |
| **Getreide:** Dinkel, Weizen<br>**Hülsenfrüchte:** Bohnen, Linsen<br>**Gemüse:** Oliven, Schwarzwurzeln, Sellerie<br>**Obst:** Datteln<br>**Nüsse und Samen:** Sesam<br>**Meiden:** scharf-warm, scharf-heiß, bitter-warm |
| **Getreide:** Dinkel, Weizen<br>**Hülsenfrüchte:** Bohnen, Linsen<br>**Gemüse:** Oliven, Schwarzwurzeln<br>**Obst:** Datteln<br>**Nüsse und Samen:** Sesam<br>**Meiden:** scharf-warm, scharf-heiß, bitter-warm |

## 15.10 Hauterkrankungen



Hauterkrankungen können durch sehr unterschiedliche Pathologien hervorgerufen werden. Für eine effektive Behandlung ist eine vorherige Differenzierung unumgänglich. Diagnostisch wegweisend ist bei dermatologischen Erkrankungen insbesondere der Hautbefund selbst, der im Zweifelsfall sogar höher zu bewerten sein kann als ein abweichender Puls- oder Zungenbefund:

- **Äußere Pathogene** wie **Wind, Nässe** und **Hitze** spielen fast immer eine Rolle. Das Pathogen Wind lässt sich an den stark wechselnden Lokalisationen und an dem sehr veränderlichen Symptombild, z.T. auch an dem Juckreiz erkennen. Auf das Vorhandensein von Nässe weist die Sekretion und das Nässen der betroffenen Hautpartien hin. Hitze macht sich in Form flammender Rötung und ebenfalls an einem starken Juckreiz bemerkbar.
- Sehr oft liegt begleitend oder auch begünstigend ein **Blut (Xue)-Mangel** vor. Die Haut ist trocken, dystrophisch, welk. Die betroffenen Hautpartien können auch schuppig sein. Insgesamt ist die Rötung oft weniger intensiv bis minimal blass-rot. Typisch sind auch weitere „trophische Störungen“ wie brüchige Nägel und Haarausfall.
- Die Invasion von Hitze kann auch bis ins Blut (Xue) vorgedrungen sein: Für **Blut (Xue)-Hitze** typisch sind spontan auftretende Blutungen der Haut im befallenen Bereich. Die Haut kann rot bis dunkelrot gefärbt sein. Durch die häufig vorliegende Verletzung der Säfte aufgrund der Hitze im Bereich des Blutes liegen oft trockene Effloreszenzen vor.
- Bei einer begleitenden **Leber-Qi-Stagnation** spielen emotionale Spannungen eine begünstigende oder den jeweiligen Schub auslösende Rolle.
- Bei chronischen Beschwerden kann eine **Blut (Xue)-Stase** vorliegen nach dem alten Lehrsatz von **Ye Tian-shi**: „Neue Erkrankungen treten im Qi-Bereich, alte Erkrankungen im Blut (Xue)-Bereich auf.“ Erkennbar kann dies an verstärkter Pigmentierung oder begleitenden Schmerzen sein.

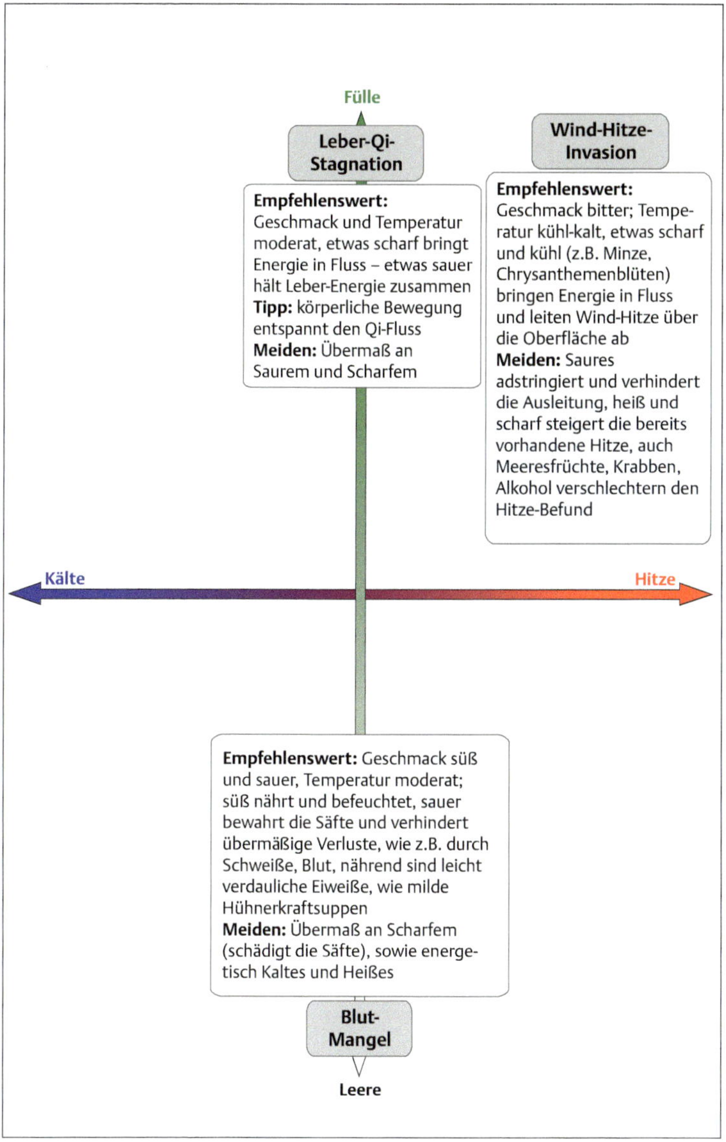


**Abb. 15.10** Hauterkrankungen.

## 15.10.1 Ernährung bei Hauterkrankungen

**Beachte** *Haut über Hautbefund diagnostizieren (Hautbefund ist im Zweifelsfall wichtiger als Zunge und Puls).*

**Tab. 15.31 Ernährung bei Hauterkrankungen.**

| Syndrom in der Chinesischen Medizin | Befunde | Symptome |
|---|---|---|
| Leber-Qi-Stagnation | • Zungenkörper: rote Ränder<br>• Zungenbelag: oft o. B.<br>• Puls: kräftig, drahtig | • Haut oft mit ausgeprägtem, aber in Intensität und Lokalisation sehr wechselhaftem Juckreiz, urtikarielle Effloreszenzen<br>• Verschlechterung: in Zeiten vermehrter Anspannung und Stress<br>• Nebensymptome: frühmorgendliches Erwachen, kann danach nicht mehr einschlafen, häufige Kopfschmerzen im Schläfen- oder Scheitelbereich |
| Blut (Xue)-Hitze mit beginnendem Blut (Xue)-Mangel | • Zungenkörper: rot bis dunkelrot, geschrumpft, evtl. Riss in der Spitze<br>• Zungenbelag: o.B. – vermindert<br>• Puls: tief, fein, beschleunigt | • Haut gerötet, Juckreiz, Neigung zu spontanen Blutungen, gelegentlich nächtliche Verschlechterung des Juckreizes<br>• Nebensymptome: Ein- und Durchschlafprobleme, Unruhe, Vergesslichkeit, Ängstlichkeit, Nachtschweiß, Zungenbrennen, Mundulzera |
| Hitze/Feuchte Hitze in Leber und Gallenblase | • Zungenkörper: rot oder rote Ränder<br>• Zungenbelag: vermehrt gelblich<br>• Puls: kräftig, drahtig | • Juckreiz und nässende Ekzeme im Genital- und Leistenbereich, auch andere, v. a. seitliche Lokalisationen, z. B. Schläfe<br>• Nebensymptome: Reizbarkeit, cholerisch, rote Augen |

*Praxistipp*

**Empfehlungen:** *Gemüse, Reis, Birnen*
**Meiden:** *scharfe und fettige Speisen, Weizen, Kuhmilch und -produkte*

**Therapie**

**Getreide:** Buchweizen, Grünkern, Quinoa, Reis
**Hülsenfrüchte:** gekeimte Sprossen
**Gemüse:** Bierrettich, Kohlrabi, Meerrettich, Radieschen
**Gewürze:** Basilikum, Pfefferminze
**Meiden:** saure, fettige Speisen, zu viel essen

**Getreide:** Grünkern
**Hülsenfrüchte:** rote Bohnen, schwarze Bohnen
**Gemüse:** Fenchel, Karotten, Kürbis, Mangold, Petersilienwurzel, Rotkohl, Rote Bete, Spinat, Wurzelgemüse
**Obst:** Aprikosen, Beeren, Datteln, Feigen, Kirschen, Lychee, rote Trauben
**Nüsse und Samen:** Pinienkerne, schwarzer Sesam, Erdnüsse mit roter Schale
**Milchprodukte und Eier:** Eier
**Fleisch:** Huhn, jede Leber, Rind
**Fisch:** Kaviar, Lebertran
**Getränke:** roter Traubensaft
**Tee:** Himbeerblättertee, Petersilientee
**Gewürze:** Brennnessel, Liebstöckel

**Getreide:** Hirse, Quinoa, Reis
**Tee:** Maishaartee
**Rezepte:** Champignonsalat, Salat mit Keimlingen, Selleriesalat
**Gewürze:** bittere Kräuter, Brennnessel, etwas Kardamom, Löwenzahn, getr. Orangenschale
**Empfehlungen:** bitter/kalt, aromatisch, Fasten mit Reis
**Meiden:** fette, gebratene Speisen, scharfe Gewürze, Butterbrot, Cocktails

Fortsetzung ►

**Tab. 15.31 Fortsetzung.**

| Syndrom in der Chinesischen Medizin | Befunde | Symptome |
|---|---|---|
| toxische Hitze | • Zungenkörper: evtl. rot<br>• Zungenbelag: weißlich bis gelblich<br>• Puls: kräftig, evtl. leicht beschleunigt | • eitrige Effloreszenzen, entzündete Hautareale mit schmierigen Belägen, Neigung zu Abszedierung, Furunkel, Karbunkel, besonders im Kopf- und Gesichtsbereich |
| Wind-Nässe-Hitze | • Zungenkörper: gelegentlich unauffällig, evtl. leicht gerötet oder rote Flecken, evtl. gedunsen<br>• Zungenbelag: evtl. leicht weißlich oder gelblich<br>• Puls: kraftvoll, beschleunigt | • Hauterkrankungen mit deutlichem Juckreiz und nässender Exsudation<br>• Verschlechterung der Hautsymptome während des Sommers und durch Schwitzen<br>• Nebensymptome: trockener Mund, Durst, allgemeines Hitzegefühl, Nagelmykose |

| Therapie |
| --- |
| **Getreide:** Hirse, Quinoa, Reis<br>**Gemüse:** Brokkoli, Kohlrabi, Zucchini<br>**Rezepte:** Bambussuppe, Mungbohnensuppe<br>**Empfehlungen:** vegetarische Kost<br>**Meiden:** Fleisch, Alkohol, scharfe Gewürze<br><br>**Getreide:** Buchweizen, Gerste, Hirse, Reis<br>**Gemüse:** Aubergine, Bambus, Blumenkohl, Brennnessel, Chinakohl, Kohl, Kohlrabi, Kombualgen, Sellerie, Weißkraut, Zucchini<br>**Tee:** grüner Tee, Pfefferminztee<br>**Gewürze:** Basilikum, Majoran, Oregano<br>**Rezepte:** Misosuppe mit Algen, Gemüsesuppe mit Algen, Dünsten, Schmoren<br>**Empfehlungen:** etwas Rohkost, außer bei Schwäche des Qi oder Yin, thermisch kühlende Nahrungsmittel<br>**Meiden:** Gebratenes, Fleisch, Zucker |

# 16 Chinesische Diätetik bei häufigen Krankheitsmustern der TCM

## 16.1 Milz-Qi-Mangel

**Ursache:** zu reichliches Essen, unregelmäßige Mahlzeiten, Hektik beim Essen, zu befeuchtende oder kalte Nahrung, zu viele Sorgen, Grübeln, übermäßige geistige Tätigkeit, Bewegungsmangel

**Physiologie:** Da die Milz die Aufgabe der Transformation der Nahrung in Qi-Kräfte und geklärte Säfte hat, kommt es bei einem Milz-Qi-Mangel zu zwei grundsätzlichen Erscheinungen:
- Zu wenig Qi wird produziert: Patient fühlt sich erschöpft, abgeschlagen und müde.
- Ein Teil der aufgenommen Nahrung bleibt im Mittleren Erwärmer als sog. ungeklärte Säfte und somit als Nässe liegen: Patient beklagt ein Schweregefühl, begleitet von Ödem- und Diarrhöeneigung und Schwellungen.

**Diagnose/Befunde**
- **körperliche Beschwerden:** blasses Gesicht, Schwäche
- **Zungenkörper:** blass, gedunsen, Zahneindrücke an den Zungenrändern
- **Zungenbelag:** vermehrt, weißlich, feucht
- **Puls:** kraftlos, tief, schlüpfrig

**Therapie mit Diätetik:** Die Diätetik fußt auf zwei Säulen:
- die Umwandlungskraft der Milz wieder zu fördern: dies bedarf warmer und stärkender, somit leicht süßer (aber nicht zu süß, da zu befeuchtend) Nahrungsmittel
  - viele Getreide erfüllen diese Eigenschaften, nicht jedoch Weizen, der durch seine große Nahrhaftigkeit bis in den Yin-Bereich (hoher Eiweißgehalt) schwerer verdaulich ist, also empfehlen wir: Hirse, Hafer, Reis, Mais
  - Gemüse, die hilfreich sind: Auberginen, Karotten, Kartoffeln, Lauch, Zwiebel
- Nahrungsmittel, die diuretische Eigenschaften aufweisen:
  - diuretische Nahrungsmittel, die gleichzeitig süßlich sind und einen Bezug zur Milz aufweisen, sind Hülsenfrüchte, v. a. die Sojabohne ist diuretisch und die Milz stützend

Am leichtesten verdaulich für eine geschwächte Milz sind Suppen und Eintöpfe oder gekochtes Getreide mit gedünstetem Gemüse. Als Eiweißträger wird leicht verdauliches Einweiß, z. B. Huhn oder natürliche Sojaprodukte (diuretische Eigenschaften) empfohlen. Da auch viele Fische leicht verdauliches Einweiß anbieten und eine leicht diuretische Wirkkomponente aufweisen, sind sie auch sehr geeignet.

Die Speisen sollten möglichst warm und in Ruhe gegessen werden, da dies die Milz zusätzlich unterstützt; lieber satt essen und die Zwischenmahlzeiten weglassen.

**Cave** *Besonders vorsichtig sein sollten Milz-Qi-Mangel-Patienten mit folgenden Nahrungsmitteln (bis die Milz sich deutlich erholt hat): Süßigkeiten, Milchprodukten, eisgekühlten Getränken und Speisen, Rohkost, energetisch kalter Nahrung, Fettem, Alkohol, zu spätem Essen am Abend.*

## 16.2 Schleim-Akkumulation

**Ursache** (ähnlich den Ursachen des Milz-Qi-Mangels): zu reichliches Essen, unregelmäßige Mahlzeiten, Hektik beim Essen, zu befeuchtende oder kalte Nahrung, zu viele Sorgen, Grübeln, übermäßige geistige Tätigkeit, Bewegungsmangel. Besonders sehr fette Speisen, Süßigkeiten und Alkohol können zu Schleim-Akkumulation führen

**Physiologie:** Auch hier steckt oft eine geschwächte Milz hinter einem Schleim-Befund, da die nicht transformierte Nahrung als Nässe liegen bleibt. Geschieht dies über eine längere Zeit, „dickt" die Nässe mehr und mehr ein und es entsteht Schleim.

Schleim führt zu einer Blockierung des Qi-Flusses. Daher kommt es auch zu weiteren zusätzlichen Beschwerden im Vergleich mit dem Milz-Qi-Mangel-Patienten:

- **allgemein:** erschöpft, abgeschlagen und müde, mit Schweregefühl, begleitet von Ödemneigung und Schwellungen, Diarrhöeneigung
- **zusätzlich:** Übelkeit, Aufstoßen, Erbrechen, Druck- und Völlegefühl im Oberbauch, morgendliche Verschleimung im Rachen, häufiges Aushusten von Sputum, Schwere- und Druckgefühl im Stirnbereich, Kopf wie benebelt, Nebenhöhlenaffektionen

**Diagnose/Befunde**

- **körperliche Beschwerden:** blasses Gesicht, Schwäche, Oberbauchbeschwerden, Druck im Thorax, Übelkeit, Husten und Auswurf
- **Zungenkörper:** blass, gedunsen, Zahneindrücke an den Zungenrändern
- **Zungenbelag:** dick, schmieriger klebriger Zungenbelag
- **Puls:** kraftlos, schlüpfrig, evtl. drahtig

**Therapie mit Diätetik:** Die Diätetik entspricht weitestgehend der des Milz-Qi-Mangels. Jedoch muss man sich auf eine längere Behandlungszeit einstellen. Denn Schleim ist im wahrsten Sinne des Wortes eine „zähe" Angelegenheit:

- Auch hier werden daher gekochte **Getreide** empfohlen: Hirse, Hafer, Reis, Mais.
- Vielfältige **Gemüse** werden ebenfalls empfohlen: Auberginen, Karotten, Kartoffeln, Lauch, Zwiebel.
- Besonders wichtig sind die **Hülsenfrüchte** wegen der bereits erwähnten diuretischen und Milz stützenden Wirkung.
- Noch wichtiger ist auf regelmäßige Ernährung zu achten und Nässe produzierende Nahrungsmittel zu meiden.

- Extrem hilfreich bei Schleim-Ansammlung ist die „Heißwasser-Trinkkur" (siehe Kap. 18.4, S. 393). Diese mag banal klingen, hat aber schon viele Patienten durch ihre hohe Wirksamkeit überzeugt.

**Cave** *Süßigkeiten, Fettes, Alkohol, Milchprodukte, kalte und rohe Nahrung (daher sind Obst und Säfte besser zu meiden oder in Form von Kompott warm anzubieten).*

## 16.3 Nieren-Yang-Mangel

**Ursache:** körperliche Überarbeitung, schweres Heben, übermäßige sexuelle Aktivität, Kälte im Bereich der Nieren-Region; alle Sportarten, bei denen die Nieren-Energie gebraucht und zusätzlich diese Region gekühlt wird, schwächen die Niere: Motorradfahren, Bergsteigen, Rennradfahren, Wind-Surfen

**Physiologie:** Im Funktionskreis der Niere ist das gesamte Yang-Potenzial des Organismus bewahrt. Wie eine Heizungsanlage im Keller für Gesamttemperatur des Hauses, so ist das Nieren-Yang für die Erwärmung und Aktivierung des gesamten Körpers verantwortlich. Daher kommt es auch zu ausgeprägten Kältegefühlen bei einem Nieren-Yang-Mangel. Blässe und Antriebsmangel gehören ebenfalls dazu.

**Diagnose/Befunde:**
- **körperliche Beschwerden:** blasses Gesicht, inneres Kältegefühl, kalte Füße, Schwäche und Schmerz im LWS-Bereich, Impotenz, Libidomangel, häufiges Wasserlassen, Appetitverlust, Diarrhöe, das Fehlen von Durst, Trägheit, Erschöpfung, Willensschwäche
- **Zungenkörper:** blass, gedunsen, Zahneindrücke an den Zungenrändern
- **Zungenbelag:** vermehrt, weißlich, feucht
- **Puls:** kraftlos, tief, langsam, gelegentlich ist die 3. Position deutlich schwächer tastbar

**Therapie mit Diätetik:** Da bei einem Nieren-Yang-Mangel auch ein Milz-Yang-Mangel begleitend auftreten kann, sollte die Stärkung der Niere auch die Kräftigung der Milz mitberücksichtigt werden.

Speziell für die Tonisierung des Nieren-Yang:
- Walnüsse, Esskastanie, Fenchel, Weißkohl (sind alle von warmer Temperatur und von süßem Geschmack)
- Weintrauben (neutral und süß)
- Huhn, Schaf, Lamm, Ziege, Wachtel, Hirsch, Rind (Niere), Lachs, Garnelen
- Zimt, Sternanis, Nelken, Alkohol (besonders Rotwein und Champagner wirken auf die Niere)

## 16.4 Blut (Xue)- und Yin-Mangel

**Ursache:** Geburt, Stillzeit, Operationen und nach zehrender Krankheit. Erschöpfungs- und Mangelzustände können zu einem Blut (Xue)- und Yin-Mangel führen; auch langfristige Hitze-Prozesse konsumieren die Säfte.

**Physiologie:** Durch den Mangel an Blut (Xue) und Yin fehlen dem Organismus die nährenden und kühlenden Valenzen. Es kommt zu Trockenheitssymptomen, Dystrophien durch mangelnde „Nährung"; Haarausfall, brüchige Nägel können die Folge sein. Welkes, fahles Aussehen bei Yin-Mangel, auch rote Wangen und innere Hitzewellen am Nachmittag oder nachts.

**Diagnose/Befunde:**

- **körperliche Beschwerden:** rotes Gesicht, Hitzegefühl, Trockenheit der Haut und Schleimhaut (Obstipation), Durst
- **seelische Beschwerden:** Unruhe, Schlaflosigkeit
- **Zungenkörper:** Blut (Xue)-Mangel: blass, geschrumpft; Yin-Mangel: rot, eher klein oder geschrumpft, rissig
- **Zungenbelag:** vermindert oder ganz fehlend
- **Puls:** sehr fein, fadenförmig, evtl. beschleunigt

**Therapie mit Diätetik:** Hier sind v. a. befeuchtende, Säfte spendende Nahrungsmittel auszuwählen, und zwar so, dass die Milz nicht überfordert wird mit der Verdauung dieser sehr befeuchtenden Valenzen:

- Es eignet sich v. a. **Obst**, was meist von süßem Geschmack ist und befeuchtet. Zusätzlich kann die leichte Säure helfen, Blut (Xue) und Yin des Körpers zu bewahren und Nachtschweißen vorzubeugen. Im Übrigen sind zahlreiche Früchte von neutraler bis kühler Temperatur, was die bei Yin-Mangel bestehende Leere-Hitze beseitigen hilft. Erwähnenswert sind Weintraube, Kirsche.
- Als **Gemüse** eignen sich Karotten und Auberginen.
- Weiterhin sind hier gerade **Milchprodukte** und **tierische Eiweiße** zu empfehlen. Milch oder das leichter verdauliche Lassi (Joghurt 1:1 mit Wasser verquirlt) befeuchtet, ergänzt die Säfte, stillt Durst und hat eine beruhigende Wirkung, auch Sahne, Butter und Frischkäse in geringen Mengen nähren das Yin.
- Ferner ist leicht verdauliches **tierisches Eiweiß** zu empfehlen: Rind, Schwein, Taube, Hühnereigelb, Niere von Schwein oder Rind, Austern, Barsch, Karpfen, Tintenfisch.
- Von den **Gewürzen** ist besonders das Salz mit Bezug zur Niere und kaltem Temperaturverhalten zu erwähnen, sowie das kühle, leicht süße Sesamöl mit stützender Wirkung auf Nieren-Yin.

**Cave** *Besonders vorsichtig sein sollten Patienten mit Säfte-Mangel mit heißen und trocknenden Speisen und Getränken. Scharfe Gewürze wie Chili, aber auch energetisch heiße Genussmittel wie Tabak, hochprozentiger Alkohol oder der warme und trocknende Kaffee können das Yin weiter vermindern.*

## 16.5 Hitze-Nässe-Erkrankungen

**Ursache:** Hitze-Nässe-Prozesse entsprechen oft dem, was man in der westlichen Medizin mit Entzündungen bezeichnet. Sie entstehen durch Liegengebliebenes, z. B. Nässe in der Milz durch unzulänglich Verdautes. Besteht Nässe über längere Zeit, entsteht dadurch leicht ein Hitze-Prozess. Dieser ist insofern schwierig zu behandeln, als die Nässe allein das trocknende und wärmende Prinzip bedürfte, was aber die Hitze verschlimmern könnte. Die Hitze für sich genommen würden wir gerne mit kühlen und befeuchtenden Mitteln behandeln, was aber wiederum mehr Nässe mit sich bringen könnte. Also muss hier mit Umsicht vorgegangen werden.

**Diagnose/Befunde:**
- **körperliche Beschwerden:** evtl. rotes Gesicht, Hitzegefühl, unreine Haut, Akne, übel riechende Diarrhöe mit Schleim oder Blut; Durst, aber kein Verlangen zu trinken; trüber Urin, Unruhe
- **Zungenkörper:** rot, gedunsen
- **Zungenbelag:** vermehrter, dicker, gelblicher Belag
- **Puls:** kräftig, voll, evtl. beschleunigt, schlüpfrig

**Therapie mit Diätetik**
- **Getreide:** Rundkornreis, Hirse, angekeimter Weizen, Weizenkeime, besonders geeignet ist Buchweizen.
- **Hülsenfrüchte/Nüsse:** Tofu (Sojabohnenquark), Sojasprossen, Erbsen, Mungbohnen, frische Kokosmilch (kühlt und ist diuretisch).
- **Gemüse:** Viele Wurzelgemüse besitzen eine neutrale bis kühle Temperatur und einen süßen Geschmack. Sie wirken daher kühlend und diuretisch und sind gut geeignet bei Nässe-Hitze-Prozessen: Stangensellerie, Rettich, Spinat, Aubergine, Löwenzahn, Chinakohl, Karotten, Salat.
- **Obst:** Ananas und Birne sind besonders geeignet bei Nässe-Hitze, denn die Birne kann auch Schleim umwandeln. Andere Früchte hingegen sind zwar kühlend und für Hitze gut geeignet, aber auch Säfte spendend und befeuchtend und daher bei Nässe-Hitze nur bedingt empfehlenswert.
- **Fleisch/Fisch/Milchprodukte:** Viele Fleischsorten sind eher warm und erzeugen somit noch mehr Hitze. Milchprodukte sind zwar eher kühlend, aber wiederum sehr befeuchtend und daher bei Nässe nicht so empfehlenswert. Als Eiweißlieferant sind daher am besten Fisch oder Hülsenfrüchte wie Soja geeignet.
- **Genussmittel:** Grüner Tee kühlt und trocknet.

**Cave** *Besonders bei Alkohol, der wärmt und Nässe produzieren kann und daher auf längere Sicht Nässe-Hitze-Prozesse ungünstig beeinflusst. Auch Süßigkeiten vermehren Nässe im Körper, die dann z. B. durch Stress leicht in Feuchte Hitze übergehen kann.*

# 16.6 Zur allgemeinen Reinigung des Organismus: die „milde Reinigungskur"

Statt strapazierende Fastenkuren auf sich zu nehmen, setzt man in der Chinesischen Diätetik eher auf „Reinigungskuren". Diese basieren auf einer sehr vereinfachten und „klaren" und damit den Stoffwechsel entlastenden Ernährung. Manchmal werden sie auch – evtl. etwas irreführend – als „Getreidekuren" bezeichnet. Der Vorteil dabei ist, dass der Stoffwechsel nicht zu sehr heruntergefahren wird und damit auch die Ausscheidungen ganz natürlich erhalten bleiben. So müssen die Entgiftungs- und Ausscheidungsprozesse nicht durch eingreifende Einläufe oder drastische Abführmaßnahmen angeregt werden. Denn dies könnte aus Sicht der Chinesischen Medizin die Milz weiter schwächen oder schädigen.

**Indikation:**
- Milz-Qi-Mangel
- insbesondere auch bei Nässe- und Schleim-assoziierten Erkrankungen (auch Rheuma oder Allergien)
- auch zur Vorbeugung, Verbesserung des Allgemeinbefindens und Erhöhung der Vitalität

## 16.6.1 Durchführung

### *1.–3. Tag morgens und mittags*

**Reissuppe:**
- 2 EL Basmatireis
- 2 EL Mungbohnen
- 0,6 l Wasser

Zubereitung: Ungefähr 1 Stunde langsam köcheln lassen. Während des Kochens kann, nach Bedarf und Geschmack, etwas Salz, Kreuzkümmel, Ingwerpulver oder Gelbwurz hinzugefügt werden (ausreichend als Mahlzeit für 1 Person).

### *Abends*

**Gemüsesuppe:** evtl. mit Brot (Knäckebrot, am besten gelagertes, nicht zu frisches Brot). Das Abendessen sollte nach Möglichkeit **vor 18.00 Uhr** sein.

**Begleitend** an diesen ersten 3 Tagen besonders wichtig:
- mehr Ruhe als sonst, zeitig zu Bett gehen
- warme Getränke, heißes Wasser (v. a. auch Heißwasser-Trinkkur, siehe Kap. 18.4, S. 393, und Ingwerwasser)
- frische Luft, Spaziergänge

- nach dem Essen 10 – 15 Minuten ruhen
- keine Genussmittel, keine Zwischenmahlzeiten

## Ab dem 4. Tag

- Langsame Rückkehr zur Normalkost. Dies sollte behutsam geschehen, weil der Geschmackssinn oft sensibler geworden ist. Der Patient kann nun bewusster erspüren, was ihm gut tut und was nicht.
- Natürlich kann diese Kur bei Wohlbefinden auch länger als 3 Tage durchgeführt werden.
- Sie sollte unbedingt mit der Heißwasser-Trinkkur (siehe Kap. 18.4, S. 393) zur zusätzlichen Ausleitung von Nässe, Schleim und Stoffwechselschlacken kombiniert werden.

# Praxis der Ernährungsberatung

Teil 4

# 17 Ernährungsberatung

## 17.1 Diätratgeber und Ernährungsdogmen

Es gibt über kaum ein Thema ähnlich viel Literatur wie über Diätempfehlungen. Fast im Wochenrhythmus preisen verschiedene (v. a. Frauen-)Magazine die ultimative „Abnehm-“, „Glücks-“ oder „Gesundheitsdiät“ an. Ernährung unterliegt starken Trends und Modeerscheinungen: Mal wird Vitamin E, dann Zink, dann die mediterrane Kost in den Fokus der Aufmerksamkeit gerückt.

Viele Menschen sind auf der Suche nach einer „besseren“ Ernährung, aus dem eigenen Bedürfnis heraus oder durch Krankheit gedrängt. Sie fühlen sich jedoch zunehmend verwirrt durch die vielen unterschiedlichen Meinungen.

Bei einigen Menschen kommt das Klammern an die einzig richtige Ernährungsform einem Dogma mit fast schon religiösen Inhalten gleich und bei vielen führt das Bestreben, möglichst alles richtig zu machen, zu einer gewissen Ängstlichkeit, da die Menschen immer wieder in bestimmten Abständen durch Schreckensmeldungen erschüttert werden: Einmal ist es BSE oder das kanzerogene Acrylamid, dann der „Gammelfleisch-Skandal“ oder die Chemikalien im Bio-Müsli, wovon in den Medien berichtet wird. So entstehen Ängste und eine einschränkende Lustfeindlichkeit bei der Nahrungsaufnahme. Hier liegt vielleicht der Grund, dass gerade die Franzosen die längste Lebenserwartung in Europa haben, nicht nur wegen des Rotweins oder dem Olivenöl, sondern wegen ihrer entspannten Nahrungsaufnahme und der Fähigkeit, das Leben zu genießen.

## 17.2 Praxis der Ernährungsberatung

### 17.2.1 Erfolgreiche Wissensvermittlung

Da jeder von uns viele bestimmte Gewohnheiten und Vorlieben entwickelt hat, ist es auch viel schwieriger, die Ernährung einfach „umzustellen“. Denn da heißt es oft, sich von lieb gewordenen Ritualen und Gewohnheiten zu trennen. Das bedeutet für die Therapeuten, ihre Worte mit besonderer Sorgfalt zu wählen und sehr behutsam und einfühlsam vorzugehen. Denn davon, wie der Therapeut die Botschaft zu vermitteln versteht, hängt ganz wesentlich der Behandlungserfolg ab.

### 17.2.2 Schriftliche Ausführungen

Eine schriftliche Ausführung der zu empfehlenden Nahrungsmittel ist notwendig, da der Patient – wie man aus Studien weiß – nur ca. 20% eines Beratungsgespräches im Gedächtnis behält.

Eine Art vorgefertigtes Merkblatt, das auf den einzelnen Patienten „individualisiert" wird, indem der Name und das aktuelle Datum eingetragen werden, hilft dem Patienten zu vermitteln, dass dies eine ganz auf ihn abgestimmte Empfehlung ist, die nicht als „Flugzettel" jedem in die Hand gedrückt wird.

Auf diesem Merkblatt werden zusätzlich bestimmte Nahrungsmittel unterstrichen oder Hinweise zur Zubereitung oder der besten Tageszeit des Verzehrs gegeben, je nachdem, was für den jeweiligen Patienten besonders wichtig ist.

*Praxistipp*

***Beschreibung vom Ablauf einer Ernährungsberatung***

*Es gibt verschiedene Möglichkeiten, eine Ernährungsberatung anzubieten. Jeder Therapeut arbeitet auf seine Art und in seinem Rahmen mit der Chinesischen Diätetik.*

*Nach einer Befunderhebung von Zunge, Puls, Befragung und Beobachtung bekommt der Patient eine vorgefertigte Liste, auf der die jeweiligen Nahrungsmittel gekennzeichnet sind, die vermehrt in den Plan eingebaut werden sollen, bzw. die Nahrungsmittel, die unbedingt weggelassen werden sollen.*

1. ***Kurzberatung:*** *Zuerst wird anhand von Zunge, Puls, Befragen und Beobachten eine Befunderhebung gemacht, anhand derer individuell Nahrungsmittel und Rezeptvorschläge für das jeweilige Problem notiert werden.*
2. ***Die ausführliche Beratung****: Der Patient kommt für ca. eine Beratungsstunde in die Praxis, in der eine ausführliche Befragung stattfindet, einschließlich Beobachtung und Befunderhebung von Zunge und Puls. Anschließend wird ein genauer und individueller Plan mit einigen Rezeptvorschlägen ausgearbeitet und auch Buchempfehlungen gegeben. Dieser Plan wird per E-Mail oder Post an die jeweilige Person geschickt. Fragen zum Plan per E-Mail gehören auch zur Erstberatung. Es wird ein weiterer Besprechungstermin nach einer Woche, einem Monat oder nach drei Monaten vereinbart, je nach Problematik und Komplexität des Falls.*

**Fallbeispiel** *Ein Patient, 39 Jahre alt, hat seit einem halben Jahr Durchfälle, die nicht stark riechen. Sein Appetit ist mäßig. Er fühlt sich zunehmend müder und erschöpfter, aber innerlich eher unruhig. Sein Schlaf ist oberflächlich, d. h., er wacht bei leichten Geräuschen auf, manchmal kann er nicht wieder einschlafen. Er hat kalte Hände und Füße, und wenn es im Herbst kälter wird, ist er sehr oft erkältet. Im weiteren Verlauf des Gesprächs stellt sich heraus, dass er seit vielen Jahren Vegetarier ist, und aus Zeitgründen bereitet er sich sein Essen hauptsächlich aus gefrorenen Produkten aus der Tiefkühltruhe zu bzw. isst viel Salat und Rohes wegen der Vitamine.*

**Symptome:**
- *starker Heißhunger auf Süßigkeiten*
- *Gesicht und Lippen: blass, er hat dunkle Schatten unter den Augen*
- *Zunge: blass mit einer geröteten Zungenspitze, die Zungenränder weisen Zahnabdrücke auf*
- *Puls: langsam, tief, gleitend und leer*

**Befund:** *Nieren- und Milz-Yang-Mangel (Qi und Blut (Xue) sind bereits verletzt)*

**Therapieprinzip:** *Nieren- und Milz-Qi und -Yang tonisieren, Blut nähren*

**Anmerkung:** *Da er sich schon so lange abgekühlt hat, beginnt man langsam zu wärmen. In diesem Fall muss auch noch darauf Rücksicht genommen werden, dass er Vegetarier ist, sodass nicht-tierische Eiweißquellen eingebaut werden sollten.*

**Therapie:** *Therapiedauer 4 – 6 Jahre mit Begleitung. Der Patient erhält einen individuellen Ernährungsplan und soll die angegebenen Nahrungsmittel täglich in die Ernährung einbauen (***Tab. 17.1***).*
- *3-mal täglich frisch kochen*
- *Zeit nehmen beim Essen*
- *gut kauen*

**Tab. 17.1 Individueller Ernährungsplan (Fallbeispiel).**

| Nahrungsmittel | Empfehlung |
|---|---|
| Getreide | Buchweizen, Gerste, Hafer, Hirse, Mais, Reis<br>Getreide vor dem Kochen trocken anrösten und mit Gewürzen (weiter unten erwähnt) kochen |
| Brot | am besten Roggen- oder Dinkelbrot, aber toasten und nicht als alleinige Mahlzeit! |
| Gemüse | Fenchel, Frühlingszwiebeln (vor allem!), Karotten, Kartoffeln, Kürbis, Lauch, Zwiebeln<br>**zusätzlich:** Blumenkohl, Brokkoli, Kohlrabi, Oliven, Pilze, Rettich gebraten, Rotkraut, Sellerie |
| Obst | nur gekocht mit Gewürzen wie Kardamom: Aprikose, Datteln, Feigen, Kirschen, Pfirsich |
| Milchprodukte | Bergkäse, Parmesan, Ziegenkäse, Ziegenmilch oder Schafsmilch |
| Gewürze | Dill, Fenchel, Ingwer, Kardamom, Kreuzkümmel, Kümmel, Majoran, Muskat, Nelke, Oregano, Petersilie, Schnittlauch, Sternanis, Vanille, Zimt usw.<br>**Empfehlung:** immer viel würzen<br>**meiden:** zu scharfe Gewürze wie Chili |

Fortsetzung ►

**Tab. 17.1** **Fortsetzung.**

| Nahrungsmittel | Empfehlung |
|---|---|
| Getränke | gekochtes Wasser, Fencheltee, Ginsengtee, Kümmeltee, Rotbuschtee, Ingwertee mit Honig (aber nicht täglich), Anis, Sternanis, Nelke als Tee, Yogitee mit Honig und etwas Milch |
| Sonstiges | Ei, gebratener Tofu, Kuchen, Walnüsse<br>**Empfehlung:** im Ofen braten, schmoren |
| Rezepte | • Kraftsuppe: Hafer mit Lauch, Petersilie, Karotten, Fenchel<br>• Zwiebelsuppe<br>• Aufläufe: immer auf der Basis von Lauch, Zwiebeln oder Frühlingszwiebeln<br>• im Ofen gebackene Kartoffeln, Kürbis mit Kräutern<br>• Gemüseeintöpfe<br>• Getreideeintöpfe<br>• Getreide mit Gemüsegerichten<br>• gekochte Salate wie Kartoffelsalat |
| Empfehlungen | • Wärmflasche auf den Rücken und auf den Bauch<br>• Ingwerfußbad<br>• Moxibustion<br>• zusätzlich Chinesische Kräutertherapie |
| Meiden | • Tiefkühlkost und Mikrowelle<br>• grüner Tee<br>• Pfefferminze und diverse Kräutermischungen<br>• Kaffee<br>• Rohkost wie Salate, Gurken, Tomaten (bis Stuhl fest ist)<br>• vergorene Milchprodukte wie Joghurt, Quark, Sauerrahm<br>• kalte Getränke<br>• Eis und Süßigkeiten |

***Beachte*** *Alles, was hier nicht erwähnt wurde, darf auch gegessen werden. Es ist nur aufgelistet, was täglich im Speiseplan enthalten sein sollte.*

*Praxistipp*

**Morgens:** *ein warmes Getreidefrühstück mit Gewürzen oder Suppe oder Eierreis mit Gemüse*
**Mittags:** *gekochtes Essen nach Wahl*
**Abends:** *gekochtes Essen nach Wahl*
*Ein Reiskocher ist sehr empfehlenswert, er spart Zeit!*

### 17.2.3 Wenig ist mehr

Da es schwer ist, sofort auf viele neue Nahrungsmittel, Zubereitungsarten und zeitliche Abläufe zu achten, wird die Umstellung immer erst mit einigen wenigen Punkten begonnen. Wie im vorliegenden Fall z. B. nur das Abendessen früher und leichter zu gestalten, ist schon eine größere Herausforderung für den Patienten.

Eine leichte Gemüsesuppe am Abend mit etwas Brot belastet das System nicht und entlastet die Verdauung in der Nachtzeit. Wenn jemand bereit ist, dies eine Zeit lang auszuprobieren, wird er bald feststellen, dass auch am nächsten Morgen der bisher fehlende Appetit zurückkommt und somit eine weitere Änderung der Essensgewohnheiten von allein eintritt.

# 18 Essen – Nicht nur Nahrungsaufnahme

Neben den physiologischen Vorgängen bei der Nahrungsaufnahme ist Essen natürlich viel mehr als nur Lebenserhalt. Es erfüllt von Kindesbeinen an die Funktion des sich Geborgenfühlens und ist mit Glücksgefühlen verbunden. Essen dient häufig als Belohnung. Dabei werden zahlreiche Hormone und Botenstoffe ausgeschüttet, die z. T. „high" machen können, beispielsweise sich nach getaner Arbeit in Ruhe einem schönen Essen hingeben zu können. Ein gemeinsam eingenommenes Mahl erfüllt auch vielschichtige soziale Funktionen, z. B. das gemeinsame Familienessen oder das Geschäftsessen. Auch bei der Werbung um das andere Geschlecht wird bekocht oder eingeladen und zum Essen ausgeführt.

## 18.1 Essen – Die Rahmenbedingungen

Neben Nahrungsmitteln und Rezepten spielen auch andere Einflüsse eine große Rolle. Einer der wichtigsten Faktoren überhaupt dürfte der Zeitpunkt der Nahrungsaufnahme sein. Wie ausgeführt, unterliegt unser Organismus einer biologischen zirkadianen Rhythmik (**Abb. 3.6**, S. 19.), die in der Chinesischen Medizin eine erhebliche Rolle spielt, diagnostisch und therapeutisch. Das bedeutet, dass es auch für unsere Verdauungsorgane bessere und ungeeignetere Zeiten gibt. Am frühen Morgen wäre die optimale Zeit für die Stuhlentleerung, anschließend die Frühstückszeit. Danach steht die maximale Kraft der Nahrungstransformation in den Vormittagsstunden zur Verfügung. In der genau konträren Abendzeit nimmt die Verdauungskraft immer mehr ab. Daher werden die gleichen Speisen, abends eingenommen, schlechter oder unvollständiger verdaut, als wenn wir sie morgens oder mittags aufnehmen würden. Im anglo-amerikanischen Raum hat sich, von der „American Heart Association" ausgehend, das sog. „Dinner Cancelling Concept" einen Namen gemacht [8]. Hierdurch konnte allein durch Weglassen der Abendmahlzeit bei Herzpatienten eine signifikante Reduktion von bereits verkalkten Herzkranzgefäßen nachgewiesen werden, was sensationell wirksamer ist, als die Einnahme aller derzeit verfügbaren Medikamente.

Daher ist es nach Ansicht der Chinesischen Medizin wichtig, nicht ohne Frühstück den Tag zu beginnen. Dies käme einem „Kaltstart" gleich. Das gilt insbesondere für Frauen, die physiologischerweise schon leichter zum Mangel an Xue(Blut) neigen.

Neben dem „Wann" des Essens ist auch das „Wie" wichtig. Es gibt dazu in der Chinesischen Medizin die eindeutige Aussage: **„Der Magen möchte gefüllt und geleert sein."** Das bedeutet:

- nur zu essen bei Hungergefühl
- einen gewissen Mindestabstand zwischen zwei vollwertigen Mahlzeiten einzuhalten (dies dürften im Regelfall 4 – 6 Stunden sein)
- beim individuellen Sättigungspunkt das Essen zu beenden

„Satt" ist nicht gleich satt. Gerade bei der „falsch" verstandenen Müsli-Zubereitung, bei der viele Menschen trockenes Getreide mit Milch einweichen, anstatt erst in Wasser zu kochen, erhalten wir die längste Sättigungsphase. Genau wie bei hart gekochten Eiern oder lange gebratenen Fleischstücken. Dies würde aus Sicht der Chinesischen Diätetik schon eher unter den Bereich Nahrungsstagnation fallen als unter eine normale Sättigung. Dabei kann leicht Hitze oder Nässe entstehen.

Unser Verdauungssystem liebt die Regelmäßigkeit, damit können die physiologischen Vorgänge am leichtesten ablaufen. Essen in Hektik, beim Gehen, Streiten oder Fernsehen schwächt die Verdauung, da ein bestimmter Anteil der benötigten Energie anders gebunden wird. Daher wird auch empfohlen, **nach dem Essen noch etwa 10 Minuten einfach nur sitzen zu bleiben**, bevor wir aufstehen, um den Tisch abzuräumen. Beim Auswärtsessen in einem gepflegten Restaurant ist auch der besondere Genuss, nicht sofort mit dem letzten Bissen im Mund aufzuspringen, sondern noch zu verweilen und die Verdauung erst richtig in Gang kommen zu lassen, bevor das Blut wieder in unsere Beinmuskeln oder in unser Gehirn gelenkt wird. Diesen Luxus sollte man sich auch zu Hause gönnen, sooft das möglich ist. Die Wirksamkeit allein dieser Maßname ist erstaunlich.

## 18.2 Allgemeine Essensregeln

- Essen in Stille, in ruhiger und angenehmer Atmosphäre, und das Bewusstsein auf das richten, was gerade gegessen wird. Während der Mahlzeiten nicht arbeiten, lesen oder fernsehen. Im Sitzen und möglichst jeden Tag zu den gleichen Zeiten essen. In ausgewogener, gelöster Stimmung die Mahlzeit einnehmen.
- Weder zu schnell noch zu langsam essen und nur zu etwa drei Viertel der Sättigungsmenge, der Tisch sollte weder sehr hungrig noch zu satt verlassen werden.
- Die vorige Mahlzeit sollte völlig verdaut sein (ca. 3 – 6 Stunden Abstand zwischen zwei Mahlzeiten als Richtwert).
- Wasser oder Saft können schluckweise zum Essen genommen werden, Milch sollte nicht zu Mahlzeiten mit verschiedenen Geschmacksrichtungen dazugegeben werden (z. B. Gemüse, Fleisch). Milch kann mit Toastbrot, Getreide oder süß schmeckenden Speisen eingenommen werden oder mit einem Abstand von der Mahlzeit von ca. 20 Minuten.
- Allgemein sollte die Nahrung ausgewogen sein und alle fünf Geschmacksrichtungen enthalten. Spezielle Empfehlungen richten sich nach dem Konstitutionstyp und den Jahrzeiten.
- Spontane Wünsche sollten berücksichtigt werden; durch ein Verlangen drückt der Körper aus, was er braucht, um das Gleichgewicht in einem bestimmten Augenblick zu erreichen. Schädliche Wünsche können aufgrund falscher Gewohnheiten oder eines Ungleichgewichts entstehen.
- Abends Joghurt, Dickmilch, Käse, Hüttenkäse usw. vermeiden.
- Honig sollte nicht erhitzt werden und nicht zum Kochen verwendet werden.
- Eiskalte Nahrung und Getränke meiden, da sie die Verdauungskraft schwächen.
- Ein paar Minuten ruhiges Sitzen nach dem Essen, bevor die Tätigkeit wieder aufgenommen wird.

## 18.3 Die richtige Nahrungszubereitung

- Die Nahrung ist am besten frisch zubereitet und von der bestmöglichen Qualität.
- Das Essen ist am bekömmlichsten, wenn es warm und gut gewürzt ist und etwas Fett (ungesättigte Öle, z. B. Olivenöl oder Butterschmalz) enthält. Aufgewärmtes Essen sollte nach Möglichkeit nicht zu sich genommen werden.
- Das Essen sollte immer schmackhaft sein und auch das Auge erfreuen.
- Den besten Einfluss hat das Essen, wenn es von einem fröhlichen, ausgeglichenen Koch in angenehmer Umgebung zubereitet wurde.

## 18.4 Heißwasser-Trinkkur

Zur Förderung des Stoffwechsels und zum Ausspülen von Nässe-Schleim wirkt die sog. Heißwasser-Trinkkur hervorragend. Das Wasser sollte dazu mindestens 10 Minuten lang gekocht werden. Dieses Kochen ist wichtig und sollte keinesfalls weggelassen werden. Das Wasser verbessert sich dabei im Geschmack und dringt besser in die Körperzellen ein. Das gekochte Wasser kann in einer Thermosflasche aufbewahrt und über den Tag verteilt eingenommen werden.

Das Wasser wird am besten halbstündlich oder stündlich in kleinen Schlucken getrunken. Es soll dabei noch heiß oder warm sein, wobei man sich natürlich nicht verbrennen darf. Man muss keine bestimmte Menge trinken, meistens reicht etwa eine halbe bis eine Tasse. Dies kann mit der „Reinigungskur“ (S. 381) kombiniert werden oder auch als alleinige Maßnahme bei jeder Erkrankung und auch bei Gesunden beliebig lange durchgeführt werden.

# 19 Übergewicht – Thema Nummer eins in der heutigen Zeit

Im Rahmen der Ernährung das Thema „Übergewicht" – ein wichtiges Thema unserer Volksgesundheit – auszusparen, wäre sträflich.

## 19.1 Definition und Klassifikation von Übergewicht und Adipositas

Adipositas ist eine chronische Krankheit mit eingeschränkter Lebensqualität und hohem Morbiditäts- und Mortalitätsrisiko, die eine langfristige Betreuung erfordert (laut WHO 2000).

In den Leitlinien der Deutschen Gesellschaft für Ernährungsmedizin heißt es: „Mit zunehmender Häufigkeit der Adipositas sind weltweit Versorgungsengpässe und Kostenanstiege in den Gesundheitssystemen zu erwarten."

Adipositas ist definiert als eine über das Normalmaß hinausgehende Vermehrung des Körperfetts. Berechnungsgrundlage für die Gewichtsklassifikation (**Tab. 19.1**) ist der Körpermassenindex (Body Mass Index [BMI]). Der BMI ist der Quotient aus Gewicht und Körpergröße zum Quadrat (kg/m²). Übergewicht, das gelegentlich auch als Präadipositas bezeichnet wird, ist definiert als BMI ≥ 25 kg/m². Die Adipositas beginnt bei einem BMI ≥ 30 kg/m² (Leitlinie zu Adipositas der Fachgesellschaften).

**Tab. 19.1 Gewichtsklassifikation bei Erwachsenen anhand des BMI (nach WHO 2000).**

| Kategorie | BMI | Risiko für Begleiterkrankungen des Übergewichts |
|---|---|---|
| Untergewicht | < 18,5 | niedrig |
| Normalgewicht | 18,5 – 24,9 | durchschnittlich |
| Übergewicht | ≥ 25,0 | – |
| Präadipositas | 25 – 29,9 | gering erhöht |
| Adipositas Grad I | 30 – 34,9 | erhöht |
| Adipositas Grad II | 35 – 39,9 | hoch |
| Adipositas Grad III | ≥ 40 | sehr hoch |

## 19.2 Bedeutung und Messung der Fettverteilung

Neben dem Ausmaß des Übergewichts, welches über den BMI erfasst wird, bestimmt das Fettverteilungsmuster das metabolische und kardiovaskuläre Gesundheitsrisiko. Die viszerale Fettmasse korreliert besonders eng mit kardiovaskulären Risikofaktoren und Komplikationen [11]. Ein einfaches Maß zur Beurteilung des viszeralen Fettdepots ist die Messung des Taillenumfangs [39].

Bei einem Taillenumfang ≥ 88 cm bei Frauen bzw. ≥ 102 cm bei Männern liegt eine abdominale Adipositas vor (WHO 2000). Bei Personen mit BMI ≥ 25 kg/m² sollte stets der Taillenumfang gemessen werden (**Tab. 19.2**).

**Tab. 19.2** Taillenumfang und Risiko für Adipositas-assoziierte metabolische Komplikationen [39].

| Risiko für metabolische und kardiovaskuläre Komplikationen | Taillenumfang (in cm) | Taillenumfang (in cm) |
|---|---|---|
| | Männer | Frauen |
| erhöht | ≥ 94 | ≥ 80 |
| deutlich erhöht | ≥ 102 | ≥ 88 |

## 19.3 Gesundheitsproblem Adipositas

### 19.3.1 Verbreitung der Adipositas

Mehr als jeder zweite Deutsche ist übergewichtig! Die Prävalenz der Adipositas (BMI ≥ 30) nimmt besonders auch in Deutschland seit vielen Jahren kontinuierlich zu. Derzeit sind über 50 % der Erwachsenen mit einen BMI ≥ 25 übergewichtig und davon ca. 15 % mit einem BMI ≥ 30 adipös. Bei den erwachsenen Frauen sind etwa 35 % übergewichtig und knapp 20 % adipös [50]. Auch bei Kindern und Jugendlichen wurde in den letzten Jahren ein Anstieg beobachtet [36] (**Tab. 19.2** und **Tab. 19.3**).

**Tab. 19.3** Gewichtsvergleich Erwachsene in verschiedenen Ländern – Übergewicht.

| Land | BMI 25 – 30 = Übergewicht in Prozent |
|---|---|
| Deutschland | 36,7 % |
| Italien | 34,2 % |
| Schweden | 33,8 % |
| USA | 32,2 % |
| Japan | 20,3 % |

**Tab. 19.4** Gewichtsvergleich Erwachsene in verschiedenen Ländern – Adipositas.

| Land | BMI über 30 = Adipositas (Fettsucht) in Prozent |
|---|---|
| Deutschland | 14,7 % |
| Italien | 9,8 % |
| Schweden | 10,1 % |
| USA | 33,9 % |
| Japan | 3,1 % |

Quelle: Statistisches Bundesamt und WHO: BMI = Body Mass Index.

### 19.3.2 Komorbiditäten und Komplikationen von Übergewicht und Adipositas

Für den Organismus bringt ein zu hohes Körpergewicht eine Kaskade von Folgeeffekten: Die Blutzucker- und Blutdruckregulation, der Hormonstoffwechsel und Belastungen für Knochen und Gelenke sind die augenfälligsten dabei. Daher ist leicht einsehbar, dass Übergewicht das Auftreten weiterer Erkrankungen begünstigt. Diese sind zum Beispiel:

- Störungen des Kohlenhydratstoffwechsels (z. B. Insulinresistenz, gestörte Glukosetoleranz, Diabetes mellitus Typ 2)
- Dyslipoproteinämie (niedriges HDL-Cholesterin, Hypertriglyceridämie, vermehrtes LDL-Cholesterin)
- Hyperurikämie/Gicht

- Störungen der Hämostase (Steigerung der Gerinnung und Hemmung der Fibrinolyse)
- chronische Entzündungen (z. B. erhöhtes CRP)
- arterielle Hypertonie, Herzmuskelvergrößerung (linksventrikuläre Hypertrophie)
- kardiovaskuläre Erkrankungen (z. B. Koronare Herzkrankheit, Schlaganfall, Herzinsuffizienz)
- Karzinome (Frauen z. B. Endometrium, Zervix, Ovarien, Mamma, Niere, Kolon; Männer z. B. Prostata, Kolon, Gallenblase, Pankreas, Leber, Niere, Ösophagus)
- hormonelle Störungen (z. B. Hyperandrogenämie bei Frauen, Polyzystisches Ovar-Syndrom, erniedrigte Testosteronspiegel bei Männern, Einschränkung der Fertilität)
- pulmonale Komplikationen (z. B. Dyspnoe, restriktive Ventilationsstörungen, Hypoventilations- und Schlafapnoe-Syndrom)
- gastrointestinale Erkrankungen (z. B. Cholezystolithiasis, akute und chronische Cholezystitis, Fettleber, nicht-alkoholische Fettleberhepatitis [NASH], Refluxkrankheit)
- degenerative Erkrankungen des Bewegungsapparates (z. B. Koxarthrose, Gonarthrose, Wirbelsäulensyndrome)
- erhöhtes Operations- und Narkoserisiko
- Allgemeinbeschwerden (z. B. verstärktes Schwitzen, Gelenkbeschwerden, Belastungsdyspnoe)
- Einschränkung der Aktivitäten des täglichen Lebens
- verminderte Lebensqualität
- erhöhtes Unfallrisiko
- erhöhtes Komplikationsrisiko während der Schwangerschaft (z. B. Eklampsie, Gestationsdiabetes) und vor und nach der Entbindung (z. B. erhöhte Sektiorate, Nachblutungen)
- psychosoziale Konsequenzen mit erhöhter Depressivität und Ängstlichkeit, soziale Diskriminierung
- Selbstwertminderung, soziale Isolation

### 19.3.3 Metabolisches Syndrom

Übergewicht/Adipositas gilt als der wichtigste Promotor des Metabolischen Syndroms, welches mit einem hohen Arterioskleroserisiko assoziiert ist. Bei Personen mit Metabolischem Syndrom ist das Risiko für kardiovaskuläre Komplikationen um etwa das Dreifache erhöht [38]. Die Diagnose des Metabolischen Syndroms wird im Allgemeinen nach den Kriterien der IDF (International Diabetes Foundation) anhand der folgenden Kriterien gestellt. Grundvoraussetzung ist das Vorliegen einer bauchbetonten Adipositas (sog. zentraler Typ), das bedeutet BMI über 30 mit abdomineller Fettverteilung, bestimmt durch einen Bauchumfang von über 94 cm bei Männern oder über 80 cm bei Frauen (dies gilt bei Angehörigen der kaukasischen Ethnie; bei Asiaten gelten andere Werte).

Kommen zu diesem Leitsymptom zwei weitere der folgenden Kriterien hinzu, wird ein Metabolisches Syndrom diagnostiziert:

- Serumtriglyzeride von über 150 mg/dL
- HDL-Cholesterin von unter 40 mg/dL bei Männern bzw. < 50 mg/dL bei Frauen

- Blutdruck von 130/85 mmHg oder mehr (oder eine bereits medikamentös behandelte Hypertonie)
- Nüchternblutzucker von über 100 mg/dL (oder Vorliegen von Diabetes Typ 2)

Dann besteht eine deutlich höhere Gefahr, im Laufe des Lebens eine Herz-Kreislauf-Erkrankung zu erleiden. [13, 30, 31]

### 19.3.4 Mortalität und Lebenserwartung

Große prospektive Studien haben gezeigt, dass ein steigender BMI mit einer zunehmenden Verkürzung der Lebenserwartung verbunden ist [25]. Mit höherem Lebensalter schwächt sich das Mortalitätsrisiko von adipösen Personen ab. Die Wirkung der Adipositas auf die Mortalität hat sich in den letzten 30 Jahren verringert. Bei älteren Menschen, so wird neuerdings diskutiert, könnte eine leichte Überschreitung des Idealgewichts sogar Vorteile mit sich bringen, da man mit dieser kleinen Reserve Krankheiten besser übersteht.

## 19.4 Ursachen von Übergewicht und Adipositas

### 19.4.1 Die häufigsten Ursachen von Übergewicht

Um es ganz banal auszudrücken, es ist stets eine Frage der Bilanz von Aufnahme und Verbrauch:

- Die Ernährung ist immer reichhaltiger und nahrhafter geworden. Die Dichte an Kohlenhydraten, Eiweiß und Fett sind extrem viel höher als früher, wo noch viel mehr Ballaststoffe in der Nahrung enthalten waren. Darüber hinaus ist Nahrung ständig verfügbar.
- Bewegung ist immer weniger geworden, der Weg zur Arbeit wird durch Auto, Bus, Fahrstuhl oder Rolltreppe erleichtert. Die durchschnittliche Wegstrecke eines Angestellten beträgt statistisch 700 m pro Tag. Im Vergleich dazu legten unsere Vorfahren 20 – 30 km pro Tag auf der Suche nach Nahrung zurück (bereits Kinder im Alter von 7 – 10 Jahren verbringen ca. 23 Stunden durchschnittlich in sitzender oder liegender Körperhaltung).
- Immer weniger Arbeit erfordert größere körperliche Anstrengung.

### 19.4.2 Weitere Ursachen

Weitere Ursachen von Übergewicht können sein:
- familiäre Disposition, genetische Ursachen
- moderner Lebensstil (Bewegungsmangel, Fehlernährung, z. B. häufiges Snacking, hoher Konsum energiedichter Lebensmittel, Fast Food, zuckerhaltige Softdrinks, alkoholische Getränke)
- Stress
- Essstörungen (z. B. Binge-Eating-Disorder, Bulimie, Night-Eating-Disorder)
- endokrine Erkrankungen (z. B. Hypothyreose, Cushing-Syndrom)
- Medikamente (z. B. manche Antidepressiva, Neuroleptika, Antidiabetika, Glukokortikoide, Betablocker)
- andere Ursachen (z. B. Immobilisierung, Schwangerschaft, Operationen in der Hypothalamusregion, Nikotinverzicht)

Offenbar spielen schon vorgeburtliche Einflüsse und Ernährungsgewohnheiten der Mutter während der Stillperiode bei der späteren Geschmacksbildung und unseren Vorlieben eine prägende Rolle. Im Weiteren fehlt in der öffentlichen Bildung – wie z. B. in Schulen, selbst im Medizinstudium – fundierte Wissensvermittlung zu Ernährungsfragen. Die Folgen sind insbesondere auch **bei Kindern und Jugendlichen** erkennbar und hier besonders folgenschwer.

Für Deutschland gibt es repräsentative Körperhöhen- und Körpergewichtsdaten für 3- bis 17-jährige Kinder und Jugendliche, welche im Rahmen der „Studie zur Gesundheit von Kindern und Jugendlichen in Deutschland“ (KiGGS 2003 – 2006) erhoben wurden. Anhand dieser Daten sind 15,0 %, d. h. jedes 6. bis 7. Kind bzw. Jugendlicher in Deutschland übergewichtig (Definition: BMI AGA > 90. Perzentile). Eine Adipositas liegt bei etwa 6,3 % vor. In dieser Studie steigt der Anteil der Übergewichtigen von 9 % bei den 3- bis 6-Jährigen über 15 % bei den 7- bis 10-Jährigen bis hin zu 17 % bei den 14- bis 17-Jährigen. Eine Adipositas haben nach KIGGS 2,9 % der 3- bis 6-Jährigen, 6,4 % der 7- bis 10-Jährigen und 8,5 % der 14- bis 17-Jährigen.

Laut KiGGS sind die Prävalenzzahlen für Übergewicht im Vergleich zu den Referenzdaten von 1985–1999 um 50 % gestiegen. Die Häufigkeit von Adipositas hat sich sogar verdoppelt [37].

Interessant ist dabei die Feststellung, dass beinahe jeder weiß, dass Übergewicht ungesund ist, und gleichzeitig jeder Therapeut auch weiß, wie schwierig und oft hoffnungslos Versuche der Verhaltensänderung umzusetzen sind.

Noch eine Diskrepanz besteht in der Informationsmöglichkeit für jedermann, seitdem auf der Lebensmittelpackung jedes kleinste Inhaltsdetail aufgelistet sein muss. Die meisten Nicht-Biochemiker können diese z. T. kryptischen und unverständlichen Begriffe jedoch kaum deuten und ignorieren sie daher verständlicherweise lieber gleich.

# 20 Unterschiede zwischen westlicher Ökotrophologie und Chinesischer Diätetik

## 20.1 Neueste genetische Erkenntnisse der Verdauungsindividualität

Die Chinesische Medizin hat schon immer gewusst, was jetzt auch neueste Studien bestätigen: Die einzelnen Menschen sind in ihrer Fähigkeit, bestimmte Nahrung zu verdauen, unterschiedlich ausgestattet. Je nach dem individuellen Konstitutionstyp ist eine fleischreichere oder einweißärmere oder rohkostbetontere Kost mehr oder weniger vorteilhaft. Auf den individuellen Typus kommt es an. Und genau hier kann die Chinesische Medizin mit ihrer diagnostischen Möglichkeit, den Konstitutionstypus zu bestimmen, sehr praktisch und hilfreich sein. Zum Beispiel fanden Pape und Mitarbeiter [55] einen Stoffwechseltypus, den sie „Nomaden-Typus" nannten. Dieser braucht wesentlich mehr Einweiß und kann dieses auch besser vertragen. Der „Ackerbauer-Typus" besitzt hingegen einen Stoffwechsel, der eher mit mehr Kohlenhydraten zurechtkommt. Daneben wird auch ein „Misch-Typus" beschrieben.

## 20.2 Westliche Ökotrophologie

Die westliche Ökotrophologie richtet sich nach statistisch gewonnenen Erkenntnissen in Bezug auf Bedarf an Kohlenhydraten, Fetten und Eiweißen sowie Vitaminen, Mineralien und Spurenelementen. Im Vordergrund stehen Kalorientabellen und prozentuale Angaben zur optimalen Zusammensetzung einer „gesunden" Ernährung. Bei Erkrankten werden besondere Hinweise, z. B. zur diätetischen Behandlung eines Diabetes mellitus gegeben.

## 20.3 Chinesische Ernährungslehre

Die Chinesische Ernährungslehre geht dagegen sehr viel mehr vom individuellen Typus und seiner spezifischen Konstitution aus. Durch eine derart zusammengestellte Ernährungsempfehlung werden – auf einem anderen Weg – sicher zum Teil Ähnlichkeiten zutage treten, aber durchaus auch Unterschiede. Wie ausgeführt, wird die nach-verdauliche thermische Qualität der Nahrung stärker beachtet sowie deren Bezug zu den betroffenen Funktionskreisen. Großer Wert wird auch auf die durch die Organuhr vorgezeigte zirkadiane Rhythmik unseres Stoffwechsels gelegt

(**Abb. 3.6**, S. 19). Grundsätzlich ist es aber sicher auch nicht falsch, dass sich ein Diabetiker mit „beiden Welten“ beschäftigt (**Tab. 20.1**) und selbst zum Fachmann für Ernährungsfragen wird.

**Tab. 20.1 Westliche Ökotrophologie und Chinesische Diätetik im Vergleich.**

| Verschiedene Aspekte | Westliche Ökotrophologie | Chinesische Diätetik |
|---|---|---|
| Vorgehensweise/ Methodik | • basiert auf statistischen Zahlen<br>• erfasst physikalische und biochemische Daten<br>• gründet sich auf eine Diagnostik mit messbaren Parametern (z. B. Blutdruck, Cholesterinspiegel, Blutzucker, Body Mass Index) | • erfasst Abläufe im seelisch-körperlichen Gesamtsystem<br>• zieht aus Beobachtung von Puls, Zunge und bestimmten Fragen (Verdauung, Temperaturempfinden usw.) Rückschlüsse zu Stoffwechselvorgängen und der Homöostase im System<br>• wird daher oft als ganzheitliches Verfahren bezeichnet |
| Stärke | • Gibt genaue Angaben zu Inhaltsstoffen: Was enthält Eisen, Selen oder Zink? – Bei Bedarf kann so ein Patient von diesen Nahrungsmitteln gezielt mehr zuführen.<br>• Bei Nahrungs-Unverträglichkeiten, wie z. B. Zöliakie, die Nahrungsmittel weglassen, die auch kleinere Mengen von Gluten enthalten. | • kann genaue Angaben geben zu der thermischen Wirkung von Nahrungsmitteln, somit kann ein energetisch „kalter Patienten-Typus bei Milz-Yang-Mangel“ gezielt thermisch warme Speisen auswählen<br>• kann über das Wissen des Wirkortes die Funktionskreise gezielt therapieren |
| Zirkadiane Rhythmik | Spielt eine eher untergeordnete Rolle, allerdings werden bei einigen neueren Arbeiten insbesondere die zirkadianen Veränderungen in der Insulin-Rezeptor-Aktivität untersucht. Daraus folgert Pape [55], dass eine abendliche Kohlenhydrat-Abstinenz zu einer wesentlichen Verbesserung einer nächtlichen Hyper-Insulinämie beiträgt. | Spielt eine extrem wichtige Rolle, da nach der Chinesischen Medizin unsere Organe zu unterschiedlichen Zeiten verschiedene Wirk-Maxima haben (beste Zeit der Nahrungsaufnahme: Frühstück und Mittagessen). |

Fortsetzung ►

**Tab. 20.1 Fortsetzung.**

| Verschiedene Aspekte | Westliche Ökotrophologie | Chinesische Diätetik |
|---|---|---|
| Konstitutionstypus | Üblicherweise wurde darauf lange Zeit weniger Wert gelegt, auch hier brachten neueste Studien aber die westliche Ernährungs-Wissenschaft und die chinesische Sichtweise näher zusammen. Offenbar kann man eindeutig unterschiedliche Stoffwechsel-Typen durch ihre unterschiedliche Fähigkeit, Eiweiß oder Stärke zu verdauen, ausmachen: den „Nomaden-Typus“ oder den „Ackerbauer-Typus“. | Immer schon wurde in der Chinesischen Medizin besonderer Wert auf die Diagnose des Konstitutionstypus gelegt, dies wird auch in der Therapie bei Akupunktur, Kräuterverordnungen oder der Ernährungsberatung berücksichtigt. Eine extrem wichtige Unterscheidung betrifft z. B. allein die Feststellung, ob jemand eher zu „Fülle“-Mustern oder eher zu „Mangel“-Störungen neigt, weiter wird zwischen „Hitze“- und „Kälte“-Typen unterschieden. |
| Betrachtung der Nahrung bei Übergewicht | Neben den einzelnen Inhaltsstoffen (Vitamine, Spurenelemente) wird v. a. besonders auf die Feststellung des Kaloriengehaltes der einzelnen Nahrungsmittel Wert gelegt. | Kalorien spielen keine Rolle; es wird eher auf das individuelle Sättigungsgefühl, den optimalen Zeitpunkt der Nahrungsaufnahme und die energetisch zum Individuum angepasste Nahrungsauswahl geachtet; zur Unterstützung der Fettverbrennung würde hier zusätzlich besonders über tonisierende und wärmende Einflüsse gearbeitet, zur Stoffwechselaktivierung über den Funktionskreis Milz. |
| Therapieziel | die Korrektur objektiver Parameter, z. B. abweichender Laborwerte (Senkung eines erhöhten Cholesterin-Spiegels) oder Gewichtskorrektur in Richtung statistischem Normalgewicht: „Befund-Korrektur“ | das individuelle „Fließgleichgewicht“ wieder herzustellen, Verbesserung v. a. auch des subjektiven Befindens: „Befindens-Korrektur“ |

# 21 Unterschied zwischen Chinesischer Phytotherapie und Chinesischer Diätetik

Da oft Therapeuten der Chinesischen Medizin in ihrem Praxisangebot sowohl Chinesische Phytotherapie als auch Chinesische Ernährungsberatung anbieten, liegt es nahe, bei beiden Verfahren ähnlich vorzugehen. Dies ist natürlich in vielen Bereichen tatsächlich auch in Ordnung und empfehlenswert.

Man sollte aber bedenken, dass bei der Phytotherapie die Arzneidrogen aus China importiert werden. Somit ist die chinesische Materia medica – also die phytotherapeutischen Lehrbücher, die ja auf den chinesischen Quellen basieren – sehr exakt zutreffend.

Bei der Chinesischen Diätetik hingegen stammen die in den chinesischen Fachtexten beschriebenen Produkte meist aus Europa. Das bedeutet zwangsläufig: anderes Saatgut, anderes Klima, andere Böden. Ein Apfel kann innerhalb Deutschlands verschiedenen Apfelsorten angehören: z. B. Boskop, Ingrid-Marie oder Cox-Orange.

Daher muss chinesische Diätetik-Literatur aus China nicht unbedingt stimmen, was die Wirkbeschreibungen (weder in Temperatur, Geschmack noch Wirkort) anbelangt. Auch Lagerung, Transport, Düngung, Pestizid- oder Antibiotika-Behandlung können das Nahrungsmittel beeinflussen.

Ein weiterer bedeutsamer Unterschied liegt in der Dosierung. Bei der Rezeptierung einer Arzneimittelverordnung wird die Dosierung sehr genau überdacht und exakt angegeben.

Bei der Aufnahme von Nahrungsmitteln vergessen wir oft, wie wichtig genau diese Dosisabhängigkeit bezüglich der erzielten Wirkung ist:

Ein wenig süß stärkt die Milz – das gleiche Süße kann aber im Übermaß zu Nässe-Belastung führen.

Was daher ein Therapeut der Chinesischen Diätetik von der Phytotherapie übernehmen und lernen kann, ist der Grundsatz: „Die Dosis macht das Gift."

# 22 Alters- und geschlechtsspezifische Unterschiede

## 22.1 Altersspezifische Unterschiede

Über den individuellen Typus hinaus ist es einleuchtend, dass sich ältere Menschen anders ernähren sollten als jüngere. Gemäß der Chinesischen Medizin lässt die Leistungsfähigkeit der Nieren-Milz-Achse um das 35. bis 40. Lebensjahr das erste Mal ein wenig nach. Um das 50. Lebensjahr herum kommt es ein zweites und etwas deutlicheres Mal zu einer physiologischen Abschwächung der Nieren-Energie. Dies bedingt bei Frauen auch, dass nicht mehr genügend Energieüberschüsse produziert werden, um die Menstruation aufrechtzuerhalten, sodass der Körper dies sinnvollerweise als „Energieschonungs-Maßnahme" einstellt. In diesen Übergangsphasen, im Alter von 35 und 50 Jahren, kommt es daher sehr leicht – zumindest bei gleich bleibenden Lebensgewohnheiten wie Ernährung und Bewegung – zu einer mehr oder weniger ausgeprägten Gewichtszunahme. Aus westlicher Sicht entspricht dies der hormonellen Umstellung, und diese bedingt natürlich gravierende Änderungen in vielen Stoffwechselprozessen. Nicht zuletzt deshalb steigen nach den Wechseljahren bei Frauen das Apoplex- und Herzinfarktrisiko deutlich an. Eine bewusstere Ernährung, die besonders auch auf eine hohe Qualität der Nahrungsmittel setzt, plus ausreichende und regelmäßige körperliche Bewegung, wird deshalb besonders wichtig. Dabei sind sowohl die Ausdauersportarten mit günstiger Wirkung im kardiovaskulären und Stoffwechselbereich, aber auch ein gewisses Maß an isometrischem Krafttraining zur Osteoporose-Prophylaxe empfehlenswert.

## 22.2 Geschlechtsspezifische Unterschiede

Auch zwischen Männern und Frauen gibt es unterschiedliche Ernährungsempfehlungen. „Die Frau besitzt eine Physiologie des Blutes", heißt es klassisch. Daher ist es besonders wichtig, der Nährung von Blut (Xue) Rechnung zu tragen. Frauen entwickeln bei einer rein vegetarischen Ernährung auch eher einen Eisenmangel, sodass beim Verzicht auf Fleisch insbesondere auf vermehrte Zufuhr von Blut nährenden Leguminosen und anderen nicht-tierischen Eiweißträgern geachtet werden sollte, um das Blut ausreichend zu nähren. Männer haben grundsätzlich mehr Yang, daher neigen sie eher zu Hitze-Erkrankungen und können auch eher Rohkost und Salate vertragen als Frauen, bei denen dies etwas ausbalanciert sein sollte. Bei übermäßigem Fleischverzehr, evtl. in der Kombination mit heißen Genussmitteln wie Alkohol oder Nikotin, entstehen so häufig Hitze-Erkrankungen und ein Yang-Überschuss wie bei vielen Herz- und Kreislauf-Erkrankungen.

# 23 Ernährungstipps – Ernährung bei Säuglingen, Abstillen ab dem 6. Lebensmonat

## 23.1 Allmähliches Abstillen

Das allmähliche Abstillen des Säuglings sollte in der nachfolgend beschriebenen Art und Weise erfolgen.

**1. Woche**
- Beginn mit der Mittagsmahlzeit: 3 TL gedünstete Möhren (Kürbis) und zügig steigern bis ca. 140 g
- ab dem 4. Tag sollte 1/2 TL Sonnenblumen- oder Sesamöl zugegeben werden
- dies ebenfalls steigern auf 1 TL
- Gesamtmenge am Ende der 1. Woche: ca. 140 g

**2. Woche**
- Mittagsmahlzeit: Zugabe einer Pellkartoffel, statt Kartoffeln eignet sich auch Topinambur
- beginnen mit 2 TL Pellkartoffeln zum Möhren-(Kürbis-)Brei
- im Verlauf der Woche die Kartoffelmenge auf ca. 70 g steigern
- Ende der 2. Woche: Ca. 100 g Möhren und 50 g Kartoffeln und 1 EL Öl oder für hungrige Kinder 140 g Möhren und 70 g Kartoffeln und 1,5 EL Öl

**3. Woche**
- Nachmittag: Einführung von Obst
- Beginn mit 2 – 3 TL püriertem oder gedünstetem Apfel (Birne oder Honigmelone bei Allergikern)
- im Verlauf der Woche auf ca. 100 g steigern
- Himbeeren, falls die Äpfel zu stark stopfen, oder evtl. 1 TL Milchzucker zufügen (Milchzucker bessert die Darmflora und sorgt für guten Stuhlgang)

**4. Woche abends**
- Beginn mit 1 – 2 leicht gehäuften TL Reismehl (z. B. Holle Reisschleim) und 3-fache Menge Wasser, 2 Minuten unter Rühren kochen
- im Laufe von 2 Wochen (4. und 5. Woche) die Reismenge auf 1 – 2 gehäufte EL steigern, dafür werden dann ca. 130 ml Wasser benötigt
- der Reismahlzeit sollte ebenfalls 1 EL Öl zugesetzt werden
- man kann abends dazu noch etwas Gemüse zur Geschmacksabrundung geben
- dieser Brei würde sich auch als Frühstück eignen, evtl. dann mit Banane oder Honigmelone (kein Apfel in Getreidebreie: dies führt zu Blähungen)

**5. Woche**

- Ersatz des Pflanzenöls durch Mandelmus (Kalzium- und Eiweißlieferant)
- das Sonnenblumenöl langsam zu gleichen Teilen durch Mandelmus ersetzen, aber nur, wenn es dem Kind auch schmeckt

**6. Woche**

Mandelmus wird ersetzt durch Mandel-Sesam-Mus (2/3 Mandelmus, 1/3 Sesammus), am besten mischt man die zwei Mussorten bereits auf Vorrat im Gläschen.

**7. Woche**

Das Frühstück: Eigentlich ist es morgens am geschicktesten, weiter zu stillen. Falls dies nicht möglich ist, kann auch ein Frühstück gegeben werden: z. B. 100 g Banane (Melone, Himbeere) mit 2 EL Reis und 1 EL Mandel-Sesam-Mus.

**8.Woche**

Der Reis sollte nun durch höherwertige Getreide ersetzt werden, hierfür eignen sich Hirse oder Hafer sehr gut. Hafer enthalt viel Eisen und braucht weniger Fett als Zugabe und ist leicht verdaulich, er muss nur kurz aufgekocht werden.

**9. Woche (entspricht dem vollendeten 8. Lebensmonat)**

- Ab jetzt kommt etwas Abwechslung ins Ernährungsleben. Aber es gilt nach wie vor die Regel, je eintöniger, desto besser.
- Es werden jetzt zusätzliche Gemüsesorten eingeführt: z. B. Blumenkohl, Broccoli, Kartoffeln, Fenchel und Avocado, Topinambur (falls noch nicht eingeführt).
  - Die Kartoffel als Grundgemüse und Basenbildner ist eine sehr gute Grundlage, zu der zwei weitere Gemüsesorten wechselnd dazugegeben werden können.
  - Diese Gemüsesorten hätten sich alle auch schon ab dem 7. Lebensmonat geeignet.
  - Gemüse kann ab dem 10. Lebensmonat auch roh (geraffelt und als Gemüsesaft) gegeben werden.
- Auch die Obstmahlzeiten können jetzt variiert werden, hier ein paar Einschränkungen:
  - Apfel nicht bei Allergikern (wie übrigens auch keine Möhre)
  - Apfel nicht mit Getreidebreien zusammen (gärt!)
  - Banane liegt abends evtl. schwer im Magen

**Zwischenmahlzeiten**

- vormittags püriertes Obstmus
- nachmittags püriertes Obstmus mit etwas Mandelmus
- Mandelmilch: 1 EL weißes Mandelmus, 1 Banane und 1/8 l oder 1/4 l Wasser
- Reis-Mandel-Milch: 1 EL Mandelmus, 1 Banane und 1/4 l Reisdrink

**Frischkorn-Mandel-Milch als Ersatzhauptmahlzeit**

130 ml Wasser und 15 – 20 g fein gemahlenes Getreide (Reis, Hirse, Hafer oder Buchweizen), plus 10 g Mandel-Sesam-Mus und 100 g Obst.

## 23.2 Tagesplan nach dem Abstillen

Der Tagesplan für die Ernährung des Kindes könnte nach dem Abstillen wie folgt aussehen:

**Morgens:** Reisbrei mit Mandel-Sesam-Mus.

**Vormittags:** Pfirsichkompott (ab 9. Monat), evtl. mit etwas Mandelmus.

**Mittags:** Gemüsebrei (Fenchel, Broccoli, Möhren, Blumenkohl, Pastinaken, Avocado, Kürbis, Zucchini, Azukibohne, Mungbohne); einmal wöchentlich kann ein Eigelb eingerührt werden zur Vitamin $B_{12}$- und Eisen-Versorgung.

**Nachmittags:** Obst: Erdbeeren, Himbeeren, Birne usw.

**Abends:** Hirse- oder Haferbrei mit Mandel-Sesam-Mus und Gemüse (evtl. der Rest vom Mittag)

#### Der Getreidefahrplan bis zum ersten Geburtstag

- zur Einführung wie bereits besprochen: Reis, Hirse und Hafer
- ab dem vollendeten 8. Lebensmonat: Dinkel, Gerste, Buchweizen, Amaranth, Quinoa und Mais; Dinkel, Hirse und Hafer gibt es auch als Flocken, die leicht zu verarbeiten sind

**Cave** *Weizen – als sehr starkes Allergen – sollte im ersten Lebensjahr nicht gefüttert werden!*

**Beachte** ***Was man im ersten Lebensjahr nicht geben sollte***

- *alle Kuhmilchprodukte (Allergie), Weizen, Roggen (Allergie)*
- *Grünkern, Grieß, Auszugsmehle*
- *Fleisch und Fisch (Eiweißprobleme), Spinat (Nitratbelastung), Paprika (Oxalsäure)*
- *Zucker, Süßstoff, Kakao, Schokolade, Erdnüsse, Haselnüsse*

# 24 Kleines Brevier zu den verschiedenen Ernährungsschulen

Wer heute Patienten in seiner Praxis professionell berät, wird nicht selten mit bereits vorausgegangenen Diätversuchen konfrontiert, oder der Patient fragt nach unserer Meinung und Einschätzung gängiger Diäten. Daher erscheint es unumgänglich, dass sich ein auf Ernährungsfragen spezialisierter Therapeut auch in Grundzügen mit „anderen“ Richtungen und Schulen ein wenig auskennt. Um dies zu erleichtern, sind im Folgenden große Ernährungsschulen und Trenddiäten aufgeführt und aus der Sicht der Chinesischen Medizin kommentiert. Somit ist jeder Berater auf die zunehmend häufig anzutreffende – besonders auch durch das Internet geförderte – „Halbbildung“ der Patienten gut vorbereitet.

## 24.1 Die Säure-Basen-Kost (SB)

**Begründer:** Ragnar Berg
**Heutige Vertreter**: Dr. A. Wacker [64]

### 24.1.1 Grundgedanke

Der Säure-Basen-Haushalt kann im Blut aufrechterhalten bleiben, obwohl im Gewebe (v. a. im Bindegewebe) und evtl. auch intrazellulär bereits eine Verschiebung (meistens) ins saure Milieu eingetreten ist. Diese wird nach der Säure-Basen-Schule „Übersäuerung“ genannt, ist aber mit den üblichen Labortests nicht im Blut – und auch im Urin nur sehr eingeschränkt – nachweisbar. Das Verhältnis von säure- und basenbildenden Nahrungsmitteln sollte 20:80 sein. Basenbildner stellen Gemüse, Obst, Salate, Nüsse, Keimlinge und „alte“ Getreide wie Quinoa, Hirse, Buchweizen und Dinkel dar. Säurebildner sind gemäß der Säure-Basen-Schule Fleisch, Fisch, Eier und Milchprodukte. Aber auch Stress und seelische Faktoren können das Gleichgewicht in Richtung sauer verschieben.

### 24.1.2 Die Säure-Basen-Kost aus Sicht der Chinesischen Medizin

Die Chinesische Medizin betrachtet jedes einzelne Nahrungsmittel unter sehr vielen Aspekten, wie Temperaturentfaltung, Wirkort und die dann durch den Geschmack sich ergebende Wirkrichtung. Insofern erscheint quasi eine Zweiteilung der gesamten Nahrungspalette in die dichotomen Gegensätze, Säurebildner und Basenbildner, als nicht so vorteilhaft und etwas ungenau. Auffallend ist, dass die sog. Basenbildner eher für einen Milz-Qi-Mangel geeignet erscheinen – allerdings mit Ausnahme der ebenfalls unter Basenbildner aufgeführten größeren Mengen an Rohkost.

# 24.2 Die neue Glyx-Diät

**Begründerin:** M. Grillparzer, die den Begriff „Glyx" 1999 einführte [26].

## 24.2.1 Grundgedanke

**Namensgebung:** der glykämische Index: Gly + X = Glyx-Diät

Es wird betrachtet, welchen Blutzuckeranstieg ein bestimmtes Nahrungsmittel auslöst. Daraus wird der sog. glykämische Index einzelner Lebensmittel definiert. Der glykämische Index (GI) wurde ursprünglich in der Therapie von Diabetes-Patienten eingeführt. Dieser glykämische Index jedes Nahrungsmittels ist in Tabellen aufgelistet. Verwandt mit dieser Diät sind auch die Montignac-Methode und die Logi-Methode.

## 24.2.2 Die Glyx-Diät aus Sicht der Chinesischen Medizin

Es werden nur Werte einzelner Nahrungsmittel betrachtet, die Auswirkungen der Kombinationen bleiben eher unberücksichtigt.

Die Chinesische Medizin betrachtet wie bereits oben beschrieben jedes einzelne Nahrungsmittel unter sehr vielen Aspekten (Temperaturentfaltung, Wirkort und die durch den Geschmack sich ergebende Wirkrichtung). Insofern bietet die Glyx-Diät isoliert betrachtet keinen echten „systemischen" Ansatz.

# 24.3 Die Haysche Trennkost

**Begründer:** William Howard Hay (1866 – 1940)
**Vertreter** in Deutschland: Der Arzt Heinrich Ludwig Walb (1907 – 1992) hat die Trennkost in Deutschland bekannt gemacht [65].

### 24.3.1 Grundgedanke

Eine Ernährungsform, bei der hauptsächlich eiweißhaltige und kohlenhydrathaltige Lebensmittel nicht gleichzeitig bei einer Mahlzeit gegessen werden. Es handelt sich um eine Diät, die von Vielen als Methode zur Gewichtsreduktion angesehen wird. Nach der „Trennkostlehre" darf generell fast alles gegessen werden, nur wenige Lebensmittel werden ausgenommen, z. B. Hülsenfrüchte. Es werden weder Mengen noch Kalorien gezählt. Die der Trennkost zugrunde liegenden Theorien sind medizinisch aber mittlerweile zum Teil widerlegt. Andererseits sind einige Grundgedanken nach wie vor interessant und erleben in „neuen" Diäten quasi eine Renaissance, z. B. die Insulin-Trennkost von Detlef Pape (siehe unten). Auch die Montignac-Methode basiert teilweise auf dem Ansatz der Trennkost.

### 24.3.2 Die Trennkost aus Sicht der Chinesischen Medizin

Die individuelle Ausrichtung der Chinesischen Medizin kann jeweils für den Einzelnen entscheiden, ob er mehr Kohlenhydrate oder Eiweiße bevorzugen sollte, außerdem, wann am Tag er dies besser zu sich nehmen sollte. Dass die Ernährung eher „einfach" sein sollte und dann generell leichter verdaulich ist, ist auch hier gängige Lehrmeinung.

## 24.4 Die Insulin-Trennkost (SIS)

**Begründer:** Detlef Pape (geb. 1949, [53, 54, 55])

### 24.4.1 Grundgedanke

Pape griff die Ergebnisse der Trennkost auf und konnte – z. T. in eigenen Untersuchungen – die enorm unterschiedlichen Wirkungen von Eiweiß- und Kohlenhydratzufuhr auf die Insulinantwort des Körpers nachweisen. Und zwar bleibt bei isolierter Kohlenhydrat- (Glukose 100 g) oder reiner Einweißaufnahme (Rindersteak 450 g) ein stärkerer Anstieg des Insulins aus. Wenn aber beides zusammen genossen wird, gibt es eine 3 – 4-fach erhöhte, maximale Insulinausschüttung. Hohe Insulinwerte schädigen Gefäße und andere Organe unmittelbar, hemmen darüber hinaus aber auch den Fettabbau. Da die Rezeptoraktivität an Muskel- und Leberzellen vormittags bis mittags am größten ist, macht eine Mischkost zu diesem Zeitpunkt noch die geringsten Probleme. Die Schlussfolgerungen von Pape sind demnach: zur Abendmahlzeit möglichst keine Kohlenhydrate, sondern Gemüse/Salat mit Eiweiß reichen. – Folge: Minimale Insulinantwort, Fettabbau und körperliche Entgiftung und Regeneration wird nachts möglich. Sein Kürzel daher „SIS" – das „Schlank-im-

Schlaf"-Prinzip. Von Pape sind zahlreiche populärwissenschaftliche Titel mit dem Ziel einer Gewichtsnormalisierung erschienen.

### 24.4.2 Die Insulin-Trennkost aus Sicht der Chinesischen Medizin

Aus Sicht der Chinesischen Medizin findet hier die zirkadiane Rhythmik (in der Chinesischen Medizin die „Organuhr" genannt) Berücksichtigung. Denn gerade die Uhrzeit, wann ich bestimmte Nahrungsmittelgruppen aufnehme, ist auch aus Sicht der Chinesischen Medizin für die Verdaulichkeit sehr entscheidend. Die individuell unterschiedliche Stoffwechselkonstitution wird hier ebenso – wenn auch stark vereinfacht – beachtet: Es gibt nach Pape auch bei uns heutigen Menschen zwei Stoffwechseltypen: Einerseits den „Nomaden", der insgesamt mehr Eiweiß braucht und verträgt, und den des „Ackerbauers", der mehr Kohlenhydrate verstoffwechseln kann. Dazwischen wird ein „Mischtyp" benannt. Das Abendessen als die am meisten problematische Mahlzeit findet in der Chinesischen Medizin Übereinstimmung. Daher gibt es Patienten, denen ich die leicht verständliche Literatur von Pape und das SIS-Prinzip ergänzend zur individuellen Ernährungsberatung nach Chinesischer Medizin empfehle [55].

## 24.5 Die Atkins-Diät (LCHP)

**Begründer:** Robert Atkins (1930 – 2003)

### 24.5.1 Grundgedanke

Propagiert wird eine hohe Zufuhr von Eiweiß (High-Protein = HP) und eine geringe Zufuhr von Kohlenhydraten (Low-Carb = LC). Die Betrachtung der Fette ist weniger entscheidend.

### 24.5.2 Die Atkins-Diät aus Sicht der Chinesischen Medizin

Hier fehlt aus Sicht der Chinesischen Medizin die zirkadiane Rhythmik. Denn gerade die Uhrzeit, *wann* ich bestimmte Nahrungsmittelgruppen aufnehme, ist für die Verdaulichkeit mit entscheidend. Die individuell unterschiedliche Stoffwechselkonstitution wird hier wenig beachtet.

# 24.6 Ernährung nach den Regeln der DGE (Deutsche Gesellschaft für Ernährung e. V.)

**Begründer:** 1956 von Wissenschaftlern in Deutschland begründet [12].

## 24.6.1 Grundgedanke

Der **Ernährungskreis** der DGE ist ein erstmals 1956 entwickeltes grafisches Schema für die von ihr vertretene Vollwerternährung. Später kam die **Ernährungspyramide** (**Abb. 24.1**) hinzu.

Verschiedene Gruppen von Lebensmitteln werden in einem Kreis, jeweils mit ihrem empfohlenen Anteil an der Gesamternährung, symbolhaft durch Vertreter der Lebensmittelgruppen dargestellt. Seit 2003 symbolisiert ein Glas Wasser in der Mitte des Kreises die täglich empfohlene Menge an Getränken, die konsumiert werden soll.

Bei Beachtung dieser Vorgaben setzt sich die tägliche Energieaufnahme wie folgt zusammen: 30% Fette, 10 – 15% Eiweiß, 55 – 60% Kohlenhydrate.

**Tab. 24.1 Die Lebensmittelgruppen und ihr empfohlener Anteil an der Gesamtnahrungsaufnahme.**

| Gruppe | Anteil |
|---|---|
| Getreide, Getreideerzeugnisse, Kartoffeln | 30% |
| Gemüse, Salate | 26% |
| Obst | 17% |
| Milch, Milchprodukte | 18% |
| Fleisch, Wurst, Fisch, Eier | 7% |
| Fette, Öle | 2% |

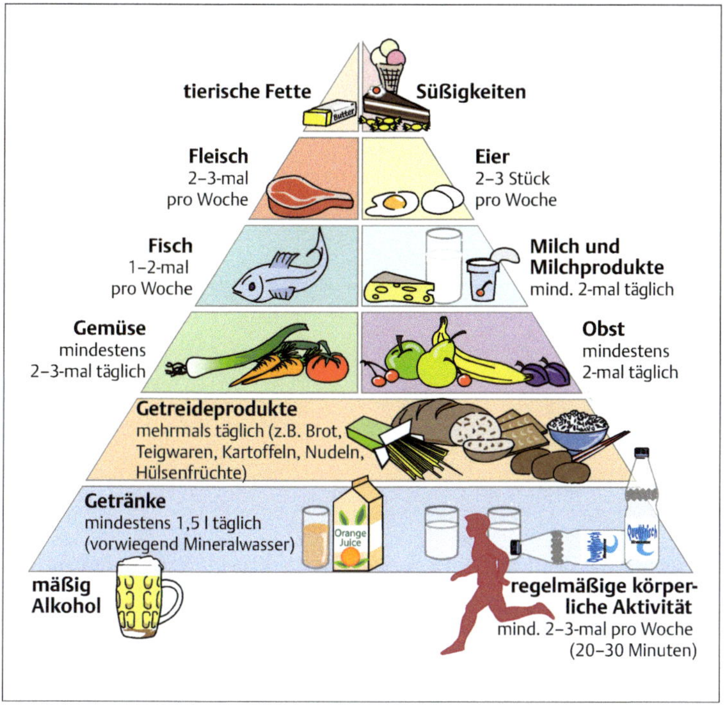


**Abb. 24.1** Ernährungspyramide.

## 24.6.2 Ernährung aus Sicht der Chinesischen Medizin

Hier wird die unterschiedliche Betrachtung von Schulmedizin und Chinesischer Medizin deutlich. Die Chinesische Medizin betrachtet mehr „energetische" Aspekte, wie thermische Wirkung und Wirkrichtung im Organismus. Weniger Beachtung finden jedoch exakte Analysen der Inhaltsstoffe (Mineralien, Vitamine und Verteilung von Fett, Eiweiß und Kohlenhydraten). Aus Sicht der Autoren ist daher eine ergänzende – westliche und Chinesische Medizin zusammenführende – Betrachtung das Sinnvollste. Bei einzelnen Patienten ist der Zugang zum Wissen beider Medizinsysteme notwendig, wie bei Diabetikern oder Zöliakie-Patienten, damit der Therapeut den Patienten auch in Bezug auf seine Fragen zu den schulmedizinisch erhobenen Labordaten umfassend und kompetent beraten kann.

# Anhang

# 25 Nahrungsmittel nach Temperaturverhalten und Bezug zur Wandlungsphase

**Tab. 25.1 Heiße Nahrungsmittel.**

| Nahrungsmittelgruppe | Referenz in Materia diaetetica Kap. 2 | Wasser | Holz | Feuer | Erde | Metall |
|---|---|---|---|---|---|---|
| **Fleisch** | 9.13 | Ziege | Ziege | | | |
| | 9.7 | Lammfleisch (sehr warm-heiß) | Lammfleisch | | Lammfleisch | |
| **Getränke** | 14.9 | | | Wein, rot | | |
| **Gewürze** | 11.4 | Chili | Chili | | Chili | Chili |
| | 11.31 | Sternanis | | | Sternanis | Sternanis |
| | 11.26 | Rosmarin (warm-heiß) | | Rosmarin | Rosmarin | |
| | 11.12 | | | | Knoblauch (warm-heiß) | Knoblauch |
| | 11.23<br>11.24 | | | | Pfeffer | Pfeffer |
| | 11.10 | | | | Ingwer | Ingwer |
| | 11.34 | | Zimt | | Zimt | Zimt |

**Tab. 25.2 Warme Nahrungsmittel.**

| Nahrungsmittelgruppe | Referenz in Materia diaetetica Kap. 2 | Wasser | Holz | Feuer | Erde | Metall |
|---|---|---|---|---|---|---|
| **Fisch** | 10.11 | Kabeljau | | | | |
| | 10.12 | Lachs | Lachs | | | |
| | 10.7 | Hummer | | | Hummer | |
| | 10.1 | Aal | Aal | | Aal | |
| | 10.4 | Forelle | | | Forelle | |
| | 10.5 | Garnele, Shrimps, Languste | Garnele, Shrimps, Languste | | | |
| | 10.13 | Miesmuschel | Miesmuschel | | | |
| | 10.3 | Barsch | | | Barsch | |
| **Fleisch** | 9.5 | Huhn | Huhn | | Huhn | |
| | 9.12 | Wildschwein | Wildschwein | Wildschwein | Wildschwein | Wildschwein |
| | 9.11 | Wachtel | Wachtel | | Wachtel | Wachtel |
| | 9.9 | Rind | | | Rind | |
| | 9.4 | Hirsch | | | | |
| **Gemüse** | 7.29 | | Rettich, schwarz | | | Rettich, schwarz |
| | 7.15 | | | | Frühlingszwiebel | Frühlingszwiebel |
| | 7.21 | | | | Kürbis (Hokaido) | |
| | 7.17 | Karotte | | | Karotte | Karotte |
| | 7.45 | Zwiebel | | | Zwiebel | Zwiebel |
| | 7.14 | Fenchel | Fenchel | | Fenchel | |
| | 7.27 | Petersilienwurzel | Petersilienwurzel | | Petersilienwurzel | |
| | 7.22 | Lauch | Lauch | | Lauch | |

Fortsetzung ►

**Tab. 25.2 Fortsetzung.**

| Nahrungsmittelgruppe | Referenz in Materia diaetetica Kap. 2 | Wasser | Holz | Feuer | Erde | Metall |
|---|---|---|---|---|---|---|
| **Getränke** | 14.5 | | Kakao | Kakao | | |
| | 14.9 | Wein, rot | Wein, rot | Wein, rot | | |
| | 14.7 | Tee, schwarz | | | Tee, schwarz | |
| **Getreide** | 5.4 | Grünkern | Grünkern | | Grünkern | |
| | 5.5 | Hafer | | | Hafer | Hafer |
| **Gewürze** | 11.29 | | | Schnittlauch | Schnittlauch | |
| | 11.13 | | Koriandersamen | | Koriandersamen | |
| | 11.20 | | Oregano | | Oregano | Oregano |
| | 11.22 | Petersilie | Petersilie | | | |
| | 11.32 | | | Thymian | Thymian | Thymian |
| | 11.30 | | | | Senfkörner | Senfkörner |
| | 11.9 | | | | Galangawurzel | Galangawurzel |
| | 11.10 | | | | Ingwer, frisch | Ingwer, frisch |
| | 11.16 | Lorbeer | | | Lorbeer | Lorbeer |
| | 11.18 | | | | Muskat | Muskat |
| | 11.14 | | | | Kreuzkümmel | |
| | 11.19 | | | | Nelke | |
| | 11.21 | | | | Paprikagewürz | |
| | 11.33 | | | | Vanille | |
| | 11.15 | | | | Kümmel | Kümmel |

Fortsetzung ►

**Tab. 25.2** Fortsetzung.

| Nahrungsmittelgruppe | Referenz in Materia diaetetica Kap. 2 | Wasser | Holz | Feuer | Erde | Metall |
|---|---|---|---|---|---|---|
| | 11.24 | | | | Pfeffer, schwarz und weiß | Pfeffer, schwarz und weiß |
| | 11.23 | | | Pfeffer, rot | Pfeffer, rot | |
| | 11.7 | | Estragon | | Estragon | |
| | 11.8 | | Fenchelsamen | | Fenchelsamen | |
| | 11.11 | | | | Kardamom | Kardamom |
| | 11.17 | | | Majoran | Majoran | Majoran |
| | 11.1 | Anis | Anis | | Anis | |
| | 11.6 | Dill | Dill | | Dill | |
| | 11.3 | Bohnenkraut | | | Bohnenkraut | |
| | 11.34 | Zimt | | | Zimt | |
| **Nüsse und Samen** | 12.6 | Kürbiskern | Kürbiskern | | Kürbiskern | |
| | 12.12 | Sesam | | | Sesam | Sesam |
| | 12.1 | | | | Cashewnuss | |
| | 12.4 | Kastanie | | | Kastanie | Kastanie |
| | 12.11 | Pistazie | | | Pistazie | |
| | 12.9 | Mohn | Mohn | Mohn | | |
| | 12.14 | Walnuss | | | | Walnuss |
| **Obst** | 8.28 | Traube, rot | Traube, rot | | | |
| | 8.16 | Kirsche | Kirsche | Kirsche | Kirsche | |
| | 8.18 | | Lychee | | Lychee | |
| | 8.23 | | | | Pfirsich | Pfirsich |
| | 8.3 | | Aprikose | | Aprikose | Aprikose |

Fortsetzung ►

**Tab. 25.2 Fortsetzung.**

| Nahrungsmittelgruppe | Referenz in Materia diaetetica Kap. 2 | Wasser | Holz | Feuer | Erde | Metall |
|---|---|---|---|---|---|---|
| | 8.13 | Holunderbeere | Holunderbeere | | | |
| **Sonstiges** | 13.3 | | Essig | | Essig | |
| | 13.14 | | | | Schafs-/Ziegenkäse | |
| | 13.17 | | | | Zucker, braun | |
| | 13.10 | Öl, allgemein, kalt gepresst | Öl, allgemein, kalt gepresst | | | |

**Tab. 25.3 Neutrale Nahrungsmittel.**

| Nahrungsmittelgruppe | Referenz in Materia diaetetica Kap. 2 | Wasser | Holz | Feuer | Erde | Metall |
|---|---|---|---|---|---|---|
| **Fisch** | 10.6 | | | | Hering | Hering |
| | 10.16 | | Thunfisch | | Thunfisch | Thunfisch |
| | 10.8 | Karpfen (neutral-warm) | Karpfen | | Karpfen | |
| | 10.14 | | | | Sardelle (neutral-warm) | |
| | 10.15 | Sardine (neutral-warm) | | | Sardine | |
| **Fleisch** | 9.8 | | | | Pute | |
| | 9.6 | Kalb (neutral-warm) | | | Kalb | |

Fortsetzung ►

**Tab. 25.3 Fortsetzung.**

| Nahrungs-mittel-gruppe | Referenz in Materia diaetetica Kap. 2 | Wasser | Holz | Feuer | Erde | Metall |
|---|---|---|---|---|---|---|
| | 9.3 | | Hase (neutral-kühl) | | Hase (Magen) | Hase (Dick-darm) |
| **Gemüse** | 7.18 | | | | Kartoffel | |
| | 7.31 | | Rotkohl | | Rotkohl | Rotkohl (Dick-darm) |
| | 7.43 | | | | Wirsing-kohl | Wirsing-kohl (Dick-darm) |
| | 7.12 | Erbse (neutral-kühl) | | | Erbse | |
| | 7.42 | | Weißkohl (neutral-kühl) | | Weißkohl | Weißkohl |
| | 7.20 | Kürbis (gelb/weiß) | | | Kürbis (gelb/weiß) | |
| | 7.33 | | Rübe, rot (neutral-kühl) | | Rübe, rot | |
| | 7.25 | | Olive, schwarz (neutral-warm) | | Olive, schwarz | |
| | 7.32 | | | | Rübe, gelb (neutral-warm) | |
| | 7.40 | Süßkar-toffel (neutral-warm) | | | Süß-kartoffel | |

Fortsetzung ►

**Tab. 25.3 Fortsetzung.**

| Nahrungsmittelgruppe | Referenz in Materia diaetetica Kap. 2 | Wasser | Holz | Feuer | Erde | Metall |
|---|---|---|---|---|---|---|
| **Getreide** | 5.7 | | | | Mais, Polenta | |
| | 5.6 | | | | Hirse (neutral – Tendenz kühl) | Hirse |
| | 5.1 | Buchweizen (neutral – Tendenz warm) | Buchweizen | Buchweizen | Buchweizen | Buchweizen |
| **Hülsenfrüchte** | 6.2 | Bohne, grün | Bohne, grün | | Bohne, grün | |
| | 6.4 | Kichererbse | | | Kichererbse | |
| | 6.5 | Linse | | | | |
| | 6.10 | Sojabohne, schwarz | Sojabohne, schwarz | | | |
| | 6.1 | | Sojabohne, rot (Azuki) | | Sojabohne, rot (Azuki) | |
| | 6.11 | | | | Sojasprosse | |
| | 6.6 | Linse, rot (neutral-warm) | Linse, rot | | Linse, rot | |
| | 6.3 | Bohne, weiß (neutral-kühl) | | | Bohne, weiß | |
| **Nüsse und Samen** | 12.8 | Mandel (neutral-kühl) | | | Mandel | Mandel |

Fortsetzung ►

**Tab. 25.3 Fortsetzung.**

| Nahrungs-mittel-gruppe | Referenz in Materia diaetetica Kap. 2 | Wasser | Holz | Feuer | Erde | Metall |
|---|---|---|---|---|---|---|
| | 12.13 | | Sonnenblumenkern (neutral-kühl) | | Sonnenblumenkern | Sonnenblumenkern |
| | 12.3 | | | | Haselnuss (neutral-warm) | |
| | 12.2 | | | Erdnuss (neutral-warm) | Erdnuss | Erdnuss |
| | 12.5 | | | Kokosnuss (neutral-warm) | Kokosnuss | Kokosnuss |
| | 12.7 | | Leinsamen (neutral-warm) | Leinsamen | | Leinsamen (Dickdarm) |
| | 12.10 | Pinienkern (neutral-warm) | Pinienkern | | | Pinienkern |
| **Obst** | 8.7 | Dattel (neutral-warm) | Dattel | | Dattel | Dattel |
| | 8.9 | | | | Feige (neutral-warm) | Feige |
| **Sonstiges** | 13.1 | Butter (neutral-warm) | | | Butter | Butter |
| | 13.2 | Ei (neutral-warm) | | Ei | | Ei |
| | 13.12 | Sahne (neutral-warm) | | | Sahne | Sahne |

**Tab. 25.4 Kühle Nahrungsmittel.**

| Nahrungs-mittel-gruppe | Referenz in Materia diaetetica Kap. 2 | Wasser | Holz | Feuer | Erde | Metall |
|---|---|---|---|---|---|---|
| **Fisch** | 10.17 | Tinten-fisch (kühl-kalt) | Tinten-fisch | | | |
| | 10.2 | Auster (kühl-kalt) | Auster | | | |
| **Fleisch** | 9.1 | Ente | Ente | | | Ente |
| | 9.2 | | | | Gans | Gans |
| | 9.10 | Schwein | | | Schwein | |
| | 9.3 | | Hase (neutral-kühl) | | Hase (Magen) | Hase (Dick-darm) |
| **Gemüse** | 7.2 | | Arti-schocke | Arti-schocke | Arti-schocke (Magen) | |
| | 7.3 | | | | Auber-gine (Magen) | Auber-gine (Dick-darm) |
| | 7.4 | | | | Avocado | Avocado |
| | 7.7 | | Brokkoli | | Brokkoli | Brokkoli |
| | 7.8 | Champi-gnon (Blase) | Champi-gnon | | Champi-gnon | |
| | 7.10 | | Chinakohl | | Chinakohl | Chinakohl |
| | 7.6 | | | | | Blumen-kohl |
| | 7.19 | | Kohlrabi | | Kohlrabi | Kohlrabi |
| | 7.23 | | | | Meer-rettich | Meer-rettich |
| | 7.24 | Olive, grün | | | Olive, grün | |

Fortsetzung ►

**Tab. 25.4 Fortsetzung.**

| Nahrungsmittelgruppe | Referenz in Materia diaetetica Kap. 2 | Wasser | Holz | Feuer | Erde | Metall |
|---|---|---|---|---|---|---|
| | 7.26 | | | | Paprika | |
| | 7.28 | | Radieschen | | Radieschen | Radieschen |
| | 7.30 | | Rettich, weiß | | | Rettich, weiß |
| | 7.35 | | Salat, grün | Salat, grün | Salat, grün (Magen) | Salat, grün (Dickdarm) |
| | 7.36 | Schwarzwurzel | | | Schwarzwurzel | Schwarzwurzel |
| | 7.37 | Sellerie | | | Sellerie | Sellerie |
| | 7.39 | | Spinat | Spinat | Spinat (Magen) | Spinat |
| | 7.44 | | | | Zucchini (Magen) | Zucchini |
| | 7.12 | Erbse (neutral-kühl) | | | Erbse | |
| | 7.42 | | Weißkohl (neutral-kühl) | | Weißkohl (Magen) | Weißkohl (Dickdarm) |
| | 7.20 | Kürbis (gelb/weiß) (neutral-kühl) | | | Kürbis (gelb/weiß) | |
| | 7.33 | | Rübe, rot (neutral-kühl) | | Rübe, rot | |
| **Getränke** | 14.1 | Bier, allgemein (Blase) | Bier, allgemein (Blase) | Bier, allgemein (Blase) | | |

Fortsetzung ►

**Tab. 25.4 Fortsetzung.**

| Nahrungs-mittel-gruppe | Referenz in Materia diae-tetica Kap. 2 | Wasser | Holz | Feuer | Erde | Metall |
|---|---|---|---|---|---|---|
| | 14.2 | | Früchte-tee | | Früchte-tee (Magen) | |
| | 14.3 | | | | Getreide-kaffee | |
| | 14.6 | Tee, grün | | Tee, grün | | |
| | 14.8 | Wein, weiß | Wein, weiß | | | |
| **Getreide** | 5.2 | Dinkel | | Dinkel | Dinkel | |
| | 5.3 | | | | Gerste | |
| | 5.8 | | | | Reis – Langkorn | Reis – Langkorn |
| | 5.9 | | | | Reis – Rundkorn | |
| | 5.10 | | | | Roggen | |
| | 5.11 | Weizen | | Weizen | Weizen | |
| | 5.6 | | | | Hirse (neutral – Tendenz kühl) | Hirse |
| **Gewürze** | 11.2 | | Basilikum | | Basilikum | Basilikum |
| | 11.5 | | Curcuma | Curcuma | Curcuma | |
| | 11.25 | | Pfeffer-minze | | Pfeffer-minze | Pfeffer-minze |
| | 11.27 | | Safran | Safran | | |
| | 11.28 | Salz | | | | |
| **Hülsen-früchte** | 6.12 | | Tofu | | Tofu | |
| | 6.8 | Soja-bohne, gelb | | | Soja-bohne, gelb | |

Fortsetzung ►

**Tab. 25.4 Fortsetzung.**

| Nahrungsmittelgruppe | Referenz in Materia diaetetica Kap. 2 | Wasser | Holz | Feuer | Erde | Metall |
|---|---|---|---|---|---|---|
| | 6.7 | Kidneybohnen | | | | |
| | 6.9 | | Sojabohne, grün | | Sojabohne, grün | |
| | 6.3 | Bohne, weiß (neutral-kühl) | | | Bohne, weiß | |
| **Nüsse und Samen** | 12.8 | Mandel (neutral-kühl) | | | Mandel | Mandel |
| | 12.13 | | Sonnenblumenkern (neutral-kühl) | | Sonnenblumenkern | Sonnenblumenkern |
| **Obst** | 8.1 | | Ananas | | Ananas | |
| | 8.2 | | Apfel | | Apfel | Apfel |
| | 8.5 | | | | | Birne |
| | 8.6 | Brombeere | Brombeere | | | Brombeere (Dickdarm) |
| | 8.8 | | Erdbeere | | Erdbeere | |
| | 8.11 | Heidelbeere | | | | Heidelbeere |
| | 8.12 | Himbeere (Niere und Blase) | Himbeere | | | |
| | 8.14 | | | Honigmelone | Honigmelone | Honigmelone |
| | 8.15 | Johannisbeere | Johannisbeere | | | |

Fortsetzung ►

**Tab. 25.4 Fortsetzung.**

| Nahrungsmittelgruppe | Referenz in Materia diaetetica Kap. 2 | Wasser | Holz | Feuer | Erde | Metall |
|---|---|---|---|---|---|---|
| | 8.19 | | Mandarine | | Mandarine | Mandarine |
| | 8.20 | | | | Mango | Mango |
| | 8.24 | | | | Pflaume | Pflaume |
| | 8.25 | Quitte | Quitte | | Quitte | |
| | 8.27 | Sauerkirsche | Sauerkirsche | | | |
| | 8.29 | | Traube, weiß | | Traube, weiß | |
| | 8.4 | | | | Banane | Banane |
| | 8.10 | | Grapefruit | | Grapefruit | Grapefruit (Dickdarm) |
| | 8.21 | | Orange | | Orange | Orange |
| | 8.32 | | Zitrone | | Zitrone | |
| | 8.30 | unreife Beeren | unreife Beeren | | | unreife Beeren |
| **Sonstiges** | 13.6 | | | Käse, allgemein | Käse, allgemein | Käse, allgemein |
| | 13.9 | Milch | | Milch | | Milch |
| | 13.5 | Joghurt | Joghurt | | Joghurt | |
| | 13.13 | | Sauerrahm | | Sauerrahm | |
| | 13.18 | | | | Zucker, weiß | |

**Tab. 25.5 Kalte Nahrungsmittel.**

| Nahrungsmittelgruppe | Referenz in Materia diaetetica Kap. 2 | Wasser | Holz | Feuer | Erde | Metall |
|---|---|---|---|---|---|---|
| **Fisch** | 10.9 | Kaviar | | | | |
| | 10.17 | Tintenfisch (kühlkalt) | Tintenfisch | | | |
| | 10.2 | Auster (kühlkalt) | Auster | | | |
| **Gemüse** | 7.1 | Alge | Alge | | Alge (Magen) | |
| | 7.9 | Chicorée | Chicorée | | | |
| | 7.11 | Endivie | Endivie | | | |
| | 7.5 | | | Bambus (kühlkalt) | Bambus | Bambus |
| | 7.16 | | | | Gurke (kühlkalt) | Gurke |
| | 7.34 | | Rucola (kühlkalt) | Rucola | Rucola (Magen) | Rucola (Dickdarm) |
| | 7.38 | Spargel (kühlkalt) | Spargel (kühlkalt) | | Spargel | Spargel |
| | 7.41 | | Tomate (kühlkalt) | | Tomate | |

Fortsetzung ►

**Tab. 25.5 Fortsetzung.**

| Nahrungsmittelgruppe | Referenz in Materia diaetetica Kap. 2 | Wasser | Holz | Feuer | Erde | Metall |
|---|---|---|---|---|---|---|
| **Obst** | 8.17 | | Kiwi | | Kiwi (Magen) | |
| | 8.22 | | | | Papaya | Papaya |
| | 8.26 | Rhabarber | Rhabarber | | Rhabarber (Magen) | |
| | 8.31 | Wassermelone (Blase) | Wassermelone | Wassermelone | Wassermelone | |
| | 8.4 | | | | Banane (kühl-kalt) | Banane |
| | 8.10 | | Grapefruit (kühl-kalt) | | Grapefruit | Grapefruit |
| | 8.21 | | Orange (kühl-kalt) | | Orange | Orange |
| | 8.32 | Zitrone (kühl-kalt) | Zitrone | | Zitrone (Magen) | |

# 26 Ausbildungsmöglichkeiten für Chinesische Diätetik und Ernährungsberatung

## *Deutschland*

**Dr. Stefan Englert**
TCM-Advance GmbH – Ausbildungsinstitut für chinesische Medizin
Marktstr. 8
88212 Ravensburg
Tel.:+49 (0)7 51/3 54 19 96
www.tcm-advance.de

## Österreich

**Bacopa** Handels- & Kulturgesellschaft m.b.H.
Waidern 42
A-4521 Schiedlberg
Anerkannte Berufsausbildung zum Chinesischen Ernährungsberater
Leitung: Claudia Lorenz
Telefon:+43 (0)72 51/2 22 35
Fax:+43 (0)72 51/2 22 35-16
eMail: office@bacopa.at
www.bacopa.at

**Taishan**
Claudia Lorenz, M. Tui
Felixgasse 52
A-1130 Wien
Mobil:+43 (0)69/9 10 06 71 97
eMail: office@taishan.at
www.taishan.at
www.diaetetik.at

**Taijiquan Verein Shambhala**
Josefstädterstr. 5/Parterre (Büro)
A-1080 Wien
Tel.+43/1/408 47 86
info@shambhala.at
www.shambala.at

**Wiener Schule für Traditionelle Chinesische Medizin**
www.wstcm.at

## Schweiz

**Academy of chinese healing arts**
Kurse für TCM, Chinesische Phytotherapie und Chinesische Diätetik
Unterer Graben 1
CH-8400 Winterthur
Tel.: +41 (0)52/3 65 35-43
Fax: +41 (0)52/3 65 35-42
www.chiway.ch

**Sake Gesundheitszentrum**
Kurse in Chinesischer Diätetik
Leitung: Akemi Kan
Brunnadernstr. 18
CH-3006 Bern
Tel.: +41 (0)31/3 68 08 01
Fax: +41 (0)31/3 68 08 28
www.gesundheitszentrum-sake.ch

# 27 Literatur

[1] Bensky D, Gamble A. Chinese Herbal Medicine, Materia Medica. Eastland Press 1993

[2] Bingen H v. Ursachen und Behandlung von Krankheiten. 7. Aufl. Übers.: Hugo Schulz. Hrsg.: Basler Hildegard-Gesellschaft. Stuttgart: Haug; 1992

[3] Blarer Zalokar U von et al. Praxisbuch Nahrungsmittel und Chinesische Medizin. Hrsg.: SBO. Schiedlberg: Bacopa; 2009

[4] Bruker MO. Unsere Nahrung – unser Schicksal. Lahnstein: EMU-Verlag; 1999

[5] Bruker MO. Das große Dr. M. O. Bruker Ernährungsbuch. Lahnstein: EMU-Verlag; 2000

[6] Buchinger O. Das Heilfasten und seine Hilfsmethoden als biologischer Weg. Stuttgart: Hippokrates; 2007

[7] Toledo FW de. Buchinger Heilfasten – Ein Erlebnis für Körper und Geist. Stuttgart: TRIAS; 2005

[8] Grabbe D. Schlank und fit mit Dinner-Cancelling: Das neue Ernährungskonzept. München: Goldmann; 2006

[9] Campbell TC. Die China Study. Kötzting: Verlag für Ganzheitliche Medizin; 2010

[10] Deadman P, Al-Khafaji. Großes Handbuch der Akupunktur. Kötzting: Verlag für Traditionelle Chinesische Medizin Dr. E. Wühr; 2001

[11] Després JP. Health consequences of visceral obesity. Ann Med. 2001; 33 (8):534 – 541

[12] Deutsche Gesellschaft für Ernährung (DGE). Neue Nährwerttabelle der DGE, berücksichtigt 1150 Nahrungsmittel- und Gerichte. DGE-MedienService 2010

[13] Eckel R. Das Metabolische Syndrom. Bearb.: Janssen OE u. Jannsen OH. In: Harrisons Innere Medizin 2009; 236, 17. Auflage

[14] Elmadfa I. Die große GU Nährwert-Tabelle. München: Gräfe und Unzer; 1991

[15] Engelhardt U, Hempen CH. Chinesische Diätetik. München: Urban & Schwarzenberg; 1997

[16] Englert S. Fertilitätsstörungen und Behandlungskonzepte – Vorzeitiges Klimakterium. In: Noll A (Hrsg): Chinesische Medizin bei Fertilitätsstörungen. Stuttgart: Hippokrates; 2008

[17] Englert S. Großes Handbuch der chinesischen Phytotherapie, Akupunktur und Diätetik. Kötzting: Verlag für Ganzheitliche Medizin; 2003

[18] Englert S. Kleines Handbuch der chinesischen Phytotherapie. München: Müller-Steinicke; 2007

[19] Hecker U, Englert S, Mühlhoff D. Praxis Chinesische Arzneitherapie. Stuttgart: Haug; 2010

[20] Englert S. Chinesische Phytotherapie bei Typ-2-Diabetes. Beitrag in : Zeitschrift für Komplemetärmedizin (ZKM). Hippokrates 2009; 52

[21] Ernersson A et al. An obesity provoking behaviour negatively influences young normal weight subjects' health related quality of life and causes depressive symptoms. Eat Behav. 2010; 11(4):247 – 252. Epub 2010 May

[22] Flaws B. Arisal of the Clear. Colorado/USA: Blue Poppy Press; 1991

[23] Focks C, Hillenbrand N. Leitfaden Traditionelle Chinesische Medizin. 6. Aufl. München: Elsevier; 2009

[24] Focks C. Leitfaden Traditionelle Chinesische Medizin. 6. Aufl. München: Elsevier; 2010

[25] Fontaine KR et al. Years of life lost due to obesity. JAMA 2003; 289(2):187 – 193

[26] Grillparzer M. Die neue GLYX-Diät – Abnehmen mit Glücksgefühl. München: Gräfe & Unzer; 2006
[27] Gómez-Pinilla F. Brain foods: the effects of nutrients on brain function. Nat Rev Neurosci. 2008; (7):568 – 578. Review
[28] Hecker U, Englert S, Mühlhoff D. Praxis Chinesische Arzneitherapie. Stuttgart: Haug; 2010
[29] Hertzka G, Strehlow W. Große Hildegard-Apotheke. Kißlegg: Christiana 1998
[30] Hoppichler F. Das metabolische Syndrom: Epidemiologie und Diagnose. Acta Medica Austriaca 2004; 31/4:130 – 132
[31] Hanefeld M. Das metabolische Syndrom: Definitionen, common soil für Diabetes und kardiovaskuläre Erkrankungen, Konsequenzen für die Therapie. Adipositas Spektrum 03/2006; 7 – 10
[32] Hübner J. Aloe, Ginkgo & Mistel und Co. Ergänzende Wirkstoffe in der Krebsbehandlung. Stuttgart: Schattauer; 2009
[33] Kaptchuk T. Das große Buch der chinesischen Medizin. München: Heyne; 1983
[34] Kastner J. Propädeutik der chinesischen Diätetik: Stuttgart: Hippokrates; 2001
[35] Kirschbaum B. Atlas und Lehrbuch der chinesischen Zungendiagnostik. Bd. 1. Kötzting: Verlag für Traditionelle Chinesische Medizin Dr. E. Wühr; 2002
[36] Koletzko B, Girardet JP, Klish W, Tabacco O. Obesity in children and adolescents worldwide: current views and future directions – Working Group Report of the First World Congress of Pediatric Gastroenterology, Hepatology, and Nutrition. J Pediatr Gastroenterol Nutr. 2002; 35 (Suppl. 2): 205 – 212
[37] Kromeyer-Hausschild K, Wabitsch M. Aktuelle Sicht der Prävalenz und Epidemiologie von Übergewicht und Adipositas bei Kindern und Jugendlichen in Deutschland. Studie im Auftrag der Deutschen Gesellschaft für Kinderheilkunde und Jugendmedizin (DGKJ); 2009
[38] Lakka HM et al. The metabolic syndrome and total and cardiovascular disease mortality in middle-aged men. JAMA 2002; 288(21): 2709 – 2716
[39] Lean ME, Han TS, Morrison CE. Waist circumference as a measure for indicating need for weight management. BMJ. 1995; 311(6998): 158 – 161
[40] Lorenzen U, Noll A. Die Wandlungsphasen der traditionellen chinesischen Medizin. Bd. 4. München: Müller & Steinicke; 1998
[41] Lorenzen U, Noll A. Die Wandlungsphasen der traditionellen chinesischen Medizin. Bd. 1. München: Müller & Steinicke; 1992
[42] Lorenzen U, Noll A. Die Wandlungsphasen der traditionellen chinesischen Medizin. Bd. 5. München: Müller & Steinicke; 2000
[43] Maciocia G. Die Grundlagen der Chinesischen Medizin. Kötzting: Verlag für Traditionelle Chinesische Medizin Dr. E. Wühr; 1994
[44] Maciocia G. Die Gynäkologie in der Praxis der Chinesischen Medizin. Kötzting: Verlag für Ganzheitliche Medizin; 2001
[45] Maciocia G. Die Praxis der Chinesischen Medizin. Kötzting: Verlag für Ganzheitliche Medizin; 1997
[46] Maoshing Ni. Der Gelbe Kaiser. München: O.W. Barth; 1998
[47] Michalsen A et al. Hunger and mood during extended fasting are dependent on the GNB3 C 825 T polymorphism. Ann Nutr Metab. 2009; 54(3): 184 – 188
[48] Michalsen A. Prolonged fasting as a method of mood enhancement in chronic pain syndromes: a review of clinical evidence and mechanisms. Curr Pain Headache Rep. 2010;14(2): 80 – 87

[49] Mitrovic M et al. Chemo-nociceptive signalling from the colon is enhanced by mild colitis and blocked by inhibition of transient receptor potential ankyrin 1 channels. Br J Pharmacol. 2010; 160(6): 1430 – 1442
[50] Mensink GB, Lampert T, Bergmann E. Overweight and obesity in Germany 1984 – 2003. Bundesgesundheitsblatt Gesundheitsforschung, Gesundheitsschutz 2005; 48(12): 1348 – 1356
[51] Painsipp E, Herzog H, Holzer P. Evidence from knockout mice that neuropeptide-Y Y2 and Y4 receptor signaling prevents long-term depression-like behaviour caused by immune challenge. J Psychopharmacol. 2009; 25
[52] Research Unit of Translational Neurogastroenterology, Institute of Experimental and Clinical Pharmacology. Medical University of Graz
[53] Pape D et al. Schlank im Schlaf; die revolutionäre Formel. 8. Aufl. München: Gräfe und Unzer; 2009
[54] Pape D. Schlank im Schlaf – Das Kochbuch: 150 Insulin-Trennkost-Rezepte für morgens, mittags, abends. München: Gräfe und Unzer; 2007
[55] Pape D. Obesity treatment by a general practioner; a study with open group model of 1736 participants. Int J Obes. 2001; 25: 116
[56] Rauch E. F. X. Mayr. Blut- und Säfte-Reinigung: Milde Ableitungskur: Rundum gesund durch tiefe Entschlackung. Stuttgart: Haug; 2003
[57] Rhee SH, Pothoulakis C, Mayer EA. Nat. Principles and clinical implications of the brain-gut-enteric microbiota axis. Rev Gastroenterol Hepatol. 2009; 6(5): 306-314. Inflammatory Bowel Disease Center, Division of Digestive Diseases, David Geffen School of Medicine, CA, USA
[58] Siedentopp U, Hecker U. Praxishandbuch Chinesische Diätetik. Kassel: Siedentopp & Hecker; 2004
[59] Simoons FJ. Food in China. A cultural and Historical Inquiry. Boston: CRC Press, Boca Raton-Ann Arbor; 1991: 293
[60] Temelie B, Trebuth B. Das Fünf Elemente Kochbuch: Die praktische Umsetzung der Chinesischen Ernährungslehre für die westliche Küche. München: Joy; 2004
[61] Tillisch K, Mayer EA, Labus JS. Quantitative Meta-Analysis Identifies Brain Regions Activated During Rectal Distension in Irritable Bowel Syndrome. Gastroenterology 2010; Aug 7. [Epub ahead of print]
[62] Dam RM van, Seidell JC. Carbohydrate intake and obesity. Eur J Clin Nutr. 2007; Dec. 61 (Suppl. 1): 75 – 99. Review.
[63] Vuksan V, Stevenpiper JL, Koo VYY et al. American ginseng (Panax quinquefolius L.) reduces postprandial glycemia in nondiabetic subjects and subjects with type 2 diabetes mellitus. Archives of Internal Medicine 2000; 160: 1009 – 1013
[64] Wacker A: 300 Fragen zur Säure-Basen-Balance. München: Gräfe und Unzer; 2008
[65] Walb L, Heintze T, Lehmann P. Orginal Haysche Trennkost. Mit Diabetikeranhang. Stuttgart: Haug; 2009
[66] Williams T. Chinese Medicin. Salisbury: Element Books; 1996
[67] Wu Yanping. Ernährungstherapie mit chinesischen Kräutern, die chinesische Diätetik kombiniert mit Phytotherapie. München: Urban & Fischer; 2005
[68] Zanarini MC, Frankenburg FR. Omega-3 Fatty acid treatment of women with borderline personality disorder: a double-blind, placebo-controlled pilot stud.; Am J Psychiatry 2003; 160(1): 167 – 169
[69] Zentralinstitut für kassenärztliche Versorgung in der BRD. Ernährungsberatung in der Praxis des niedergelassenen Arztes. Köln: Deutscher Ärzte-Verlag; 1996
[70] Zhao Muying. Chinese Diet Therapy. Beijing: China Esperanto Press; 1996

## Historische Texte

[71] Hippokrates. Sämtliche Werke. 3 Bde. Anger: Anger; 1897
[72] La Tse. Tao Te King. Übers.: Walter Jerven. Kap. 15. München: O.W. Barth; 1997
[73] Li Dong Yuan, Pi Wei Lun. Abhandlung über Milz und Magen. Kötzting: Verlag für ganzheitliche Medizin; 2003
[74] Maoshing Ni, Huang Di Nei Jing. The Yellow Emperor's Classic of Medicine. Übers.: Maoshing Ni. München: O.W. Barth; 1998
[75] Shen Nong. Shen Nong Ben Cao Jing. The Divine Farmer's Materia Medica. Übers.: Yang Shou-zhong. Bolder/CO: Blue Poppy Press; 1998
[76] Wen Bing Lun – Das Praxishandbuch der Wärme-Erkrankungen. Guohui Liu, übersetzt Kirschbaum, B. Kötzting: Verlag für ganzheitliche Medizin; 2008
[77] Zhang Zhong Jing, Shang Han Lun. Treatise on febrile Disease caused by Cold. Kötzting: Verlag für Ganzheitliche Medizin; 2005
[78] Zhu Dan-xi, Dan Xi Zhi Fa Xin Yao: The Heart and Essence of Dan-xi´s Methods of Treatment. Übers.: Yang Shou-zhong. Bolder/CO: Blue Poppy Press; 1993
[79] Zhu Dan-xi, Ge Zhi Yu Lun. Extra Treatises Based on Investigation and Inquiry. Übers.: Yang Shou-zhong, Duan. Bolder/CO: Blue Poppy Press; 1994

# 28 Abbildungsnachweis

Abb. 3.1 – 3.5, 3.7 – 4.2, 15.1 – 15.10: Christine Lackner, Ittlingen

Abb. 3.6: aus: Hecker HU, Steveling A, Peuker ET, Kastner J. Lehrbuch und Repetitorium Akupunktur. 2. Aufl. Stuttgart: Hippokrates; 2002

Abb. 5.1 – 14.9: Thomas Möller, Ludwigsburg

Abb. 24.1: aus: Schmiedel V. QuickStart Nährstofftherapie, Stuttgart: Hippokrates; 2010

Für die zu Verfügung gestellten Nahrungsmittel bedanken wir uns bei:

Sapros
küchenfertige Salate & Gemüse GmbH
Bustadt 37
74360 Ilsfeld
Tel.:+49 (0)70 62/92 69-28
Fax:+49 (0)70 62/92 69-40

Seybold´s Fischhalle
Eberhardstraße 14
71634 Ludwigsburg
Tel.:+49 (0)71 41/92 32 73

Kustermann
Wild Geflügel Eier
Französische Spezialitäten
Markthalle Stuttgart
Dorotheenstraße 4
70173 Stuttgart
Tel.:+49 (0)7 11/2 36 46 48

# 29 Sachverzeichnis

## A



## B

N



O

S

## V



## W



## X



## Y



## Z

**Geschmacksrichtung und Wirkung.**

| Geschmack | Wirkung | Funktionskreis | Indikation |
|---|---|---|---|
| scharf | • unterstützt Transformation der Nahrung<br>• führt Energie nach oben und außen<br>• öffnet die Oberfläche<br>• macht durchgängig | • Lunge<br>• Magen | • Wind-Kälte<br>• Wind-Hitze<br>• Stagnation |
| süß | • befeuchtend<br>• tonisierend (füllt Energie auf)<br>• stärkend<br>• beruhigend | Milz | • Milz-Qi-Mangel<br>• Säfte- und Blutmangel |
| salzig | • sammelnd<br>• verankernd<br>• erweichend<br>• laxierend | Niere | • Nieren-Schwäche<br>• Obstipation |
| bitter | • eliminierend<br>• drainierend<br>• hinabführend<br>• trocknend<br>• mäßig Bitteres fördert das Herz-Yin<br>• stark Bitteres schädigt den Geist, trocknet aus | • Herz<br>• Dünndarm | • Herz-Hitze kühlend<br>• Hitze-Nässe eliminierend<br>• Obstipation |
| neutral | • reguliert Flüssigkeitshaushalt<br>• entwässert<br>• regt Harnausscheidungen an (Reinigung des Organismus) | Milz | zu viel Nässe |

**Nahrungsmittel und Hauptaspekt.**

| Nahrungsmittel | Hauptaspekt in der Chinesischen Diätetik |
|---|---|
| Fleisch | • nährt das Blut<br>• stärkt das Qi |
| Fisch | • nährt das Blut<br>• weniger Nässe begünstigend als Fleisch |
| Gemüse | • entgiftet<br>• unentbehrlich für Reinigung und Entzündungshemmung<br>• kann feuchte Hitze langfristig eliminieren |
| Genussmittel | kann als Verdauungshilfe eingesetzt werden |
| Getreide | Kohlenhydrate sind die Haupt-Qi-Lieferanten |
| Gewürze | • aktivieren, wärmen und „wecken" die Milz (aromatische Mittel)<br>• unterstützen und fördern die vollständige Verdauung |
| Hülsenfrüchte (Leguminosen) | • nähren Blut ohne Nässe zu produzieren<br>• gut bei Nässe-Erkrankungen wie Rheuma |
| Meeresfrüchte | • nähren das Blut<br>• sind oft warm<br>• können Ekzeme mit Wind-Hitze verschlechtern |
| Milchprodukte | • nähren das Blut<br>• fördern starke Nässe- und Schleimansammlung (bei Allergien und Rheuma reduzieren) |
| Obst | • befeuchtet und ergänzt Säfte<br>• mindert Schwitzen |
| Öle/Fette | nähren Yin- und Jing-Essenz |
| Samen/Nüsse | • nähren Yin- und Jing-Essenz<br>• viele befeuchten den Darm und wirken so laxierend |